全国中医药行业高等教育“十四五”创新教材

古代针灸推拿名家思政案例集

（供中医学、中西医临床医学、针灸推拿学、中药学等专业用）

主　编　刘明军　刚晓超

全国百佳图书出版单位
中国中医药出版社
·北　京·

图书在版编目（CIP）数据

古代针灸推拿名家思政案例集 / 刘明军，刚晓超主编 .—北京：中国中医药出版社，2022.10

全国中医药行业高等教育“十四五”创新教材

ISBN 978-7-5132-7760-0

Ⅰ．①古…　Ⅱ．①刘…②刚…　Ⅲ．①针灸疗法—医案—中国—古代—中医学院—教材②推拿—医案—中国—古代—中医学院—教材③思想政治教育—案例—中国—中医学院—教材　Ⅳ．① R24 ② G641

中国版本图书馆 CIP 数据核字（2022）第 160646 号

中国中医药出版社出版

北京经济技术开发区科创十三街 31 号院二区 8 号楼

邮政编码　100176

传真　010－64405721

三河市同力彩印有限公司印刷

各地新华书店经销

开本 787×1092　1/16　印张 16.25　字数 363 千字

2022 年 10 月第 1 版　2022 年 10 月第 1 次印刷

书号　ISBN 978－7－5132－7760－0

定价　75.00 元

网址　www.cptcm.com

服务热线　010-64405510

购书热线　010-89535836

维权打假　010-64405753

微信服务号　zgzyycbs

微商城网址　https://kdt.im/LIdUGr

官方微博　http://e.weibo.com/cptcm

天猫旗舰店网址　https://zgzyycbs.tmall.com

如有印装质量问题请与本社出版部联系（010－64405510）

全国中医药行业高等教育“十四五”创新教材

《古代针灸推拿名家思政案例集》编委会

主　编　刘明军　刚晓超

副主编　陈邵涛　仲崇文　张晓林　韩怡然
张　野　高天姣

编　委　（按姓氏笔画排序）

王发强　王思贤　孔令海　田红莹
史航宇　丛正日　华超超　李艺多
李松育　李佩哲　何愉涛　张　龙
张冬梅　林红菊　周星宇　郑丽坤
姜　吉　姜荣生　裴诺欣　管其凡
谭　怡

编写说明

为深入学习贯彻习近平新时代中国特色社会主义思想和党的十九大精神，积极响应教育部和吉林省教育厅加强“课程思政”建设的倡导，持续深入推进针灸推拿学专业教育与思想政治教育紧密结合，全面实施“课程思政”教育教学改革，切实推动“思政课程”向“课程思政”转变，长春中医药大学组织团队编写了《古代针灸推拿名家思政案例集》一书。

本书将古代针灸推拿名家案例与思想政治教育进行紧密结合，具备良好的应用价值与推广前景。本书为相关专业教师提供更多针灸推拿学经典课程思政元素案例，辅助教师在教学过程中加强专业课与思想政治教育的有机融合。并且，本书能够启发相关专业学生及针灸推拿学爱好者，实现知识传授、价值塑造和能力培养的多元统一。所以，本书既可以作为针灸学等相关学科教师教学和学生学习的辅助书籍，又可作为针灸推拿学爱好者的科普书籍，适用于各级各类教学、临床、科研等领域的中医相关专业工作者、本专科院校相关专业学生，以及针灸推拿学爱好者等各类读者。

本书内容丰富、特色鲜明、表述精炼、言简意赅，结合当前针灸推拿学专业教师的教学重点、难点，以及学生的学习特点、知识结构，系统地介绍了从汉唐时期至明清时期，我国针灸推拿学科中具有代表性的医家及部分民间医生的生平、学术渊源、学术思想、医案、医话等，并从中系统、全面地发掘、整理、提炼相应的特色思政元素，如爱岗敬业、大医精诚、仁爱之心、诚信友善等，通过案例导入法，将经典理论知识与课程思政融为一体。本书坚持把立德树人作为根本任务，为党育人、为国育才，引导读者在阅读过程中把针灸推拿专业理论知识学习和自我修养结合起来，不忘初心、牢记使命，为培养担当民族复兴大任的时代新人贡献力量。

《古代针灸推拿名家思政案例集》编委会

2022 年 8 月

目 录

中篇 宋金元时期

下篇　明清时期

上篇　汉唐时期

第一章　秦越人

秦氏，名越人，生卒年不详，渤海郡郑（河北任丘）人，是春秋战国时期著名医家、针灸家。曾在齐国、赵国等地行医，因医技非凡被尊称为“扁鹊”。扁鹊医术名震四方，奠定了中医切脉诊断方法。据《史记·扁鹊仓公列传》记载，扁鹊首创镵石（古代治病用的石针）用于治病。据《汉书·艺文志》记载，扁鹊曾著书两部，名为《扁鹊内经》《扁鹊外经》，但早已失传。曾有记载扁鹊游医虢国，巧医虢太子“尸厥”，于是民间流传起扁鹊能“起死回生”的传说。扁鹊后因医治秦武王，被秦国太医令李醯嫉恨杀害。

巧治虢太子尸厥案

一、案例

在过去，古人认为鸟具有某种神力，因此把鸟作为图腾来崇拜。相传“扁鹊”为半人半鹊的神鸟，能够使用针砭等工具给人治病。“扁鹊”一词逐渐成为对后世名医的尊称。秦越人正是因其医术高明，而被人尊称为“扁鹊”。又有一说解释为，秦越人曾居住在中丘（也作内丘）蓬鹊山九仙洞，因蓬鹊山顶的秦越人洞府上面，有石头神似石人和翩翩欲飞的石鹊，赵人视秦越人为吉祥喜鹊一般，而尊称其为“扁鹊”。

话说扁鹊一行人游历各国，治病救人。在途经虢国国都时，恰逢当地百姓正在为太子举行祈福消灾的仪式。扁鹊上前询问缘由，一位喜好方术的中庶子告诉他，太子暴厥半日，举国都认为无法救治太子了，只好寄希望于祈福活动。扁鹊觉得事出奇怪，便请中庶子再详细述说太子发病的经过。中庶子耐心回答道：“太子的暴厥是气血运行失去节律，而使阴阳不能交错，气血郁结于体内无法宣散体外，阳虚而阴盛，内脏受损所致。宫中虽然在为卧床不醒的太子进行祈福消灾的仪式，但大家都认为事情没办法回转了。”

扁鹊听完中庶子的话，心下一松，旋即说道：“请转告你们的国君，在下秦越人，齐国渤海人士，擅长医技。听闻太子暴厥，或许我的方法能够医治太子，还请国君让我入宫，为太子诊病。”

中庶子不敢置信：“此等大事，不可戏言。听闻上古名医俞跗遇到五脏疾病，会用刀破开肌肤，清除病瘤，将筋脉重新梳理连接起来。总之什么病都能治好。难道你得了上古名医俞跗的真传，仅用石针和按摩就能调理疾病，救治太子么？如果不能，我是不会去向国君通禀的。”

扁鹊叹了口气，说道：“你了解的治疗方法太少又太过狭隘。我行医治病多年，对疾病的发病机理总结出一套自己的经验理论。根据我的经验，能够依凭患者的症状表现，推断疾病的机理；你若不相信，就回宫看看你们的太子，你凑到他跟前仔细观察一下，就会听到他耳中还有轻微的声响，他的鼻翼还会翕动。你若能摸摸太子的大腿，他的大腿根处还能感受到温热。”

中庶子将信将疑却不敢怠慢，连忙返回太子寝殿按照扁鹊的说法进行查看，果然一切正如扁鹊所说，于是赶紧将此事禀告给虢国国君。虢国国君还未听完中庶子的话，便匆匆赶至宫门前将扁鹊请了进来。

扁鹊在对太子进行诊察后，对虢君说：“太子并没有死，他这是假死的病症，这种病叫作‘尸厥’，因疾病发作时表现像一具尸体，而得此名。”扁鹊唤来弟子磨尖石针，又开好药方，唤来另一名弟子架锅煎药。针刺太子的“三阳五会”（百会）后，太子慢慢苏醒过来。扁鹊见状，将熬好的方药贴敷在太子两侧胁肋处，慢慢地，太子能够坐起来了。之后，扁鹊又根据太子的症状为其开药，以调理阴阳。服药二十余日后，太子逐渐恢复起来。举国上下听闻此事，啧啧称奇，均传扁鹊有“起死回生”的绝技。扁鹊却说道：“我并没有起死回生的本事，完全是因为虢太子所患的疾病本身就不会致死，我只是帮助他苏醒过来，恢复健康而已。”

经历此事后，扁鹊在民间名声大噪。虢国太子自被扁鹊救起，便拜扁鹊为师，随扁鹊在蓬山一带行医治病，游历四方。在各国治病救人的经历，使扁鹊医技非凡的名声迅速传扬于天下，扁鹊深得各地人们的爱戴。

二、解读

1. 这则案例中，扁鹊遇到被误诊为已经死亡的虢太子，立即主动前去询问病情，凭借高超的医术施以援手，成功地挽救了虢太子的生命，体现了医者应有的责任心与仁爱之心。

2. 虢太子被治愈后，扁鹊面对人们的赞誉，却没有标榜个人才技，而是仍然保持着谦虚谨慎的品格，认真分析了虢太子的病情，解释并非自己有起死回生的医技，而是因为虢太子所患的疾病本身就不会致死，自己才有办法将他救活。在周围环境如此赞扬的情况下，仍能对自己有着清醒的认识，不骄不躁，保持谦虚谨慎的品德，认真救治每一位病人，体现了扁鹊的为人品格谦虚、谨慎。

三、出处

1. 汉・司马迁 . 史记列传 [M]. 北京：中国纺织出版社，2007.
2. 汉・班固 . 汉书 [M]. 北京：现代教育出版社，2013.
3. 郭世余 . 中国针灸史 [M]. 天津：天津科学技术出版社，1989.

第二章 淳于意

淳于意（约前215—前140），西汉著名医家，姓淳于，名意，曾在汉初封国齐地（现山东省）担任管理仓库的太仓令一职，故被尊称为“太仓公”或“仓公”。从医数十年间，淳于意接诊患者无数。在诊治疾病过程中，淳于意将诊治过的患者病情、诊病思路等相关信息详细记录在案，并整理成册，起名为《诊籍》（现已失传）。《史记》中收录了《诊籍》中的25例医案，这一部分得以流传下来的“诊籍”，成为我国最早见于文献记载的医案，其体例成为后世病例医案的典范。

第一节 以寒水推治身热头痛

一、案例

淳于意少年时期就喜爱医学，曾在齐地担任管理仓库的太仓令一职，但因秉性正直，为官不久，淳于意便辞官一心从医。他先后跟随公孙光、公乘阳庆学习医术，并深得公乘阳庆真传，阅习《扁鹊脉书》《方化阴阳》等珍贵的医典古籍。仓公出师后，四处行医，足迹遍及山东，曾为齐国的侍御史、齐王的孙子、齐国的中御府长、郎中令、中尉、中大夫、齐王的侍医遂等人诊治疾病。

淄川王刘贤是刘邦的孙子，公元前164年，汉文帝将齐地分为六国，将淄川封给刘贤，并立其为淄川王。据《史记·扁鹊仓公列传》记载，淄川王多日来饱受头痛困扰，并伴有身体发热、心情烦闷等症状，故将淳于意召来为自己诊治。

淳于意在详细询问淄川王的病请后指出：“您这是热邪上逆，侵袭肢体上部所致，这个病被称为蹶病。因为热邪停留在机体上部，所以会出现头痛身热、心情烦闷的表现。”淳于意又仔细询问了淄川王近日的作息和生活起居情况，推断出淄川王是洗发后，头发未干便去睡觉而导致湿邪侵入体内，湿邪内蕴则化热，热邪阻遏气机，并逆行至头部，从而出现头痛。病在阳明分野，故应从阳明经论治。阳明经循行经过头部，针刺阳明经能够泄热于外，导气于下，从而缓解头痛及身热的症状。

在治疗前，淳于意请侍从端来一盆冷水，用手蘸冷水轻拍淄川王的前额，并按摩头部，之后又在两侧阳明经上各选择了三处穴位进行针刺。针刺不久，淄川王身热头痛的症状就得到了缓解。

淳于意不仅是杰出的医家，还是优秀的教育家，据史料记载，淳于意是当时授业弟子最多的一位医家。他打破了当时医家不能公开收徒的传统习俗，广收弟子，精心传授医术，使扁鹊的医学理论得到发展，为医学的广泛传播和发展做出了重要的贡献。医圣张仲景在《伤寒杂病论》的序文中，将淳于意与神农、黄帝、扁鹊同列，可见其医术及品德之过人。后来，司马迁在撰写《史记》时，将淳于意与扁鹊记录在同一章《扁鹊仓公列传》中，可见淳于意医术之精。

二、解读

1. 淳于意跟随多位医学大家学习医术，阅读了许多珍贵的医家典籍，集前人的医术于一身。不仅如此，他还将培养医学人才作为自己的责任，将自己的一生所学悉数教给自己的弟子，使扁鹊的医学理论得以流传。将自己毕生所学用于医学的传播和发展，体现了淳于意经世致用的责任心。身处于百年未有之大变局的我们应当利用自身所学，为国家和社会做出贡献，怀有“以天下为己任”的信念。

2. 淳于意所处的时代，医生往往把医术视为自己的私有财产，挟技自恃，不肯将医术传授他人。淳于意打破了前人“医术不得外传”的禁忌，因材施教，不受旧时思想束缚，勇于开拓新型医学教育模式，在中医传承和发展的道路上革故鼎新，这样的精神值得我辈敬仰和学习。

三、出处

1. 汉·司马迁 . 史记列传 [M]. 北京：中国纺织出版社，2007.

2. 汉·刘向 . 白话说苑 [M]. 长沙：岳麓书社，1994.

3. 汉·郑玄 . 周礼注疏 [M]. 上海：上海古籍出版社，1990.

第二节　火齐汤治郎中令循的涌疝

一、案例

齐国当时有一位郎中令，名循。一日，循突然犯了急症，请来许多大夫诊治，都说他这是气从下厥起，向上逆行进入胸腹中而出现的厥证。但奇怪的是，大夫们以此病机进行针刺治疗后，郎中令的病情并没有得到缓解。无奈之下，郎中令的家人又请来了淳于意为其诊治。

经过详细的问诊和诊脉后，淳于意说：“您得的这个病名叫涌疝，患病者往往二便困难，日久则不能解。”郎中令循听后，十分惊讶地说：“正是如此，我已经三天未去过茅房了。但先生您是怎么知道的呢？”淳于意笑着回答道：“我摸你的右手寸口脉，脉象虽然急迫，但却没有明显的脏腑患病表现。因此脉象频数，应当是因为有热邪盘踞在中焦和下焦。两手脉象左侧为下，右侧为上，你的脉象并没有五脏感受病气的表现，结合你多日不解二便的症状，推断出你这是中焦积热，而得涌疝。你喝了我开的药方后，解出来的小便必定是赤红色。但你无须担心，只要继续服药，稍加调理便可痊愈。”之后淳于意为郎中令循写了名为“火齐汤”的药方，叮嘱他按时服用三剂便能痊愈。果然，郎中令循在服下第一剂汤药后，小便可解。在服用第二副汤药后，大便可解。待按时服用第三剂后，郎中令循的病症便真的痊愈了。

淳于意遇到这样的经典病例时，都喜欢将患者的姓名、职业、居处、病名、脉象、病因、治疗、用药及疗效等方面详细地记录下来，整理在案，以便了解和熟悉。文帝四年时，淳于意被人诬告，身陷囹圄被判肉刑。其女缇萦上京救父，为父求情。汉文帝感于缇萦孝心，便将淳于意召于殿前问话，在询问到行医治病时，淳于意将行医经过、治病过程、患者信息等详细内容一一讲给汉文帝。汉文帝问他：“经你救治的病，是否都痊愈了？”淳于意毫不掩饰自己的不足，答道：“我在治病时，必须先为患者切脉。如果患者脉象顺，说明病情尚有回转之地，臣则能治；但若患者脉象败逆，臣便无能为力，无法将他们治好。即便臣行医数载，稍有心得，但心神不定时，依旧不能分辨脉象，因而会做出错误的判断。其实在治病过程中，我也不能做到完全没有差池。”汉文帝见淳于意殿前对答流畅，又见缇萦上书字字感人，决心免除仓公的刑罚，同时下诏废除由来已久的肉刑，颁布新刑法。汉文帝废除肉刑，顺应了历史发展的潮流，有利于保护社会生产力，标志着我国古代的刑罚手段由野蛮残酷逐渐走向文明。

二、解读

1. 淳于意在治病救人的同时，将患者的病情、治疗等情况详细记录在案，既方便了解前来复诊患者的病史，也整理了自己的诊疗思路。在这个过程中，他不断总结经验，钻研医术。如此博极医源，精勤不倦地精进业务，才铸造了一代名医。无论是哪一个专业，哪一种岗位，都应当始终如一地保持对学习的渴望、对知识的追求，铸就美好的未来。

2. 淳于意谦虚求实，不尚虚华，面对汉文帝的询问，他毫不掩饰地道出自己的不足，并讲述了在医治过程中遇到的失败病例，可见他为人实事求是，严密谨慎。在当今社会，从个人到集体都应从实际情况出发，不夸大，不缩小，实事求是。

三、出处

1. 汉・司马迁 . 史记列传 [M]. 北京：中国纺织出版社，2007

2. 汉・班固 . 汉书 [M]. 北京：现代教育出版社，2013.

第三节　灸足厥阴脉治北宫妻子气疝

一、案例

西汉时期有一位齐地官员名叫北宫，他的妻子名叫出於。出於染病多日自觉小腹胀满终日，吃不下饭，二便困难，偶尔遗尿。北宫请来医生为她开药治疗，但出於因为腹部胀满，无法喝下治病的汤药。北宫凭借自己官员的身份，为妻子请来许多大夫共同诊治。经过讨论，各位大夫一致认为，出於的症状是感受风邪侵袭，伤其肺脏所致，治以针刺足少阳经脉。可是经过多次治疗，出於的病情终日不见好转的迹象。

淳于意当时在齐地出诊许久，在当地渐渐有了声望。北宫便请他为出於诊病。经过问诊与脉诊，淳于意提出自己的见解："出於夫人的症状表面看似是风邪侵袭所致。实际上，她的脉象大而有力，但往来艰难，提示肝经逆乱，邪气窜扰膀胱。因此出现了二便难解，尿色赤红的表现。在这基础上，夫人又感受风邪寒气，于是出现遗尿。肝经气逆，厥阴络脉聚结在小腹，所以表现为腹部胀满。"淳于意认为，在这种情况下，针刺治疗已无法奏效。正所谓，针之不到，药之不及，必灸之。他点燃提前制好的艾炷，在出於夫人两侧足厥阴经脉上施以艾灸。经过几次艾炷灸后，出於遗尿的症状很快就消失了，并且小便也恢复了正常。再灸了几次后，出於自觉腹部胀痛也逐渐消失。淳于意见此，便停止艾灸治疗，转为汤药治疗。在服用几剂火齐汤后，出於的病便彻底痊愈了。

二、解读

1. 在本则病案中，淳于意细心辨别病因，仔细分析患者的临床表现，对症下药，治好了北宫夫人出於的气疝症。凸显了他过人的医术，以及崇德精术、敬业济世的高尚品格。

2. 淳于意针对出於不同阶段的症状变化，及时调整治疗方法，将艾灸与汤药联合，治好了难倒多名医生的病症。但他不骄不躁，并毫不吝啬地将诊治思路与各位医生分享，可见他具有分享医学知识，积极推广医学，启迪旁人的美好品德。

三、出处

汉·司马迁 . 史记列传 [M]. 北京：中国纺织出版社，2007.

第四节　针刺足底治热厥，淳于意巧断生死

一、案例

淳于意在随公乘阳庆学习医术时，阅习《扁鹊脉书》《方化阴阳》等珍贵典籍，习得"五色诊病"等医技。在齐地行医数年间，他将自己所学运用在治病救人中，帮助许多病人减少病痛，他的医术也逐渐在王公贵族中传开。他为许多官员及其亲属治好疾病，这使他的声望更高了。当时，汉文帝为加强中央集权，决定分割诸侯王国的势力，将淮南国一分为三，封给淮南王刘长的三个儿子，并封他们为淮南王、衡山王、济北王。

一日，济北王的母亲自觉胸中满闷，足心发热。济北王听闻淳于意的医术高明，便请他为母亲诊治。淳于意在问过病情，切过脉象后说："没什么大碍，因为您的母亲前几日曾饮酒大醉，从而出现了热厥。"说罢，淳于意拿出随身携带的银针，对着济北王母亲的左右足心三穴，各刺了一针。出针后，立即用棉布压在穴位上以止血。很快济北

王母亲的病便好了。

济北王感慨淳于意医术高明，便又请淳于意为府上新来的四位侍女诊脉。侍女们多数都很健康，偶尔发现的一些小毛病，淳于意都轻而易举地解决了。直到在为一个名叫竖的侍女诊脉时，淳于意仔细地观察侍女竖的面相，表面看上去，侍女竖并没有什么病色。但淳于意却说："竖的脾脏有伤，不能太劳累。否则不过多时便会呕血而死。"济北王看到淳于意凝重的面色，问道："侍女竖的病很严重么？"淳于意点头，叹息道："她病得很重，依据我的经验推算，她不久就会死去。"

待淳于意走后，济北王即刻请来另一名医生为侍女竖诊断。但侍女竖面容健康，脉象正常，前来诊治的医生并不认为侍女竖身患疾病，于是济北王将淳于意的话忘在脑后。

第二年春天，济北王外出郊游途中想去厕所，便嘱侍女竖捧着他的剑在门外等候。待济北王出来时，却不见身后的侍女竖。过了一会儿还不见竖的人影，便派仆人去厕所寻找，却见竖倒在厕所，吐血而死，脸颊处还有汗水的痕迹。后来淳于意听闻了此事，便对跟着他学习的学生说："这位离世的侍女，我曾在济北王身旁见过，并为她诊过脉。当时便已发现她命不久矣。她的病，病在流汗。按医理讲，这样患者面色光泽，须发明亮，脉气不衰，从外表看不出病色，但实际病重在体内。为这样的患者诊病，医生往往无法发现问题，但事实上，患者的病邪伏居体内，对人体造成很大的伤害。"

二、解读

1. 淳于意在为侍女们诊脉时，尽管侍女竖的整体表现并没有生病的迹象，但淳于意依然认真负责地将竖的病情告知济北王，履行了作为医者的职业道德。

2. 淳于意在随师学习期间，习得了许多珍贵的古籍医术。在后来的几十年里，他不但将自身所学用于临床治病救人，并结合诊治经验丰富原有的理论，逐渐形成自己的知识理论体系。这样知行合一、躬身实践的精神，值得我们学习和效仿。

三、出处

1. 汉・司马迁 . 史记列传 [M]. 北京：中国纺织出版社，2007.

2. 汉・班固 . 汉书 [M]. 北京：现代教育出版社，2013.

第三章 郭 玉

郭玉，字通直，东汉广汉郡人士（今四川新都区，一说广汉市），是汉和帝时期最负盛名的医学家。郭玉年少时曾师从程高学习“方诊六微之技，阴阳隐侧之术”，医术精湛，尤其在针灸和切脉上的造诣更为突出。他高超的医术在民间广为称道。汉和帝听说郭玉的事迹，便将他召入皇宫，任命为太医丞（古代医官名）。郭玉曾提出贵人难医的“四难”，即自作主张，不听医嘱；起居不规律，不知爱惜身体；筋骨不强，难于用药；贪图安逸，厌恶劳动。

第一节 脉诊辨男女

一、案例

郭玉的师祖是一位不知从哪里来的老翁。当时正值西汉末期，社会动乱，各地农民纷纷起义，兵戈四起。不知何时，涪城“渔父村”（今绵阳市郊）来了个老翁，隐姓埋名，在此定居下来。因为他常常垂钓于涪水之畔，于是人们称他为“涪翁”。涪翁在乡间靠乞食糊口，有时遇见患病的人，就用随身携带的针刺砭石为他们医治，治疗效果非常显著。他医术精湛，诊脉如神，用针奇效，救了很多人的命，在涪州一带享有很高的威望，深受人们的爱戴。

郭玉的老师程高平素喜爱医术，以医为志，听闻了涪翁的事迹后，便前往涪城，想要拜师学艺。但涪翁并没有马上同意程高的请求，而是经过了多年的考察，在了解了程高的人品和求学的决心后，才把医术传授给他。涪翁著有《针经》《诊脉法》二书，总结了他研究医学的心得和实践经验。程高深通其妙，尽习其术，医名日显，他处处以涪翁为表率，亦隐匿不仕，潜心治学，终生热心为百姓治病，得与涪翁齐名。人们将其师徒二人尊称为“涪城二隐君子”。

郭玉在年轻时以师礼侍奉程高，学习医方、诊法和辨别三阴三阳脉象的医技与探究阴阳变化的技能。东汉和帝时，郭玉出任太医丞，诊治疾病颇多效验。汉和帝曾出题探究郭玉的医术水平，他让宠爱的近侍与侍女一同站在帷幕之后，各露出一侧手腕，让郭玉诊察，询问所患的疾病。和帝的近侍身型姣好，手腕白嫩，与侍女的手腕放在一处，竟也看不出区别。郭玉在诊脉后说：“这左边的手腕脉象属阳，右边的手腕脉象却属阴，我所学习的脉法中脉象有男女之别，臣从未见过这样的情况，就像是在为不同性别的人诊脉一样。臣是第一次遇到这样的情况，感觉很是奇怪。”面对郭玉的回答，汉和帝大为惊奇，他使人将帷幕撑开，郭玉在看清帷幕后是一男一女两人后，才舒展开紧皱的眉头。从此汉和帝对郭玉的医术深信不疑。

二、解读

1. 郭玉的老师程高在拜师求学的路上，百折不挠，经过多年的考验方得到涪翁的真传。唯有在学习的道路上，矢志不渝，方能实现人生理想。

2. 实践是认识的来源，是认识发展的根本动力，是检验认识正确与否的唯一标准。本则案例中，郭玉根据自身所学，指出患者性别与对应的脉象有异，也正是通过实践检验了自己自身脉诊理论的扎实程度，也检验了自己准确的临床判断及对疾病的认识。

三、出处

南朝宋・范晔．后汉书 [M]. 北京：现代教育出版社，2013.

第二节　叹贵人看病四难，汉和帝命官员便服就医

一、案例

郭玉为人仁爱不自傲，素日在宫廷行医，闲暇时为百姓仆役治病。但是总有王公大臣对汉和帝抱怨，郭玉的医术并非他表现的那样精湛，在为贵人们医治时，郭玉时常出现疗效不理想的状况。面对大臣们的进言，汉和帝感到难以置信。仅凭脉象便能区分男女之别的郭玉，竟然受到权贵的质疑。

汉和帝召见郭玉追问其中的原委，郭玉回答：“所谓‘医’者，就是要在诊治病人时，尽心尽意地思考如何医治患者，才能做到诊断正确，治疗适当，施针灼艾，才能运用自如。人的身体构造十分精妙，诊治过程中要随着气血运行的规律施以针术。用针之时，一点细微的失误就会酿成差错。用针的神妙，全在于医生的心手之间是否能够协调相应。此中道理只可意会而无法言说。臣之所以给权贵治病效果总是不大好，是因为大臣们召我为他们诊治时，都是身处高位而俯视于我。他们颐指气使、盛气凌人的态度，使我怀着惊恐畏惧的心情来为他们诊治，治疗起来顾虑重重。像这样来进行治疗，有四种难处：贵人们往往自以为是，而不遵从医生的叮嘱，这是一难；平时保养身体不谨慎，饮食起居没有规律，膏粱厚味，不晓调理，这是二难；筋骨不强健，身体羸弱，经不起过强的治疗方法，不能根据病情来使用药物，这是三难；四体不勤，贪图享乐，好逸恶劳，从来不锻炼身体，气血瘀滞，经脉不通，这是四难。针刺深浅各有限度，用针之时机有忌宜，如果我怀着恐惧的心理和谨小慎微的顾虑，哪还有什么心思用在治病上面呢？这就是为什么我为王公大臣们诊治疾病，但效果不佳的原因。”

汉和帝对于郭玉的回答十分认同，便叮嘱贵族们改变好逸恶劳、自以为是等习惯。凡有王公大臣想找郭玉看病，都要换下身上的锦袍，穿成平民的样子，与平民一起到郭

玉处看病。此后，郭玉再为贵人们治疗，鲜有不见好转者。

二、解读

1. 郭玉拯救大众，不分贵贱，不问贫富，一视同仁，“虽贫贱厮养，必尽其心力”，充分展示了大医精诚、医者仁心的崇高精神。无论是否为医生，在面对他人时，都不应仅凭社会地位和经济收入给对方贴标签，不论贫富都应当一视同仁。

2. 郭玉总结的诊治权贵“四难治”与扁鹊的“六不治”一样，提出了正确的“疾病观”，非常值得后世的医生和病人们深思。郭玉以仁者之心，敬业济世，用精湛的医术，守护一方百姓安康。

三、出处

南朝宋·范晔．后汉书 [M]. 北京：现代教育出版社，2013.

第四章 华 佗

华佗（约145—208），字元化，一名旉，沛国谯县人士（今安徽亳州），东汉末年著名的医学家，与董奉、张仲景并称为“建安三神医”。华佗医术全面，精通内、妇、儿各科，善用麻醉、针、灸等方法治病，尤以外科方面成就更为突出，被后人称为“外科圣手”“外科鼻祖”。当时人们多用神医华佗称呼他。后人又以“华佗再世”“元化重生”称誉有杰出医术的医师。

第一节 巧用心理治胸闷

一、案例

华佗年轻时，曾到徐州一带访师求学，钻研医术而不求仕途。沛相陈圭曾推荐他为孝廉、太尉黄琬请他去做官，都被他一一谢绝，遂专志于“兼通数经，晓养性之术”。他的行医足迹遍及安徽、河南、山东、江苏等地。华佗无论到了哪里，都会受到人们热烈的欢迎。他不但精通方药，而且在针术和灸法上的造诣也十分令人钦佩。在每次对患者施灸时，他常只取一两个穴位，灸至七八壮，便将患者病症治好。在施针时，会在针刺过程中询问病人的针感达到什么地方，当针感传导至指定的位置，他便将针起出，患者的病情也会立即好转。如果有病邪郁结在体内，针刺汤药的方法都不能奏效时，他就采用外科手术的方法祛除病邪。

华佗所发明的“麻沸散”是世界上最早的麻醉剂。病人手术前让其服下麻沸散，不久病人便不省人事，待醒来时手术早已结束，过程中痛苦非常小。待病人昏睡时，华佗便开刀取出体内郁结之物，如患者病在肠，就割除患病的那段肠子，并清洗创口。待缝合伤口时，在伤口处涂抹药膏，能够帮助伤口恢复，减轻伤口疼痛，一月之内手术刀口便能愈合，可见华佗的医术十分高明。

此外，华佗还是一名能运用心理疗法治疗疾病的专家。有一次，华佗受邀来到一个叫高郡的地方。当地的太守上任多年，礼贤下士为官清廉，一心为民，在当地的名望颇高。华佗在拜见太守之后，发现太守面色不佳，频频咳嗽。一番询问后才知道，太守几个月来常常感觉心情郁闷，胸中烦闷，甚至夜不能寐，十分痛苦，这才让儿子请了华佗来诊治。但是华佗在府中住了好些时日，对于太守的病情却是只字不提。每每太守请华佗为其开药时，华佗都回答：“我们行医之人，也是要养家糊口的呀。”太守为求治病，给了华佗许多财物，可华佗依然不给他好好看病。甚至不久后，华佗便不辞而别，弃他而去，临走留下了封书信，他在信中不断嘲笑太守，表明自己不过是为了钱财故意戏弄他。太守大怒，连忙让人去追回华佗，他的儿子早已被告知事情真相，便悄悄拦住了去追赶他的人。太守在极度愤恨之下，吐出了几口黑血后晕了过去。待他醒来时，竟发觉自己的症状缓解许多。他的儿子则捧着华佗开的汤药守在床边，为太守解释了这一切。原来，华佗早已诊断出太守的病是由于积劳过度，瘀血阻滞所致。这种情况可以用激怒的办法，使胸中的郁气和陈瘀排出，再加以提神补气的汤药，很快就将太守的病治好。

二、解读

1. 华佗非常擅长针药，但在治病过程中却从不拘泥于针药，他巧妙地运用了心理疗法，为太守治好了疾病。虽然华佗的典籍没有流传下来，但华佗的许多理论，包括五禽戏，至今仍是我们中华传统的瑰宝。只有兼收并蓄，与时俱进，才能让中医这座传统文化宝库发扬光大。

2. 华佗在遣方用药的基础上，发明了麻沸散等麻醉及外科手术。并精通内、妇、儿、针灸各科，他精于治病救人，而最终称为一代名医。君子务本，本立道生。只有夯实自身的业务能力，才能在未来实现自己的价值，走出自己的道路。

三、出处

1. 南朝宋・范晔 . 后汉书 [M]. 北京：现代教育出版社，2013.
2. 晋・陈寿 . 三国志集解 [M]. 北京：中华书局，1982.

第二节　针药并用使妇女产下死胎

一、案例

受《三国演义》和“麻沸汤”的影响，人们对华佗的认知，更多是一位外科圣手。不过从华佗的本传和别传中记载的 20 个医案中可以发现，华佗最擅长的很可能是妇产科。据《后汉书》记载，华佗凭借“望、闻、问、切”四诊合参，诊断孕妇所怀的胎儿性别和胎儿的生死状况。对此史料中记载了两则故事。

有一次华佗去为甘陵郡太守的夫人诊病，这位夫人怀孕六个月时，肚子疼痛难忍。华佗在为太守夫人诊过脉象后，请侍女替他触摸夫人的肚子。在华佗的指导下，侍女将夫人肚子各个部位的情况及触感报告给华佗。华佗当场断定是男胎且已经死去，但是这个男胎不容易堕下，需要药物的帮助。果然，那位夫人在服下华佗的药后，就流掉了一个男胎。

与之相似的是李将军的妻子。据说李夫人在妊娠期突然生病，且病情严重，李将军连忙请华佗来为妻子诊治。华佗看过后对李将军说：“您夫人生了重病，且伤害到腹中胎儿，如今胎儿已死，却仍在母体腹中没有堕下。”李将军说：“确实胎儿已经受到伤害了，夫人前不久已早产下了一名婴儿。”华佗回道：“我为夫人切脉，凭借脉象，应仍有一胎儿留在母体腹中。”将军对华佗的话不以为然，没过多久，李夫人身体稍微好些，将军便更不认同华佗的诊断。

华佗离开百余日后，李夫人再次发病，李将军想起华佗之前的话，忙又将他请来。华佗说：“结合我上次对夫人的诊断，想来夫人应当怀的是双胞胎。先前夫人生病，损及胎儿时，已有一个胎儿先堕下。大抵是因为出血太多，后面胎儿没能及时堕下。夫人自己没能察觉到，当时的接生婆也没有发现夫人还有一个胎儿没产下。那名没有产下的胎儿便死在了母体之中，长此以往，死胎血脉不能回复，必然干燥附着在母体之中，因此造成夫人背脊疼痛不已。如今需让死胎产下。”华佗施以汤药及针刺后，很快妇人开始疼痛，就像生产一样。华佗说：“这个死胎日久干枯，单凭夫人自己无法将死胎产下，需要派产婆用手帮助夫人，将其取出。”果然得到一个死去的男胎，手足完备，颜色发黑，长约数尺。

二、解读

那个年代，妇人产子九死一生，但是华佗并没有因为男女有别，而放弃这门医科。相反他利用自己的专业所学，专攻妇科，帮助了许多孕产妇转危为安。这样的博极医源、精勤不倦的大医精神值得后世医生学习。

三、出处

南朝宋·范晔．后汉书 [M]. 北京：现代教育出版社，2013.

第三节　针刺治疗曹操头风病

一、案例

在《三国演义》中，罗贯中详细地描写了曹操与华佗的故事。曹操为造建始殿，亲自挥剑砍伐跃龙祠前的梨树后，当晚便做了一个噩梦，惊醒之后便得了头痛顽症，遍求良医，均不见效。后来，华歆向曹操举荐了华佗，曹操立马差人将华佗请来为他看病。在《三国演义》中，华佗提出的治疗方式是用斧头劈开曹操的脑袋，然后取出脑中风涎来根治头疼的疾病，生性多疑的曹操以为华佗这样说是想为关羽报仇，一怒之下将华佗斩杀。

实际在历史上，华佗并未对关羽刮骨疗毒，而是为曹操治疗过“头风”。“头风”也就是头痛。《三国志》对此的记载：“佗针鬲，随手而差。”意思是华佗针刺膈俞穴后，不到片刻，曹操便觉得脑清目明，不再头痛。后来，随着政务和军务的日益繁忙，曹操的“头风”病逐渐加重，发病次数也逐渐增多，于是他想将华佗留在身边，专门为他治疗“头风”病。但华佗认为曹操的病在短期内很难彻底治好，即使长期治疗，也只能苟延岁月。曹操听后，认为华佗是为了凸显自己的医术和功劳而故弄玄虚，夸大其词，因而心中十分不悦。

不久后，华佗借口思家心切，告假回家，其间曹操又犯了几次头风病，但华佗都只推说妻子有病无法前往。曹操派人前去查看，却发现华佗只是不想留在他身边为他一人治病，这才归家不返。于是曹操派人，将华佗抓进大狱。当时荀彧曾向曹操求情，认为华佗的医术高明，不可贸然杀之。但曹操并没有听从荀彧的意见，最后华佗在狱中离世。

同年，曹操最喜爱的儿子曹冲病重而逝，曹操感叹“吾悔杀华佗，令此儿强死也”。根据《华佗传》中的记载，华佗曾在狱中取出自己编著的医籍《青囊经》，想要赠予看守自己的狱卒，好让自己的毕生所学得以延续下去。但狱卒惧怕受牵连不敢接受，华佗只好将书焚毁，可惜一代名医的心血，我辈再无机会学习。

二、解读

华佗深知曹操本性，却并未对曹操隐瞒病情，而是直言不讳，将病情的预后与治疗难度，悉数告知曹操。作为医生，以诚相待，朴实周到，可见其医术之精湛，医德之高尚。

三、出处

1. 南朝宋・范晔 . 后汉书 [M]. 北京：现代教育出版社，2013.
2. 晋・陈寿 . 三国志集解 [M]. 北京：中华书局，1982.
3. 明・罗贯中 . 三国演义 [M]. 北京：北京大学出版社，1986.

第四节 改进“五禽戏”导引法

一、案例

华佗不仅医术高明，对徒弟也是教导有方。他有一位徒弟吴普，曾经跟随自己学习医术多年，现如今被大家熟知的“五禽戏”就是被吴普传承了下来，并且发扬光大，流传千古。

华佗经常游历四方为百姓治病，看到许多人生病，他心中也异常地苦恼。心想，如果能够有一种方式让人们越来越健壮，不生病就好了。一日，他在山里采药，看到白鹤在空中飞翔，成群的猿猴在树枝上跳来跳去，他就想，这些动物能够如此健康，跟他们的行为习惯有关。于是华佗在《庄子》“二禽戏”（“熊经鸟伸”）的基础上创编了“五禽戏”，这是通过模仿虎、鹿、熊、猿、鸟（鹤）五种动物的动作，以保健强身的一种气功功法，经常练习能治病养生，强壮身体。五禽戏是一种外动内静，动中求静、动静具备、有刚有柔、刚柔相济、内外兼练的仿生功法，与中国的太极拳、日本的柔道相似。动作看似缓慢柔软，实则很费体力，锻炼效果极佳。华佗平素十分关心弟子吴普，担心他整日里忙于治疗就诊的病人，而影响到自己的身体健康。于是华佗就将五禽戏传授给了他。慢慢地五禽戏越传越广，一些患慢性病的人在练了以后，渐渐地病也好了。

华佗对吴普说："人的身体应当在自身可接受的范围内适量运动，但是也不能让身体过度疲惫。人体经常运动，所食之水谷精气则易消化，血脉自然就可以流转通畅，也就不会生病了。就像门轴经常被使用就不会轻易朽烂一样，说的也是这个道理。因此古代长寿的仙人从事导引之术，如同熊一样地去直立攀缘，像鸱鹰一样地回转头部，伸展腰部，活动身体的各个关节，目的是延缓衰老。我有一个方法，名字叫作五禽戏：一曰虎戏，二曰鹿戏，三曰熊戏，四曰猿戏，五曰鸟戏。既可以疗愈疾病，也可以使手足轻便敏捷，还可作为导引之术。身体出现什么不舒服，可根据起病原因，选择做一禽戏，做到浑身微微汗出即可停止，然后以粉涂抹全身，即可达到身体轻快便利的状态，并有胃口想吃食物。"

吴普听了华佗的教导之后，每天坚持练习五禽戏，活到了九十多岁仍然耳聪目明，牙齿坚固，吃东西还和年轻的时候一样。后来的太极拳等健身方法中都有五禽戏的痕迹，可见五禽戏在医疗保健方面作用影响深远。

2006 年，华佗五禽戏被安徽省人民政府批准为省级非物质文化遗产项目，2011 年又被国务院命名为第三批国家级非物质文化遗产项目。

二、解读

1. 华佗善于观察世间万物，发现自然界的动物能够在恶劣的环境中保持健康，于是受虎、鹿、熊、猿、鸟的运动状态而启发，在"二禽戏"的基础上编创发明了五禽戏，流传至今成为国家的文化遗产。正因他观察细致、勇于创新，才为后人留下并广为应用的五禽戏。

2. 华佗除了传道授业，还十分关心徒弟的身体健康，可见华佗拥有一颗"仁爱"之心。"仁爱"作为伦理道德的核心和最高准则，是中华伦理道德的宗旨和根本。宽厚仁爱，也正是我们国家大国风范的特点。

三、出处

1. 南朝宋・范晔 . 后汉书 [M]. 北京：现代教育出版社，2013.
2. 晋・陈寿 . 三国志集解 [M]. 北京：中华书局，1982.
3. 夏克平 . 华佗五禽戏 [M]. 北京：人民卫生出版社，2016.
4. 张载义 . 灸火烟云 [M]. 北京：中国中医药出版社，2016.

第五节　以膏摩、放血、服药等法治疗顽固性头眩

一、案例

东汉末年，军阀豪强四起，瘟疫横行，民不聊生，华佗为了拯救百姓于水火之中，积极前往各地游历行医，一时间美名远扬。

有一天，华佗正在家中查阅古书，只见一个人捂着脑袋，跌跌撞撞地走进小院之中。“神医，快救救我吧，我太难受了。一路赶来找您诊治，经历了许多磨难，您快给我看看吧。”患者捂着脑袋，急匆匆地走到了华佗面前说道。“您先别着急，一路累坏了吧，快坐下休息一会儿。你头部有什么不舒服吗？”华佗连忙问道。患者坐下来之后，缓了缓说道：“我的头部已经眩晕不适好多年了，整天脑袋不能抬举，眼睛不能转视。看了很多医生，吃了很多药，依然没有变化，现在已经成了顽疾。最近突然加重，听同村的人说您医术高明，便不远千里找您诊治。”

华佗会意一笑，摇摇头没有说话。待患者休整妥当，气息平稳后，华佗仔细为其诊断脉象及舌象后说道：“你把衣服脱下来，然后倒立在墙边，让你的头部离地面距离一至二寸。”患者虽然很疑惑，但还是脱了衣服，按照华佗说的倒立在墙边。只见华佗用温热的水将手巾弄湿之后，轻轻擦拭他的身体，待擦遍全身之后，仔细观察患者全身上下的血管，然后跟患者解释道：“你这个病需要先用铍刀放血，然后用药膏摩擦头部，最后吃点药就好了。”患者听见华佗要用铍刀，急忙问华佗：“什么刀啊？医生，疼不疼呀？我有点害怕，这血能随便放吗？”华佗说：“放心吧，我治疗过很多这种病了，有把握。不会很痛的，把你身体中不好的血液放掉就好了。”

在取得患者同意之后，华佗就用铍刀将其手臂的血管划开，只见红黑色的血液流淌了一地，徒弟们看到后也惊呆了。过了一会儿，华佗看到坏血流尽，才嘱咐他起身。然后华佗又为其在头部进行了膏摩，盖了被子，让其浑身都出了汗，然后又令其喝下了葶苈犬血散。

喝罢没多久，患者晃了晃脑袋，眨了眨眼，突然大喊道：“我好了，您真的是神医呀，太感谢您了。”华佗微微一笑，看到患者的病情治愈了，满意地点点头。

二、解读

1. 在这则案例中，华佗先是采用铍刀放血，然后是头部膏摩发汗，最后再内服中药。华佗不拘泥于单一的治疗方法，没有因为治疗方法有风险就放弃有疗效的疗法，而是多种治疗方法同时采用。可见华佗对于这三种方法都有很深的造诣，对这三种方法的疗效、使用、禁忌都烂熟于胸，所以才能在使用的时候显得成竹在胸。这也正是当代医生所需要学习的兼收并蓄，与时俱进的精神。

2. 在那个外科并不发达的年代，人们由于不了解，对放血疗法有着天然的恐惧。华佗并没有因为人们有所误解，就放弃了这些行之有效的治疗方式，反而积极采用放血疗法，并细心为患者解释，保持了一位医者的科学态度。

三、出处

1. 汉・华佗 . 华佗神方 [M]. 北京：中医古籍出版社，1997.

2. 张载义 . 灸火烟云 [M]. 北京：中国中医药出版社，2016.

第六节　华佗妙灸“夹脊穴”治愈足痹不能行者

一、案例

一天，华佗正在给患者治病，一个人坐着车子被推进了院子，原来他患有足痹，双脚无法行走。华佗看到此人从车子下来表情十分痛苦，先让徒弟继续接诊其他患者，然后问那人：“是为了你的腿疾而来的吧？”“哎！就是因为这两条腿不听使唤，导致我什么事情都不能做。听闻神医可以治愈这个疾病，我特意赶来请您诊治。”病人回答道。“你先坐下来休息一会儿，等脉象安稳下来了，我给你诊脉治疗。”华佗说完，就继续诊病去了。

等到治疗结束后，华佗回过头开始为这个双脚痹痛的患者诊脉。诊过脉后，华佗对他说：“请你先把上衣脱下来吧，我为你进行治疗。”病人脱下了衣服，问道：“神医，扎几针？”原来，他曾经听说过华佗仅仅扎几针就能治好病人的事迹。

“你今天不需要扎针，只需要用艾炷施灸就可以了。”

“怎么不用针刺了呢？”

“因为从你的身体状态、疾病特点和脉象分析，你的身体虚羸，需要用艾火灸治，单纯凭借针刺之力效果有所不及的。”

说完，华佗便开始在患者脊柱的位置寻找穴位，他在病人脊柱的两旁确定了穴位，从身旁的墨盒中取出来细木条，并在定下的位置留下了印记。就这样，在这个病人的背部作了一二十个记号，每两个穴位之间相隔一寸左右，或多至五寸。

华佗标好了记号，对徒弟说：“在标记的这些地方，各灸七个艾炷。”

“要灸这么多呀！”患者惊讶道。

“你这个病，需要在脊柱两旁从上到下都灸一遍，虽说灸这么多会有点痛苦，但是待到灸过的地方疤痕愈合之时，你就可以正常走路了。”

“真的吗？那我就忍耐一下。”

于是，华佗与他的徒弟在患者背部脊柱两旁的穴位上放置艾炷，然后一个个地点燃，瞬间烟雾缭绕，犹如庙堂前的烟云。灸完后，发现在这名患者的脊柱两旁，从上到下一共留下了一二十个被烫过的痕迹，每个痕迹处都形成了一层烫过的灸疮。

华佗叮嘱患者：“灸过的地方会发泡化脓，在化脓期间，你要小心护理这个部分的皮肤，留心观察，正常的脓液是没有气味泛白色的，如果脓液味道发臭并且发黄，就说明没有护理好，由灸疮变成了能害病的疮，到时候你就要及时到我这里来，纠正这个问题，如果一切顺利正常的话，就等到脓净时再到这里来。”

就这样，华佗每隔一段时间就给他灸一次。两个月后的一天，就在华佗聚精会神地给患者诊病的时候，突然有一个人叫了起来：“你们快看，那个人是谁？”

人们的目光都转向了那个人，“啊，真的是神了！”

只见走过来的这个人，原来就是那个双脚患有痹痛不能行走的人。现在看起来，就如同是个正常人。

有熟悉他的人等他走到了面前就问他："怎么样呀？腿上有劲了吧？"

他高兴着说："是啊，上次我两腿无力无法行走需要乘车才行，这次是我自己走来的，现在连拐杖都不用了。"

华佗见到这个情形，连忙把他叫到身边："过来坐到这，把你的衣服脱下来，让我看看你的灸疮恢复得怎么样。"

病人把衣服脱了下来，大家看到他身上的灸疮已经平复，留下的灸疤整整齐齐地均匀分布在他脊柱骨的两旁，每两个穴位相距一寸，从上到下垂直的排列着。因此，后世人们为了纪念华佗，称夹脊穴为"华佗夹脊穴"。"华佗夹脊穴"位于脊柱的两侧，一侧有 17 个穴位，两侧加起来共有 34 个，能够治疗三焦的相应病证，在临床应用广泛。上胸部的穴位治疗心肺、上肢疾病；下胸部的穴位治疗胃肠疾病；腰部的穴位治疗腰腹及下肢疾病。

二、解读

1. 在病人找华佗诊治疾病的过程中，华佗先询问患者病情，详细为其讲解认真为其医治，以及病人痊愈之后华佗仔细查看患者身上伤疤的恢复情况，可以看出华佗具有医者的职业道德和工匠精神。

2. 从华佗在给此患有足痹的患者诊脉之前让其休息片刻，到后来为患者耐心讲解为什么不用针刺而选用艾灸，可以看出华佗具有"辩证分析"的思维。

三、出处

1. 汉・华佗 . 华佗神方 [M]. 北京：中医古籍出版社，1997.

2. 张载义 . 灸火烟云 [M]. 北京：中国中医药出版社，2016.

第五章 曹翕

曹翕，生卒年不详，沛国谯（今安徽亳州）人。魏武帝曹操之孙，魏东平王曹徽之子。正始三年（242 年）曹徽逝世，曹翕承袭父爵为东平王。晋泰始元年（265 年），受晋封为廪丘公，在晋朝士大夫中有一定名望。同时曹氏也是一位杰出的医学家，撰有《解寒食散方》《黄帝明堂偃侧人图》，均佚。曹翕所撰《曹氏灸经》，其部分内容被保留在晋代葛洪的《肘后备急方》、晋代陈延之的《小品方》、隋朝杨上善的《黄帝内经太素》和唐代孙思邈《备急千金要方》等医著中。

酷爱方术编著《曹氏灸经》

一、案例

曹翕在泰始第一年间，被晋封为廪丘公。名字被列在魏宗室之中，排名仅次于鄄城公。到了泰始第二年，曹翕派遣世子曹琨前往朝廷上表奏书。皇帝对曹琨说："曹翕秉持自己高尚的德行履行道义，是我们魏姓宗室的良臣啊。今天廪丘公世子曹琨长途跋涉而至朝廷，赏赐世子印绶，加赏曹琨为骑都尉，赏赐衣服一套，黄金十万，随从和奴才继续使用。"

曹翕一生撰有多种医学著作，涉及经方、针灸、服石等方面，但这些著作均已亡佚，这也导致后世对曹翕的医学著作及其对医学的贡献存在混乱甚至错误的认识。如《三国志·东平王徽传》裴松之的批注以及《隋志》等史书，均认为《解寒食散方》是曹翕与皇甫谧共同撰写，但此说明显有误。在晋代寒食散论著中有两大流派，一派以皇甫谧为代表，主张以冷为主，一派以曹翕为代表，认为应以温为主，这两种说法在早期并行于世，但至后世，曹翕之说渐受冷落，而皇甫谧之说大行于世，以至于《诸病源候论》《备急千金要方》等著书均大量引用皇甫谧的观点，对于曹翕的学说则稍有引述。幸有《医心方》保留了曹翕学说大部分的内容，基本上完整地保存了曹翕寒食散理论的主要观点，故此书名虽亡而实未佚。

曹翕从小就酷爱灸法，他经常在自己身上的穴位施灸，体会灸感观察疗效。他见到清贫困苦之人，便免费为其治疗，还积极地为其讲解灸法的养生保健常识。在不断的临床积累中，他总结了先秦至三国期间艾灸疗法中的诸多经验，克服了一道道艰难险阻与种种困难，最终写出了《曹氏灸经》。曹氏灸法所提倡的一个新特点是：施灸壮数要按疾病的种类与轻重程度而定，不能限定一个固定的数量，多的壮数达五十至百壮以上，少的仅有几壮。

唐代之前，多种针灸著作的问世造成穴位、名称、定位以及治疗方法上的混乱，所以隋唐之际的医家在运用针灸理论时往往不知所措，常常将各种学说一一罗列，加以比较。如孙思邈将《曹氏灸法》与《扁鹊灸法》相较，杨上善将《曹氏灸经》与《扁鹊灸经》相较。杨玄操更明确称“扁鹊、曹翕、高济力之徒”，可见曹翕在艾灸疗法方面的贡献之大。

《曹氏灸经》是继先秦《足臂十一脉灸经》《阴阳十一脉灸经》之后的又一部灸法专著，《曹氏灸经》在治疗部位上较前者明确，治疗病种上也较前者增多，特别是对于穴名及灸量的记载，更是前者所没有的，而且对疾病的治疗有极为详尽的阐述，对灸穴的名称、定位、施灸壮数等都有完整的叙述。此外，《曹氏灸经》对于灸法的禁忌、禁灸的原因等都做了明确的记载，为两晋、南北朝时期灸法学的兴盛奠定了良好的基础，在其启发下，后世出现了葛洪、鲍姑、陈延之、僧深师等一批竭力倡导灸法的医家。并且，唐代王焘所提出的“弃针重灸”的观点，也或多或少受到了《曹氏灸经》的影响，当然，这与两晋、南北朝时期灸疗医家辈出有直接的关系。

二、解读

曹翕善于发现问题，然后解决问题；善于提出新的观点，然后不断验证新观点。他对医理有着自己的理解和认识，并将自己对医理的认知经验整理成书。虽然曹翕的许多著作现已亡佚，但依然可以从其他著作总窥见曹翕认真钻研医术、精益求精的精神。

三、出处

1. 东晋・陈延之 . 小品方 [M]. 天津：天津科学技术出版社，1982.
2. 杜勇 . 曹翕医著考 [J]. 中华医史杂志，1999，29（3）：145–148.

第六章 张仲景

张仲景（约150—219年），名机，字仲景，汉南阳涅阳县（今河南省邓州市穰东镇张寨村）人，是我国古代伟大的医学家，被后人尊称为“万世医宗”“医中之圣”。汉灵帝时，张仲景被荐举为孝廉，后官至长沙太守，故又有“张长沙”之称。他一生勤求古训，博采众方，集前人之大成，揽四代之精华，写出了不朽的医学名著《伤寒杂病论》。这部医书熔理、法、方、药于一炉，开辨证论治之先河，形成了独特的中国医学思想体系，对于推动后世医学的发展起了巨大的作用。

第一节 手法抢救自缢患者

一、案例

东汉末年，统治秩序趋于崩溃瓦解，战争不断，整个社会都动荡不安，各地豪强纷纷揭竿起义，为了一统天下而大动干戈。百姓们为了逃避战乱相继逃亡，各地都是流离失所的逃亡者，在逃亡过程中死亡人数持续增加。东汉末期，发生过几次十分严重的大疫，成千上万的人受到瘟疫的迫害，各地接连发生流行性瘟疫，许多人因此丧命。医圣张仲景就是生活在这样的时代背景之下。战乱不断、百姓民不聊生的现状，再加上疫病的不断发生，死于非命的人不断增多，这让张仲景产生了怜悯之心，他便拜同乡的著名中医张伯祖为师，潜心学医艺术。张仲景不仅认真学习总结前人的理论经验，还广泛收集治病的有效方药，甚至不顾个人的安危到各处行医，游历四方，奔走在疫情最严重的地区。张仲景在这个过程中将自己对伤寒症状的研究用于临床治疗，治病救人的同时进一步丰富自己的经验，经过几十年的积累，终于完成了《伤寒杂病论》这部传世巨著。

张仲景就在《金匮要略》中曾记录了一则关于心肺复苏的案例，文中提到抢救自缢者，应先“徐徐抱解，不得截绳，上下卧之”，就是先把自缢者缓缓抱下，然后使之仰卧，不要贸然用利器截断绳子，然后把患者放在平地上，盖好被子让患者安卧。因为截断绳子会不可避免地改变患者的体位，这种粗暴的方法会使患者原本脆弱的身体状况更加恶化。一个医生站在患者两侧，挽起患者头发，让患者的头发始终处于紧绷状态；另一个医生按压患者胸部，动作要有节律且快速；第三个人负责按摩患者的手臂手腕，帮助肢体做出屈伸的动作。若患者的身体已经僵硬，可以逐渐强行将其屈曲，并且用适度力量去按其腹部，如此方法操作下来，便有可能将患者抢救回来。

可见早在1800多年前，中医就已经采用了较为有效的综合复苏方法来救治自缢等呼吸心搏骤停的危急病人，且抢救细节记述得如此清晰与准确，为后世提供了不可估量的医学价值。此外，《金匮要略》中还记载了多种抢救猝死的方法，如吹鼻取嚏法、舌下含药法等，并首创灌肠法。

除心肺复苏外，张仲景在《伤寒杂病论》中创造了很多剂型，记载了大量有效的方剂。由张仲景所确立的六经辨证的治疗原则，受到历代医学家的推崇。《伤寒杂病论》也是中国第一部从理论到实践、确立辨证论治法则的医学专著，是中国医学史上影响最大的著作之一，是研习中医必备的经典著作，广泛受到医学生和临床医生的重视。

二、解读

1. 张仲景不仅有着极高的医学能力，还有着突出的医学品质和素养，他不忍看到百姓们处在伤寒瘟疫中，于是游历四方，济世救民，奔走在疫情最严重的地区，帮助百姓解除灾厄。同时张仲景行医用药讲究极简，大大降低了百姓的看病成本。

2. 由张仲景所确立的"六经辨证"治疗原则，是中医学伟大宝库中的璀璨明珠，是中华民族医学中独具特色的旗帜。张仲景的学说哺育了世代名医，为中华民族的繁衍昌盛做出了巨大贡献。

三、出处

1. 李顺保 . 金匮要略版本大全 [M]. 北京：学苑出版社，2018.
2. 范永升 . 金匮要略 [M]. 北京：中国中医药出版社，2016.

第二节 "膏摩"治疗头风症

一、案例

在担任长沙太守期间，张仲景医术远播。但在封建时代，百姓不能轻易地接触官员，官员也不能随随便便的进到百姓家中，于是张仲景就在休沐的时候在自己家里开设诊堂，可是这样就诊人数比较少。医生医术的长进和大量的临床是脱不开的，只有不断接触病人，看到不同的病情，才能积累自己的经验。

后来张仲景想出了一个办法，他将衙门大堂当诊所，发布告示出去，初一、十五，太守老爷开大堂为百姓看病，这两天他不问政事，就只给人看病。这一消息公布出去之后在长沙乃至全国都引起了轰动。到了初一这天，他就在大堂上端端正正地坐着，百姓一个一个地进来，他细心地问病人的病情，然后给他们开药。一时之间，张仲景救人无数，老百姓对他格外拥护，张仲景初一、十五坐堂的名声就这么传了出去，人们对他更加钦佩。

到了后来，这初一、十五成了惯例，每逢这天，衙门口聚集了各地来看病的群众，甚至还有人带着行李来。人们称张仲景为"坐堂医生"，以此来纪念他。

除了坐堂出诊之外，张仲景还使用“膏摩”一法用来治疗头风症。膏摩，是将药物与按摩相互配合而运用的一种治疗方法。张仲景在《金匮要略》中说道：若风气外邪侵犯四肢，将累及九窍，应该用吐纳、导引的方法以行其气，用针灸、膏摩的方法以逐其邪，这样重滞则通快，闭塞而无由。《金匮要略》还记载了治疗头风病的头风摩散方，通过借助药物配合按摩的方法而治疗。方中记载：用附子大者一枚，炮盐一撮，二味药共同为细末，嘱患者剪短其发，先用热水沐浴头部或者用手帕热敷局部，然后将药粉调汁为药散，置于手心频频摩之头部。此方可以看出，仲景擅用方药，用附子之辛温大热之性以温通经络，通散痹阻之寒，以食盐之咸寒之性，走入血分，去腠理之风毒，两药合用，阴阳相济，互为佐使，共奏散风寒、止痹痛之功。

二、解读

1. 张仲景在医学上有很高的建树，在长沙任太守期间，料理政事之余，还会坐堂行医，为百姓施医诊病，挽救了许多百姓的生命。为纪念张仲景，后来人们就把坐在药铺或店里给人看病的医生统称为“坐堂医生”。张仲景以天下为己任，自觉承担起身为一名医者需要承担的道德责任，自觉地把“仁”作为自己的内心信仰。

2. 因为接触了大量的病人和案例，张仲景的医术更加精湛，同时他搜集很多民间的偏方和许多医生的方剂疗法，根据自己的认识来研究，再在病人身上不断实践。由此博极医源，精勤不倦，开创了许多治病新方法和治病原则，从而形成了自己的医学思想，并影响后世至今。

三、出处

1. 李顺保 . 金匮要略版本大全 [M]. 北京：学苑出版社，2018.
2. 范永升 . 金匮要略 [M]. 北京：中国中医药出版社，2016.

第七章 葛 洪

葛洪（283—363），字稚川，自号抱朴子，丹阳郡句容（今江苏句容县）人，三国时期方士葛玄的侄孙，东晋道教理论家、著名炼丹家和医药学家，世称小仙翁。葛洪所著的《抱朴子》继承和发展了东汉以来的炼丹法术，对后世道教炼丹术的发展具有很大影响，为研究中国炼丹史以及古代化学史提供了宝贵的史料。葛洪还撰有医学著作《玉函方》一百卷（已佚），《肘后备急方》三卷，内容包括各科医学，其中有世界上最早治疗天花等病的记载。《正统道藏》和《万历续道藏》收有其著作十余种。

第一节 炼丹途中抢救昏迷患者

一、案例

太安年间，随着一场自然灾害，西晋爆发了一场叛乱，战火烧到了葛洪的家乡。怀着建功立业的梦想，葛洪投笔从戎，参加了平定石冰叛乱的战争。凭借精湛的骑术和箭法，他屡立战功，成了年轻有为的将军。然而，葛洪并没有因此而感到荣耀，经历了沙场拼杀，他深知战争的残酷。同时看到因战争导致黎民百姓流离失所，他心生悲悯。平定叛乱成功后，他没有接受任何功赏，而是从家乡出发直奔洛阳，想去那里搜集炼丹制药之书来增强自己的医学本领。

晋贤和初年，司徒王导召他做职掌文书的佐官，后来葛洪又升为司徒掾、谘议参军。东晋史学家、文学家，《搜神记》一书的作者干宝对葛洪也十分欣赏，并向皇帝推荐说，葛洪的才能可以胜任国史史官。于是皇帝召葛洪为散骑常侍（皇帝左右的近臣），并任命他为专掌修史的“大著作”，然而葛洪都以年事已高，想炼丹求长生为由，坚决地推辞了。

葛洪回家之后，这种被催请做官的事一直不断，他十分厌倦。后来他听说罗浮山环境清幽，有神仙洞府之称，相传秦代安期生就在此服食九节菖蒲，羽化升天。传说罗浮山的酿泉是安期生与神女的饮酒之处，在交州南部（现越南北部）一带，并且那里有炼丹的原料，正是他希望寻找的理想避世之地，于是葛洪主动要求到那里去做县令。皇帝一开始不答应，后来葛洪多次请荐，说明他不是贪图官位，而是因为那里有制作丹药的原料，皇帝这才同意了他的请求。

葛洪驾车去往罗浮山，在路途中，生机盎然的自然环境让他在战乱中疲惫的心得到了久违的安宁。就在他安心享受着大自然的美好风光之时，见前方路途之中有一昏迷之人，他连忙下车匆匆忙忙地走到了此人身边，只见此人面目苍白，口唇青紫，身体僵冷，呼之不应。葛洪见此情况不妙，眉头紧锁，心想自己赶路出门并未带丹药与针具。他思索了片刻，突然灵机一动，以手代针而对其进行治疗，于是葛洪用力掐按此人的人中穴。说来也是神奇，刚刚掐按了片刻，此人便有了呼吸，面色逐渐红润起来，身体也变得柔软。葛洪继续掐按人中穴，又过了几分钟，此昏迷之人苏醒了过来。葛洪马上将他扶上了车，让其在车里修养调整，后来又将此人送回了家。此昏迷之人的家人对葛洪十分感激，想留葛洪在家中多住些时日，但葛洪着急赶路，便婉拒了，继续赶路，直奔罗浮山。

二、解读

1. 从葛洪参加了平定石冰叛乱的战争，勤修武艺，屡立战功，但还是谢绝了皇帝对其的封赏，拒绝了众人多次对他做官的邀请等，可以看出葛洪不畏权贵，不贪图荣华富贵，具有淡泊名利的品格。

2. 从葛洪在去罗浮山的路上，享受着大自然的美好风光之时，突然碰到了前方途中昏迷的患者，连忙将其医治的行为，可以看出葛洪具有良好的医生职业道德，具有敬重生命的精神。

三、出处

1. 刘绪银 .《肘后备急方》新解 [M]. 北京：人民军医出版社，2010.
2. 晋・葛洪 . 肘后备急方 [M]. 广州：广东科技出版社，2018.

第二节　颠簸疗法配合捏脊法治疗卒腹痛

一、案例

葛洪出身江南士族，为三国方士葛玄之侄孙。葛洪 13 岁时丧父，家境渐贫，以砍柴所得，换回纸笔，在劳作之余抄书学习，常至深夜。乡人因而称其为抱朴之士，他遂以“抱朴子”为号。葛洪性格内向，不善交游，只闭门读书，涉猎甚广。葛玄曾师从炼丹家左慈学道，号葛仙公，以炼丹秘术传于弟子郑隐。葛洪约 16 岁时拜郑隐为师，因潜心向学，深得郑隐器重。郑隐的神仙、遁世思想对葛洪一生影响很大，自此有意归隐山林炼丹修道、著书立说。

晋太安二年，张昌在扬州叛乱，葛洪加入吴兴太守顾秘的军队，任将兵都尉，与石冰的农民起义军作战有功，被封为“伏波将军”。据传在军营之中，无论将领还是士卒，葛洪都会细心为他们诊治。有一天，一位突发腹痛的士卒找到葛洪诊治，原来这位士卒，不知是什么缘由，从中午腹部就开始剧痛。葛洪询问患者近一日，是否有过饮食生冷的经历。仔细问诊之后才知晓，原来士卒是在吃了放冷的剩饭剩菜后出现的剧烈腹痛。葛洪为其诊过脉象后，对患者说："你俯卧在床上，让你的腹部自然放松下垂，别紧张，放轻松。"病人就按照葛洪所说，俯卧在床上，慢慢放松下来。葛洪见其放松后，顺势跨坐在患者身上，在患者腹部两个手交叉在一起合抱。将其腹部抱起后，令患者腹部离开床面三尺左右，便把患者迅速放下放松，如此反复了多次。顷刻间，患者的病情就好了一大半。

操作完成后，葛洪让患者脱去上衣，俯卧在床上。葛洪用手摸索病人脊背处的每个骨节，然后提患者背部的肌肉，从龟尾穴一直捏到颈肩部。在捏提的同时，病人的身体时不时发出"咔嚓咔嚓"的声音。患者忍不住轻声问道："我刚刚在您给我做治疗的时候，听到我的身上出现了一些声音，感觉是骨头发出的声音。我的骨头不会断了吧？"葛洪回答道："放心，我是在调整你出现问题的骨节，没事的，你不用害怕。"于是，葛洪又同前法操作了几遍，过了一会儿，嘱咐患者慢慢起来。患者穿好上衣，起身活动一番，惊讶地发现自己的腹痛已经痊愈了。

二、解读

葛洪虽志在归隐山林、炼丹修道、著书立说，但当家乡丹阳遭受战乱时，仍毅然决然地参军入伍，抵抗农民起义军，并且在军营中依然一心为将士们诊治。可见葛洪不但医术高明，而且医德高尚，作风正派，对病人无论穷富贵贱都能一视同仁，实属难能可贵。

三、出处

1. 晋・葛洪．肘后备急方 [M]. 北京：中国中医药出版社，2016.
2. 晋・葛洪．肘后备急方 [M]. 广州：广东科技出版社，2018.

第三节　推拿手法整复下颌关节脱位

一、案例

葛洪在罗浮山待了一段时间以后，邓岳来到了这里，见到葛洪问道："这些天，你在这里生活得还好吗？"

"还好呀。"

"如果你有什么样的要求，尽管向我提出来。"

"目前还没有什么需求，跟我过来！到我书房去。"葛洪领着邓岳到了自己的书房。邓岳看到书桌上堆放着很多文献资料，有纸本的，有绢抄的，还有些竹简，便问道："原来有这么多书呀，都是炼丹需要的典籍吗？"

"有一些是炼丹需要的，还有一些是方药与针灸的书籍。"

"这些方术你也都在收罗着？"

"嗯，我看到很多上山进香的人，身患各种各样的疾病，我就想着，能不能找到既简便易行又确实有效的单方。”说着说着，他们两个一同坐了下来。

邓岳说：“我今天之所以过来，是有一件事情要和你商量。”

“什么事情？”

“我已经上表请求把你补为东官太守。”

“东官太守？我觉得不必了，你看我书桌上的这些东西，我要把里面的内容分门别类地整理出来，要我做东官太守，我还能做这些事情吗？”

“那……”

“还是算了吧，我在这里很好，挺充实的。”说着，葛洪从书桌上拿出一卷纸，摊开来给邓岳看，他说：“你看，这是我收罗的针灸小单方，为了普通百姓容易掌握，其中的穴位，我以分寸的形式标记，如果只写穴位的名称不写穴位的取法，恐怕难以适用于大众。”

“以病人手横掩下，并四指，名曰一夫。”邓岳看着纸卷上面的文字，念道。

“四指一夫，是为三寸，针灸取穴度量比较方便。”葛洪说着，又摊开另一卷纸，说：“这里面是各种不同形式的隔物灸法，我正在考虑目次的编排，是以疾病的名称编排顺序，还是以治疗方法的不同进行排序。”

谈到针灸、方药和炼丹，葛洪又兴奋了起来。

就在此时，有一个人托着下巴、说不出话，焦急地来找葛洪，想寻求帮助。葛洪远远见之，快速迎上去，急忙用手摸了摸面部的骨头，便令患者坐在了一个安稳的地方，用手揉患者的脸几十遍，然后让患者将口张开，用两手托住患者的下颏，用左右大指，伸入患者的嘴里，将两侧大牙揿住，用力往下一揿，再向里推送而上，只听“咔嚓”一声，脱出的下颌关节入臼了，他又用绢带兜下颌于头顶部，大概过了一小时许，患者就可以正常说话了，连忙说道：“感谢神医，把我的病治好。”

二、解读

1. 从葛洪多次拒绝好友的当官推荐，可以看出葛洪具有淡泊名利的高尚品质。

2. 从葛洪给病人耐心医治并且首次用手法整复下颌关节脱位可以看出他勇于创新的职业精神。

三、出处

1. 晋・葛洪．肘后备急方 [M]. 北京：人民卫生出版社，2015.

2. 晋・葛洪．肘后备急方 [M]. 广州：广东科技出版社，2018.

第八章　鲍姑

鲍姑，名潜光，生卒年不详，上党（今山西长治）人。鲍姑为广东南海太守鲍靓之女，葛洪之妻，晋代著名炼丹术家，我国医学史上第一位女灸学家，善于用艾灸医治赘瘤与赘疣等病症，为百姓解除病痛，被百姓尊称为“女仙”“鲍仙姑”。

第一节　艾炷熏灼治少女面部赘疣

一、案例

鲍姑一生行医、采药，足迹遍及广州所辖南海郡的番禺、博罗等县，在很多地方都留下了美丽的传说。很多地方的地方志中都有关于鲍姑的记载，如《嘉庆重修一统志・广州府一・山川》曰：“鲍姑井，在番禺县北越秀山之西……”鲍姑井相传为晋鲍靓女葛洪妻所汲处。这些地方志的记载也能证明鲍姑在当地群众心中有着很高的地位。

相传有一次，鲍姑在采药回来下山的途中，突然发现有一位姑娘披头散发地坐在一棵树边，只能听见小声地抽泣声，看不清楚姑娘的面容。鲍姑不知道什么情况，又害怕她出事，就走过去询问那位姑娘发生了什么事。谁知那位姑娘闻言更加难过，她哭着说：“我患了不治之症，不想让父母担心，又不敢轻生，所以在这里哭泣。”鲍姑安慰她说道：“我就是此地的医生，也算是对自己医术比较自信，我看你身体还算健康，不知道得了什么疾病，能让我为你诊治吗？”

那姑娘犹豫了一会儿，拨开自己的头发，原来她的脸上长了很多黑褐色的赘疣，使原本清秀的脸变得十分丑陋。她难过地说道：“我本是此地一户农家的女儿，虽然天天从事农活，但脸上一直都没什么问题。最近不知道怎么回事，脸上突然长出这些黑色的东西，试过很多方法都没有效果，父母每天都担忧地叹气，我也羞于见人，不敢出门了。这对一个姑娘来说，难道不算绝症吗？”说罢掩面痛哭起来。鲍姑宽慰她说道：“姑娘不必担心，我这有一种方法，可以治疗你的疾病，不知道你敢不敢试一试。”那姑娘欲言又止，犹豫了一会，然后点了点头说：“试试就试试吧，反正也不会更糟糕了。”

鲍姑闻言从背篓中取出红脚艾，搓成艾炷，点燃后熏灼姑娘脸上的赘疣。没想到不一会儿，赘疣竟然自动脱落了，姑娘又恢复了以前的容貌。鲍姑取出一面铜镜交给姑娘，那姑娘对着铜镜呆呆地看了半晌，回头扑通给鲍姑跪下了，边哭边说：“感谢仙姑大恩大德！”鲍姑笑着扶起姑娘说道：“治病救人本来就是医生的职责，何况这等小事，姑娘不必言谢，快回家去，别让父母担心了。”

这个故事虽然可能来自传说，但根据《鲍姑祠记》描述：“太守公（鲍靓）既以仙真而官南海，姑亦早证仙班，缘契越冈。即越冈天产之艾，以灸人身赘瘤，一灼即消除无有，历年久而所惠多。”说明鲍姑经常使用艾灸治疗人们的赘瘤，百姓们感恩戴德，口口相传，才会有如此多的传说故事流传下来。在晋朝之前的医学文献中，大多存在描述针刺疗法很详细而对于艾灸疗法描述简单的倾向。以往医家们对于艾灸疗法的认知还不够全面，而在魏晋南北朝时期，艾灸疗法有了较大的发展，出现了《小品方》《肘后救急方》《刘涓子鬼遗方》等详细论述灸法的医书。《刘涓子鬼遗方》用灸法治疗外科疾病；葛洪首次提出了隔物灸法，记载了灸法的剂量和操作方法；《小品方》在内、外、妇、儿、五官等各科疾病都采用了灸治法。在这些医家的贡献下，艾灸疗法逐渐得到发展，晋朝之后出现了很多论述灸法的医书。而鲍姑正是这一时期的杰出代表。

二、解读

1. 这则案例中，鲍姑遇到一位被赘疣所困扰的姑娘时，立即主动前去询问病情，并且凭借高超的医术施以援手，成功地解决了姑娘的疾病，使得姑娘恢复往日的容貌。体现了医者应有的社会责任感和仁爱之心。医者不但需要精通医术，也需要一颗治病救人的仁心。

2. 据多个地方的地方志记载，鲍姑一生都在采药、行医，甚至在她去世之后的几百年里，依旧留下了很多的故事和传说。说明了百姓对于鲍姑的感激和认可，也说明了鲍姑在世时对黎民百姓做出了足以他们铭记数百年的贡献，这体现了鲍姑作为一名医生的社会责任感。

三、出处

1. 唐・房玄龄 . 晋书 [M]. 北京：中华书局，2008.
2. 清・仁宗敕 . 嘉庆重修一统志 [M]. 北京：中华书局，1986.
3. 张载义 . 灸火烟云 [M]. 北京：中国中医药出版社，2014.
4. 清・仇巨川 . 羊城古钞 [M]. 广东：广东人民出版社，1993.
5. 傅维康 . 针灸推拿学史 [M]. 上海：上海古籍出版社，1991.

第二节　浸泡艾草药水治疗身患热疮老者

一、案例

鲍姑和葛洪结婚之后就在越秀山上居住，她经常采用越秀山脚下漫山遍野生长的红脚艾进行灸法治疗疾病。因此，红脚艾又被当地人称为“鲍姑艾”。曾有诗赞颂：“越井岗头云作岭，枣花帘子隔嶙峋。我来乞取三年艾，一灼应回万古春。”

艾叶为菊科植物艾的干燥叶，功效能温经止血，散寒止痛，外用祛湿止痒。外治皮肤瘙痒，可供灸治或熏洗用。鲍姑平时一边进山采药，一边为当地百姓治疗疾病，深受大家的爱戴，也留下了很多传说故事。

相传有一天，太阳即将下山，鲍姑上山采药回来，背着沉甸甸的背篓走在回家的路上，远远地看到一位老者拄着拐杖站在自己院子门口，一副打算敲门又有点犹豫的样子，鲍姑立刻走到老者面前询问其情况。老者疲惫地说道："我是外地人士，前两年身上突然长了很多热疮，遍寻名医也没见好转，听说此地有位鲍仙姑善于治疗疮痈肿毒，就特地从外地赶过来，上午来到这里，四处打听到住址就急急忙忙地过来了，没注意到天色已晚，所以在这里犹豫。"鲍姑急忙将老者请进家中，说道："现在天色已晚，您肯定还没吃过晚饭，您先吃饭，我稍后再为您诊察治疗吧。"说罢拿出饭菜让老者食用。

晚饭食毕，鲍姑详细询问了老者的疾病症状和以往的诊疗经过。经过短暂的诊察，鲍姑完整地了解了老者的疾病现状，思索了一会说道："您这种情况不算复杂，用艾草药水泡几天就可以痊愈了，只是需要您在这多住几天。"在得到老者同意之后，鲍姑立即去准备艾草药水给老者治疗，待他泡完之后又为他拿来干净的衣服，并为其安排了住宿。

经过几天的艾草药水治疗，老者身上的热疮竟然完全消除了，身体也好了很多。鲍姑又拿出一些盘缠和干粮给老者，让他回家给家人报平安。老者感动得热泪盈眶，说道："我这几年到各地遍访名医，症状也没见好转，您不但治疗好了我的疾病，还拿出盘缠干粮给我赶路用，我真是不知道该怎么感谢您了！"鲍姑轻松地笑道："我平生的志向就是治病救人，您的疾病有所好转我就已经很满足了，不需要什么感谢。"老者感动地说道："您真是天上的仙姑下凡啊，等我回家之后一定想办法资助您继续治疗患者。"

关于鲍姑治病救人的传说还有很多很多，甚至到了她去世之后很多年，乃至明清时期仍然有鲍姑的传说出现，可以想象到群众对鲍姑的敬仰。鲍姑死后，岭南人民为了纪念她对医学事业的重大贡献，在广州越秀山下三元宫内修建了鲍姑祠，以志纪念。遗憾的是，鲍姑没有留下什么著作，后人认为她的灸法经验可能被记录在葛洪的《肘后备急方》中。该书有针灸医方 109 条，其中灸方占 90 余条，并对灸法的作用、效果、操作方法、注意事项等都有较全面的论述。

二、解读

1. 这则案例中，鲍姑遇到一位身患热疮的老者时，不仅没有丝毫的嫌弃，反而将他接到家中主动给予治疗，不仅积极地帮老者治愈了疾病，还照顾老者直到痊愈，这体现了鲍姑仁者爱人的思想觉悟。爱人者，人恒爱之，正是鲍姑一生都在做着古代先贤所提倡的仁爱之事，所以百姓也都十分感激，在她去世之后为她修建了鲍姑祠。

2. 因丈夫葛洪不愿入朝为官，反而寄情于炼丹行医，所以鲍姑也跟着他一起采药行医，一直致力于灸法的研究，一生都在为治愈普罗大众的疾病而努力。

三、出处

1. 唐・房玄龄 . 晋书 [M]. 北京：中华书局，2008.
2. 张载义 . 灸火烟云 [M]. 北京：中国中医药出版社，2014.
3. 傅维康 . 针灸推拿学史 [M]. 上海：上海古籍出版社，1991.

第九章　皇甫谧

皇甫谧（215—282），字士安，号玄晏先生，安定（今甘肃灵台）人，三国至西晋时期名医、著名学者，在文学、史学、医学诸方面都很有建树。皇甫谧立志著书立作，而不出仕，一生著作颇丰，在医学史和文学史上都负有盛名，著有我国现存最早的一部系统针灸学专著《针灸甲乙经》。

第一节　少年贪玩叔母摔瓜令其悔过自新

一、案例

皇甫谧，幼名皇甫静，是东汉太尉皇甫嵩的曾孙，小时候被过继给了他的叔叔，和叔叔婶婶移居到江淳安。由于叔叔婶婶的溺爱，皇甫谧二十岁时仍然不好好学习，天天游手好闲，到处玩耍而没有节制，周围人看了他的表现都不住地摇头。

有一次，他获得了新鲜的瓜果，拿去献给他的婶婶任氏，以为能得到婶婶的夸奖。没想到任氏非但不领情，反而很生气地把瓜摔在地上。任氏生气地说："《孝经》上说：'三牲之养，犹为不孝。'你现在都二十岁了，仍然不学无术，不思进取，不走正道，就算天天送给我这些新鲜的瓜果，也不能让我感到欣慰！"任氏看着手足无措的皇甫谧，叹了口气又说："以前孟子的母亲经过三次搬家来挑选邻居以保证孟子的读书环境，曾子的父亲通过杀掉许诺过的猪来教育曾子要为人诚信，最终孟子和曾子也都成为名儒大家。这些都是父母教育子女的好例子。难道是我挑选居所的时候没有挑选好的邻居吗？还是我平常的教育有什么缺失呢？是我没有学好这些例子才导致你变得这么愚钝吗？再者说如果你认真学习、修身养性，那最后学来的知识都是属于你自己的，与我又有什么关系呢？"说罢对着皇甫谧一直流泪。皇甫谧闻言又惭愧又十分感动，感受到婶婶对自己的殷切希望，也认识到什么是真正的孝顺。于是开始发奋图强，跟着家乡人席坦学习知识，变得勤奋好学。

皇甫谧祖上曾经是名门望族，但是他们家这时家道中落，过得很清贫，甚至需要皇甫谧自己去种地来维持家计。于是，皇甫谧每次都带着书籍去做农活，一有时间就博览群书，通读四书五经，最终成为一代名儒。他一生著作颇丰，写了很多诗词歌赋和著作，还包括我国现存最早的系统针灸学专著《针灸甲乙经》。

二、解读

1. 这个案例中，皇甫谧虽然少年之时不认真读书，贪玩无度，但是在他婶婶的斥责下幡然醒悟，认识到自己的错误，并且知错能改，变得勤奋好学，最终成为一代名儒，知错能改，善莫大焉。

2. 皇甫谧虽然家庭贫困，但是每次做农活的时候仍然手不释卷，一有时间就认真学习，不畏艰难、刻苦钻研，最终通读典籍和诸子百家之言，博览群书。

3. 百善孝为先，皇甫谧少年时认为讨好长辈就是孝顺，殊不知不思进取，让长辈担心，就算献给长辈世界上最好的东西，摆最好的仪式，也不能被视为孝顺。勤奋好学，发奋图强，有自己的一片天地，才是最好的孝心。

三、出处

1. 唐・房玄龄 . 晋书 [M]. 北京：中华书局，2008.
2. 汪受宽 . 孝经译注 [M]. 上海：上海古籍出版社，2004.

第二节　不惑之年患风痹自学针灸治愈

一、案例

魏甘露年间，皇甫谧专心于著书写作，每天废寝忘食，十分刻苦，都到了别人因为担心他的健康而劝告他的程度，以至于刚到中年，便不幸得了风痹症和耳聋。患病期间，皇甫谧半身麻木不仁，右脚偏小。

魏晋时期，在魏人何晏的提倡下，士大夫阶层纷纷开始服用寒食散（又名五石散，葛洪所述为“丹砂、雄黄、白矾、曾青、慈石也”，隋代名医巢元方则认为是“钟乳、硫黄、白石英、紫石英、赤石”。其药性皆燥热，服后使人全身发热，并产生一种迷惑人心的短期效应，实际上是一种慢性中毒，历史上多人因服用五石散导致残疾甚至死亡）。皇甫谧也尝试服用，没想到药性和疾病相反，每次服用之后导致更加难受，冬天像脱衣服吃冰一样寒冷，夏天就特别烦闷，还容易咳嗽，有时候像得了温病疟疾，有时候却像得了伤寒病，同时还身体浮肿，四肢酸重，疾病严重到家人也特别难过。皇甫谧曾经有一次因为病痛而特别悲伤难受，甚至到了想自杀的程度，幸好在婶婶的劝解下放弃了。

经过婶婶的劝慰，皇甫谧终于不再纠结于病痛，反而积极与疾病作斗争，即使病到这种程度，皇甫谧也没有停止学习，仍然手不释卷，批阅不止。皇甫谧认为如果不精通医学，虽然有忠孝的心思和仁慈的性格，但是在君主和父母得病危难的时候，即使是想要报答，却没有任何办法去帮助他们，这就是古代那些圣贤们刻苦钻研医学，开始自学中医的原因。通过阅读古代医家们的著作和在自己身上做试验、不断地摸索，皇甫谧不但根据古籍和自己的试验系统地整理了之前的腧穴，增补了不少新的穴位，还整理了经络系统，使得后世医家论述经络系统有了理论依据。他凭着学习时夜以继日、艰苦奋斗的毅力和勇于创新、敢于试验的精神，居然在百日之内就治疗好了自己的疾病。不仅如此，他继续整理发掘前人的中医经典，总结自己的治疗经验，删去浮夸的辞藻，去掉重复的内容，最终编写出三部十二卷传世之作——《针灸甲乙经》。

二、解读

1. 在这个案例中，皇甫谧虽然在中年之际突患重疾，却不畏疾病，勇于和疾病做斗争，甚至自学中医救治自己。这反映了皇甫谧勇于战胜艰难险阻、刚健自强、生生不息的品格。

2. 皇甫谧在学习和运用中医时，精读并总结了古代医家的著作，包括《黄帝内经》《明堂孔穴针灸治要》等书，并且敢于在自己身上试验，知行合一，躬身实践，最终成功地治愈了自己。

3. 在学习中医的过程中，皇甫谧积极地总结了前人的知识，却没有盲从前人观点，反而依据前人的知识总结出自己的观点，还结合了自身的经验做到了博古通今，继往开来。

三、出处

1. 唐・房玄龄 . 晋书 [M]. 北京：中华书局，2008.

第三节　潜心钻研著成《针灸甲乙经》

一、案例

魏甘露年间，皇甫谧因身患重疾而选择学习医学知识以治疗自己。在学习过程和治疗过程中，他分析了前人的著作内容，认为《素问》《针经》（即《灵枢》古名）《明堂孔穴针灸治要》这三本书过于深奥，不容易读懂，而且很多书有重复的知识，甚至还有不少错误的知识。他认为，世人如果不懂医学知识，就和游魂一样。所以，为了让其他身患疾病或者想学习中医的人能够更好地学习中医知识，他以《素问》《针经》《明堂孔穴针灸治要》为基础依据，并且结合了自己的临证经验，终于在魏甘露年间编写完成了我国现存最早的一部系统针灸学专著《针灸甲乙经》。

《针灸甲乙经》全书共 12 卷，128 篇，是我国现存最早、内容较完整的一部针灸著作。本书是将《素问》《针经》（即《灵枢》古名）和《明堂孔穴针灸治要》三书分类合编而成，按生理、病理、诊断、治疗等内容进行归类编排，主要论述脏腑经络、脉诊理论、腧穴部位、针灸法及禁忌、病因病理及各类疾病的证候、针灸取穴等。首先，《针灸甲乙经》系统地整理了人体腧穴，对腧穴的名称、部位、取穴法等项逐个进行考订，重新厘定腧穴位置，比《黄帝内经》增加 189 个穴位。其次，《针灸甲乙经》全面论述了经络系统，详尽介绍了人体的十二经脉、奇经八脉、十五络脉、十二经别、十二经筋的生理功能、循行路线、走向规律和发病特点。再次，《针灸甲乙经》阐明了针灸操作方法和针灸禁忌，阐述了临证施针原则、针灸操作方法和注意事项。最后，《针灸甲乙经》总结了针灸临床治疗经验，论述了内、外、妇、儿、五官疾病的病因、病机、证候、针灸治法、禁忌和预后，全书共列举临床各科 200 多种病证的针灸治法 500 多条。

《针灸甲乙经》自西晋太康三年刊行之后就受到医学界的高度重视，被视为学医的必读之书，唐代太医署定其为学生的必修科目。而且唐代、宋代官方的医学教育，也明确规定其为医学学习的必修课，并设针博士、针助教、针师等进行授课和指导临床实习。宋、金、元、明、清时期重要的针灸学著作大多是在该书的基础上加以发挥而成。被尊为药王的孙思邈说："凡欲为大医，必须读《素问》《甲乙》等诸部经方。"武侠小说中一再提到的宋代针灸铜人都是以《针灸甲乙经》为主要依据。

二、解读

1. 这个案例中，皇甫谧对古人的医学知识和经验并没有一味地摒弃或者一味地盲从，而是取其精华去其糟粕，做到了传承文化、守正创新。

2. 古人认为：不为良相，便为良医。皇甫谧放弃了做官，转而潜心研究医学，为中国乃至世界留下了一部瑰宝，体现了皇甫谧的社会责任感。

3. 皇甫谧在写《针灸甲乙经》时没有拘泥于一家之言，而是博览群书，整理了能收集到的各种医术，并且做了很详细的分析，采取各家学说的优点之处，将各家学说融会贯通，最终总结出自己的一套理论。

三、出处

1. 唐・房玄龄 . 晋书 [M]. 北京：中华书局，2008.
2. 晋・皇甫谧 . 针灸甲乙经校释 [M]. 北京：人民卫生出版社，1980.
3. 傅维康 . 针灸推拿学史 [M]. 上海：上海古籍出版社，1991.

第四节　不入仕途专注学问

一、案例

皇甫谧从他婶婶苦口婆心地劝诫之后便开始发奋读书，变得沉静寡欲，拥有了高尚的志向，把著书当成自己的工作，就算是在得风痹的时候仍然手不释卷。

魏晋时期，魏文帝曹丕采取陈群的意见，采用九品中正制来选拔人才。当时官员的选拔权力都把握在世家大族的手中，所以很多普通人都依附于权贵，以期升官发财。有很多人劝皇甫谧也去结交权贵，但是皇甫谧却不以为意，反而写了《玄守论》来回应，他认为生活在田园中也可以以尧舜之道为乐，何必去崇尚世俗的权利，劳烦于当官，以此来成名呢？

皇甫谧没有去当官，反而沉浸在古代典籍中，废寝忘食，被当时的人称为书呆子。

有人认为他过于认真了，容易影响身体健康，他却说："早上明白了什么是道，那么晚上就死也没什么遗憾了，何况生命的长短是由上天来决定的。"最终也没有听取别人的意见，还是整天都沉浸在书中。

之后地方和朝廷都征召皇甫谧去当官，他写了《释劝论》来表达自己不愿当官的志向。后来他的名声传到了皇帝的耳中，皇帝也多次下诏书命令他去当官，皇甫谧都上表称病请辞。

因为写作需要，皇甫谧甚至上书向皇帝借书，皇帝也欣然同意，借了一车书给他。这时，皇甫谧恰好在疾病最重的时候，他依然没有放弃读书，反而每天批阅，不知疲倦。此后朝廷又多次下诏想让他出来当官，他也多次写文拒绝。最终他一生都没有做官，以一介布衣的身份于太康三年病逝。

皇甫谧执着于著书立说和传授门人，一生所著的诗赋诔颂论等很多，出名的就有《礼乐》《圣真》《玄守论》《释劝论》《笃论》，又撰有《帝王世纪》《年历》《高士》《逸士》《列女》等传和《玄晏春秋》等书，都受到世人重视，其中还包括为后世称赞的《针灸甲乙经》。他的门人挚虞、张轨、牛综、席纯都是晋代有名的臣子，称得上是当时的一代名儒。

连写书的史官都称赞皇甫谧闲居田园以养病，寄情于写书著作，钟情于山水之间，不以当官为荣，不以贫贱为耻，刚强坚决，不可动摇，这就是魏晋时期的高人啊！

二、解读

1. 诸葛亮有云：非淡泊无以明志，非宁静无以致远。正是因为皇甫谧一生淡泊名利，专心于著书立说，所以才能写出不朽的篇章，甚至在自学医术之后编写医书，成为一代名儒。

2. 皇甫谧成年之后特别喜好读书，甚至到了别人认为他太过勤劳的地步。他一生专注于学术，严于律己，即使重病缠身，依然手不释卷。朝廷和地方多次征召他去当官，他都拒绝了，即使是面对皇帝的诏书，皇甫谧也不违抗自己的本心，专心于著书育人，真正做到了严以律己，清介自守。

三、出处

唐・房玄龄．晋书 [M]. 北京：中华书局，2008.

第十章 于法开

于法开，生卒年不详，浙江剡县（今浙江嵊州市）人，东晋高僧、医家，是高僧于法兰的弟子，学习过西域的医术，精于医术及佛释之道。《隋志》载有于氏所著《议论备豫方》一卷，已佚。于法开师承高僧，擅长于讲解佛家的《放光般若经》和《法华经》，又曾效法西域龟兹的名医耆婆（佛陀时代之名医，精药理，是我国著名三大佛经翻译家之一的鸠摩罗什生母）的学说，所以精通于医术。

以羊肉汤配合针刺催产

一、案例

于法开在外游历，偶遇一户农家。这家的女主人难产，各种各样的治疗方法都试过了，都没有效果，情况十分危急，家里人都心急如焚、惊慌失措。于法开前去看了看产妇的情况，自信地说："这个很好治疗，交给我吧。"大家面面相觑，不知道他是哪里来的高人，但是情况危急，也只能相信他。

这家正好在杀羊做祭祀，以期产妇能顺利生产，于法开看到后，就让他们拿一点点羊肉做成汤给产妇喝下。男主人将信将疑，但仍然照做了。产妇喝完汤，于法开就开始施针治疗。只见不过一会，胎儿便顺利产下，母子平安。一家人又惊又喜，对着于法开不停地感谢。

《名医别录》记载羊肉"主缓中，字乳余疾，及头脑大风汗出，虚劳寒冷，补中益气，安心止惊"。《备急千金要方·食治方》记载羊肉"主暖中止痛，利产妇"。中医自古以来便是药食同源，于法开巧用羊肉配合针刺催产，可见他知识的渊博程度和医术之高超。

有人曾经问于法开："法师，您的佛法这么高明，性情如此刚烈，为什么要去潜心研究医术呢？"于法开回答他说："明白大乘佛法中的六种修行的方法可以除去恼害众生而夺其身命或慧命的四种魔类，而精通医术可以治疗风寒这些疾病，这两种都是利于自己和利于他人的事，我又何乐而不为呢？"

二、解读

1. 这个案例中，于法开路遇产妇难产，身为僧人却没有因为避讳而放弃为其治疗，反而毫不犹豫地为其治病，说明了于法开拥有济世救民的医者之心。

2. 于法开向上向善，同时作为僧人和医生，关于别人对自己身份的质疑，他坦率地说明，他学习佛法来普度众生，学习医术来治愈世间的疾病，两者都是既利于自己又利于他人的事，都能够让天下苍生摆脱疾苦。

三、出处

1. 南朝・释慧皎，汤用彤，汤一玄 . 高僧传 [M]. 北京：中华书局，1992.

2. 清・周徐彩 . 绍兴府志 [M]. 台湾：成文出版社，1983.

第十一章 徐文伯

徐文伯，字德秀，生卒年不详。祖籍姑幕（今山东诸城），寄籍丹阳（今江苏南京），南北朝时期刘宋朝的医家，其祖上四代都是当时赫赫有名的医家，尤其擅长于针灸。徐文伯精于医术针灸，名满江南。

针刺催产

一、案例

徐文伯是濮阳太守徐熙的曾孙，精通医术，也很有学识，为人风流倜傥，却不打算委屈心意于当时的权贵，也不打算把医生当作自己的职业。徐文伯虽然不把医生当作职业，但是仍然在别人需要的时候为他们治疗疾病，而且有多次为皇室成员治疗的记录，还曾经凭借自己的医术在残暴的皇帝面前拯救一个孕妇和她的儿女。

有一次，徐文伯陪伴圣驾在乐游苑游览，才出乐游苑大门就看到了一个临盆的孕妇走过。当时的皇帝是宋后废帝刘昱，他也很善于诊断，就说："这腹中的胎儿是个女孩。"然后问徐文伯自己的诊断是否准确。徐文伯诊断后说："这腹中应该有两个孩子，一男一女，男孩在左边，皮肤青黑，比女孩体型小一点。"没想到刘昱生性残暴，性子急躁，为了立刻知晓答案，竟然命令刀斧手剖开孕妇的肚子来检查。徐文伯大吃一惊，但是话已出口无法收回，只好说道："如果用刀斧剖开，胎儿受到惊吓，可能会有奇怪的现象出现，结果就不一定准确了。请准许我用针刺使得他们立刻降生。"得到刘昱同意之后，徐文伯用泻法针刺了孕妇足太阴脾经的三阴交穴，用补法针刺了孕妇手阳明大肠经的合谷穴。随着简单的针刺后，两个胎儿相继被生下来，检查之后发现果然和徐文伯说的一模一样。

徐文伯经过诊断竟然能判断出孕妇腹中胎儿的性别体型甚至肤色，可以说医术已经达到很高的境界了，而通过泻三阴交和补合谷穴就让胎儿相继产下也是令人咋舌。足太阴脾经的三阴交穴常用来治疗月经不调、带下、阴挺、不孕、滞产等妇产科疾病，手阳明大肠经的合谷穴常用来治疗经闭、滞产等妇科疾病，但是徐文伯仅仅通过简单的针刺就能让胎儿产下，足可见针灸的奥妙。

徐氏一家六代十余人都精通于医术，尤其擅长针灸，名震一时。徐文伯的曾祖父徐熙官至濮阳太守，在秦望山得到了《扁鹊镜经》，潜心钻研之后名震海内。徐熙的儿子徐秋夫官至射阳令，善于针术。徐秋夫的儿子是徐道度和徐叔响，徐道度被宋元帝称为“天下有五绝，徐道度疗疾”。据《南史》记载：“道度有脚疾不能行，宋文帝令乘小舆入殿，为诸皇子疗疾，无不绝验。”徐道度的儿子徐文伯和徐成伯，徐叔响的儿子徐嗣伯，徐文伯的儿子徐雄，徐雄的儿子徐之才和徐之范，一家几代都是当时名满江南的名医。徐之才“医术最高，偏被命召”，曾为皇帝治疗过疾病。

二、解读

1. 博极医源，精勤不倦。这个案例中，徐文伯仅仅凭着简单的诊断就能判断出孕妇腹中胎儿的数量、性别、体型，而后稍作针灸，竟然能让孕妇立即生产，可见其医术之高超。徐文伯的医术固然传自家中，但是能学习到这种程度，说明他平时对于医学刻苦钻研。

2. 面对皇帝的残酷暴行，徐文伯没有畏惧，凭借自己的急中生智和精湛医术，拯救了三条无辜的生命。面对三条即将逝去的无辜生命，徐文伯不顾自己的安危，大胆上前，为这三条生命找出一条生存之路，体现了徐文伯悲天悯人的精神和对生命的敬重。

三、出处

1. 佚名 . 南史 [M]. 北京：中华书局，1975.
2. 傅维康 . 针灸推拿学史 [M]. 上海：上海古籍出版社，1991.
3. 田从豁 . 古代针灸医案释按 [M]. 北京：人民军医出版社，2011.
4. 江瓘 . 名医类案 [M]. 北京：中国中医药出版社，1996.

第十二章 巢元方

巢元方，生卒年不详，籍贯不详。隋代医家，大业中（605—616）任太医博士、太医令，大业六年，奉诏主持编撰《诸病源候论》50 卷，分 67 门，1720 论，是中国第一部专论疾病病因和证候的专书。

第一节 运用颈椎旋转法治疗颈椎病

一、案例

隋朝大业六年，隋炀帝下诏让太医署编书，由太医博士巢元方主持编撰。有一次，巢元方和同僚在家中整理编撰医书，巢元方抬头的时候突然看到同僚一边抄书，一边摸着脖子，一副痛苦的表情，就问他怎么了。同僚说道："我最近几天有些感冒，而且颈部不是很舒服，吃药也不见好转。"巢元方笑着说："你先停一停，跟我起来运动一下吧。"说罢，教授了他一套动作。首先，一只手伸展平舒，使掌心向上；另一只手抓住脸颊，挽着它向外拉伸。拉伸到不能拉伸为止，一共做 14 次。换一边重复一次。然后手不动，头分别向两侧快速拉伸，也同样做 14 次。做完之后，同僚惊叹道："我的脖子好了！"巢元方说道："你这是因为风邪导致的身体疼痛。概因风湿之邪和阳气相互争斗，阳气虚弱的人，肌肤腠理毛孔容易打开。因此会被风湿耗伤，使阳气不得发泄出去，从而与风湿邪气相搏于肌肉之间，相互冲击，脉象表现为浮紧，出现身体疼痛。你这几天每天按我教你的方法锻炼一下，休息几天再来吧。"他惭愧地说："我们的编写任务还没完成，怎么能停下来休息呢？"巢元方说："只有休息好了，身体健康，才能写得更快啊，快去休息吧！"

到了隋朝，中医学已经经历了一千多年的风雨，也在各个方面取得了突出的成就，各种学说也各自有了专门的杰出著作。中医学在理、法、方、药等方面已具备了一定的规模，其学术体系也基本达到了全面和详尽的程度，唯有病源学和证候学说方面的专著尚有欠缺。《诸病源候论》是我国历史上第一部专述病源和证候的书，分述了内、外、妇、儿、五官、皮肤等各种疾病的病因病理和症状，是魏晋南北朝以来关于病因证候学的经验总结，其内容十分周到、全面，以至于在其后的几千年中，该书仍是最完备、最详细的病因学和证候学专著。该书虽然对汤药治疗很少提及，却对用针灸治疗某些疾病记载详细，说明隋代医生们认识到对于某些疾病应用针灸疗法的疗效已优于药物治疗。

二、解读

1. 这个案例中，巢元方关心自己的同僚，在发现同僚得病之后，便积极指导同僚运动治疗，并且让其放下手头的工作先去休息。这体现了巢元方关心身边之人，能够在工作之时照顾身边的同事、下属，拥有良好的团队合作精神。

2. 巢元方平时博览医书，对于推拿导引之术也相当了解，在按摩科医生刚刚被引入太医署时就已经精通按摩疗法，可见其医学技术的精湛程度。

三、出处

1. 隋・巢元方等 . 诸病源候论 [M]. 北京：人民卫生出版社，1984.

2. 傅维康 . 针灸推拿学史 [M]. 上海：上海古籍出版社，1991.

第二节　运用按摩导引法治疗疝瘕病

一、案例

在隋朝大业年间，巢元方在朝廷担任太医博士。有一次奉命去外地治疗，他带着弟子在路上行走，不料突然天降大雨，师徒两人就躲到一间破庙避雨。没想到刚进破庙，就看到一个人抱着肚子躺在茅草堆里。巢元方看到之后立刻就走过去关切地询问情况，那人疼得咬着牙说道："我本是此地的一个农民，进城卖粮回来，因为肚子剧痛走不动路，只能留在此处。"巢元方说："我是路过的一名医生，能让我看看吗，兴许可以治疗呢？"那人说道："我没有那么多钱给你啊！"巢元方说："仅仅是诊治罢了，不需要钱的。"说罢立即为其治疗，诊断发现，病人腹内急痛，腰背相引痛，脉沉细而滑。巢元方说道："你现在按照我说的做，腹痛立即就会缓解。"然后指导病人坐在地上，舒展两脚，用两手分别握着两脚的大跗趾，使足上抬头下低，尽量牵拉，行气五次呼吸后停止，让气到达腹中，再引腹中的气通行全身，没过多久病人肚子真的不疼了。巢元方又为病人写了几张药方让他等待雨停之后去抓药。

弟子好奇地问道："师父，他这是什么病啊？为什么您稍微指点一下，他随意做了几个动作就好了呢？"巢元方说道："他这个病叫疝瘕，疝就是痛的意思，瘕就是假的意思。这个病人有结瘕，但可推移，是寒邪与脏腑相搏所造成。发病的时候，腹内急痛，腰背相引痛，也可以导致小腹痛。脉象或者沉细而滑，或者紧急而滑。古书上说：'吃了暴晒之后却没有晒干的肉干，就会得疝瘕'。"弟子又问："师父，那什么又叫疝呢？"巢元方回答道："之前说过，疝就是痛。各种疝病，是阴气积聚在体内，又感受了寒气，导致荣卫不调，血气虚弱，所以冷风进入患者腹中而形成疝。有的人少腹痛，不得大小便；有的人手足厥冷，绕脐痛，出白汗；有的人冷气上逆冲至心腹，导致心痛；有的人里急后重而腹痛。这个病的证候各有不同，所以又合称为诸疝。疝气病的脉象主要是弦紧。"弟子又问："那么您刚才的治疗方法是怎么回事呢？怎么会这么神奇呢？”巢元方笑着说道：“这没有什么神奇的，都是《养生方·导引法》里的东西，书上记载了两种方法，之前治疗的是一种，另一种是用手挽着两只脚趾，五次呼吸后停止，引腹中气，也可以去疝瘕。”弟子感叹道：“推拿导引这么神奇啊！我什么时候能够学会啊！”巢元方说：“你只要好好学习，迟早都能学会的。”

据《隋书》记载，隋朝设太医署按摩博士两人，说明按摩疗法在隋代不仅设立了专科，并且列入了政府正式的医学教育计划之中。这时的按摩包括导引、天竺国按摩和外伤按摩。《诸病源候论》总结了外伤正骨手法，记载了一般性的胸、腰、腋部等软组织损伤或肌肉撕裂伤的自我按摩治疗方法，还记载了很多辅助按摩的器械和垫物。

二、解读

1. 这个案例中，巢元方见到农夫痛苦地躺在破庙里，便积极地为其诊断治疗，不因自己是太医署官员就高人一等，不为黎民百姓治疗，反而十分亲切地去照看病人。说明巢元方时刻铭记自己身为一名医生的职业道德是治病救人，而不应区分病人的高低贵贱。

2. 在弟子好奇的询问时，巢元方没有担心弟子超越自己而不指导，反而悉心指点、教育弟子。在中医的传承中，古代医家往往敝帚自珍、抱残守缺，而不愿将医术传于他人，这往往导致医学研究的断代和消退。巢元方希望弟子能青出于蓝而胜于蓝，能做到积极指导，悉心传承文化。

三、出处

1. 隋·巢元方等 . 诸病源候论 [M]. 北京：人民卫生出版社，1984.
2. 傅维康 . 针灸推拿学史 [M]. 上海：上海古籍出版社，1991.

第十三章 甄 权

甄权（541—643），许州扶沟（今河南扶沟）人，隋唐年间著名针灸医家。因母亲病重，甄权遂与弟弟甄立言决心精研医术、博览群书，最终成为一代名医。甄权在针法与脉理方面造诣尤深，兼通中药、针灸等医学治疗方法，一生行医，活人众多，隋开皇年初（581 年）曾任秘书省正字，后称病辞职。甄权精通养生之术，提出吐故纳新可使肺气清肃，是健身延年的有效方法，并主张饮食不必甘美。贞观十七年，唐太宗李世民亲临其家，访以药性及养生之道，并授予他朝散大夫之职，赏赐寿杖衣物等。甄氏一生著述颇多，绘有《明堂人形图》一卷，撰有《针经钞》三卷、《针方》《脉诀赋》各一卷、《药性论》四卷。这些著作均已亡佚，其部分内容可见于《备急千金要方》《千金翼方》《外台秘要》等著作，对后世有一定的影响。

第一节　针刺肩髃穴治疗风痹

一、案例

隋开皇年初（581 年），隋鲁州刺史库狄嵚患了风痹，疼痛万分，双手无法搭弓射箭，请过诸多医生诊治，但治疗效果不佳，于是请来甄权进行医治。甄权来到库狄嵚练兵的靶场，详细诊察了库狄嵚的病情后，对库狄嵚说道：“您拿起弓箭，到靶场上去。待会儿您对准靶心做好射箭的准备，我将在您肩部刺一针，针刺后您的风痹症便可痊愈，此后就便能继续弯弓射箭了。”

库狄嵚来到靶场，摆好射箭的姿势，甄权在一旁对库狄嵚的肩髃穴进行针刺，甄权捻转银针，稍停留片刻，待取下银针后，库狄嵚的疼痛消失了，双手也能自如握弓，一切恢复如常。

肩髃穴位于人体三角肌区，肩峰外侧缘前端与肱骨大结节两骨间的凹陷中，此穴位主要治疗肩臂疼痛、上肢活动不利、荨麻疹等病症。现代医家常常将肩髃穴与肩髎穴（在三角肌区，肩峰角与肱骨大结节两骨间凹陷中）、肩贞穴（在肩胛区，肩关节后下方，腋后纹头直上 1 寸）同用，用于治疗肩周炎、肩部疼痛，临床上将该三个穴位统称为“肩三针”。

二、解读

1. 甄权作为隋唐年间著名针灸医家，在其他医家对库狄嵚诊治后，且效果不佳的情况下，没有选择退缩，而是选择迎难而上，并治好了库狄嵚的风痹症。可见在治病救人的前提下，医者从不畏惧艰辛，追求卓越的理想信念。追求卓越不仅是医生的信念，也是中华民族的传统美德，无论处在哪个年代，都应秉持着这样的精神继续向前进步。

2. 这则案例中，甄权诊察隋鲁州刺史库狄嵚的病情后，选择了与日常不同的针刺手法，在库狄嵚搭弓射箭时对银针进行捻转，体现了医者的创新思维，突破了传统医学的束缚，最后取得了良好的治疗效果。这对我们来说是一种启迪：万事万物在发展过程中都在变化，只有守正创新才能推动祖国医学的发展。

3. 甄权采用运动针法，在库狄嵚搭弓射箭的运动过程中进行针刺治疗，这需要医生与患者之间存在良好的信任关系，才能完成针刺操作。在临床治疗时，患者对医生的信任是帮助病情恢复的良方。

三、出处

1. 后晋・刘昫等 . 旧唐书 [M]. 长沙：岳麓书社，1997.
2. 马继兴 . 针灸学通史 [M]. 长沙：湖南科学技术出版社，2011.
3. 郭世余 . 中国针灸史 [M]. 天津：天津科学技术出版社，1989.
4. 梁繁荣，王华 . 针灸学 [M]. 北京：中国中医药出版社，2016.

第二节 针刺商阳穴治疗颈肿

一、案例

唐朝武德年间，深州刺史成君绰突发急病，颈部肿胀，喉咙阻塞，水米不进，患病已有三日之久。恰逢甄权随安康公李袭誉出使潞洲镇，去药王孙思邈家里做客。孙思邈尊甄权为前辈，见到甄权后热情相迎，言语中充满了对甄权的敬重之情。正在此时，深州刺史的家人急忙赶来，带来了成君绰的信件，信中写道："鄙人忽发颈肿，喉中闭塞，水米不进，恳请孙真人前来诊治。"

孙思邈向患者家属询问了发病情况及治疗经过后，自言自语道："喉中阻塞，滴水不进，此种情况无法喝下汤药，该怎么治疗才好呢？"他来回踱步，不断思考解决方法，但一时间竟也无计可施。甄权见状，心想肯定是有什么棘手的事情，才会使孙思邈如此为难，于是询问孙思邈："发生了什么事情，让你如此焦虑？"

孙思邈见甄权前辈在这里，于是邀请甄权与他一同前去诊治。甄权有些犹豫，怕自己若去治疗刺史，会伤了孙思邈的颜面。但孙思邈并不嫉妒有才华的人，立即让家丁备马，快马加鞭与甄权一同前往成刺史的住处。他们见到卧病在床成刺史时，只见他颈部肿胀如一个苹果大小，难以转侧，非常痛苦。并且由于喉中阻塞，气息也微弱了些许。

甄权见此情况，对成刺史进行望诊和脉诊后，立即取出针来，在成刺史的商阳穴进行了点刺，并挤出微量的血。过了大约一炷香的时间，成刺史明显感到喉咙处的气息通畅了。

“多谢甄公相助。”成刺史感激道。甄权嘱咐成刺史：“危险已经过去了，但现在你的脾胃功能还很虚弱，可以吃些汤水、细软的食物，容易消化且能固护脾胃，之后好好静养即可痊愈。”成刺史按照甄权嘱咐的那样进食细软食物，过了几日，就恢复如常了。

商阳穴是手阳明大肠经的起始穴，位于手指食指末节桡侧，指甲根角侧上方 0.1 寸，主要治疗耳聋、齿痛、咽喉肿痛、颌肿、青盲、手指麻木、热病、昏迷等疾病，临床常与少商穴一同使用，点刺出血，治疗热病神昏。

二、解读

1. 礼外敬内，立德行明。在这则案例中，孙思邈邀请甄权一同前去诊治时，甄权首先想到的是自己去可能有损孙思邈的颜面，他对孙思邈有礼让敬内之心，而不是想借此机会彰显自己的高超医术。

2. 在孙思邈束手无策的情况下，甄权取针在成刺史的商阳穴进行点刺放血，且取得了良好的疗效。可见甄权博览群书，辨证施治。在今后的学习中，我们也应当夯实基础，博览群书，将知识内化于心，外化于行。

3. 甄权在诊治成刺史之后，秉承着仁者爱人的精神，不仅语言宽慰成刺史已无大碍，并细心嘱咐成刺史在饮食上需要注意的内容，使得成刺史能尽早恢复如常。

三、出处

1. 后晋・刘昫等 . 旧唐书 [M]. 长沙：岳麓书社，1997.
2. 魏稼 .《千金》针灸临床类编 [M]. 上海：上海中医药大学出版社，2003.
3. 唐・孙思邈 . 千金翼方 [M]. 太原：山西科学技术出版社，2010.
4. 张载义 . 针方奇谭 [M]. 北京：中国中医药出版社，2014.

第三节 编著《明堂人形图》

一、案例

贞观年间（627—649），唐朝政府针对当时混乱的医疗环境，任命秘书省正字甄权、承务郎司马德逸、太医令谢季卿、太常丞甄立言等人修订“明堂”，重新校定经络腧穴的图谱，对针灸经络腧穴的名称及定位实施全面修订，于是《明堂人形图》问世。

《明堂人形图》以秦承祖所绘的针灸图为蓝本，并根据《针灸甲乙经》等著作重新对秦承祖的针灸图进行了校定。甄权对于针灸颇有造诣，在校定过程中发现了许多秦承祖针灸图中错误的地方，于是在其基础上，结合自己的经验理论，新撰了《明堂针灸经穴图》。

甄权重新编撰的《明堂针灸经穴图》完成后，曾呈给安康郡公李袭誉审阅，但李袭誉不以为然，没有将此事放在心上。直到李袭誉亲自见识甄权仅用单针就治愈了深州刺史成君绰的急症之后，大受震撼。从此，针灸在李袭誉的心中留下了不可磨灭的印象，这也使李袭誉认识到了甄权所编著的《明堂针灸经穴图》的重要性。

贞观初年，李袭誉被任命为少府监，他将甄权治愈成刺史急症的事情汇报给唐太宗，并阐述了《明堂人形图》的妙处。唐太宗听后命李袭誉主持，将甄权编写的《明堂人形图》加以修正、完善，最终交于甄权审核。

贞观四年（630 年），图文并茂的《明堂人形图》就完成了。

唐太宗在审阅《明堂人形图》时，细心地发现图中所展示的经络穴位均集中在人体的胸、背部，而臀部所描绘的穴位要少于其余部位，由此联想到了古代延用至唐代的刑法笞刑。笞刑，即用竹板拷打犯人的背部或臀部或大腿，一般鞭打十下至五十下不等，根据罪责轻重进行裁决，受此刑罚的患者常有不堪拷打，甚至死亡的情况。唐太宗看到《明堂人形图》后，联系刑法思考到："怎样才能避免在公堂上将犯人打死呢？"他依据《明堂人形图》上所示认为："臀部穴位较少，那么只鞭打犯人臀部即可。"于是在之后的公堂上施行笞刑，只用竹板拷打犯人的臀部了。

甄权编撰的《明堂人形图》在当时广为流传，可惜现已亡佚。只能根据后书《备急千金要方》中的记载，窥视一二。书中记载："明堂三人图根据仰、伏、侧三种人的形态分为三类，依照由上到下，由内到外，先阴后阳的顺序记录腧穴定位，图中记载穴位 349 个，单穴 49 个，双穴 300 个。"

二、解读

1. 这则案例中，甄权在编撰《明堂人形图》的时候以秦承祖的针灸图为蓝本，秉持着求实务实的态度，将校定时发现的许多错误进行修订，使得《明堂人形图》在当时广为流传，很好地传承了针灸文化。

2. 甄权将《明堂人形图》呈给李袭誉审阅后并没有得到重视，但他没有气馁，而是在临床实践中，让李袭誉领略到针灸的神奇和魅力。当我们所做的努力不被人认同时，并不代表我们的努力没有意义，只要坚持下去永不放弃，就能有所收获。

三、出处

1. 后晋・刘昫等 . 旧唐书 [M]. 长沙：岳麓书社，1997.

2. 严世芸 . 中医学术发展史 [M]. 上海：上海中医药大学出版社，2004.

第十四章 孙思邈

孙思邈，生年不详，卒于唐永淳元年（682 年），京兆华原（今陕西省铜川市耀州区）人，相传他是楚大夫屈原的后人。孙思邈出生于一个农民家庭，他从小聪慧过人，年少起便喜欢道家老庄学说。隋开皇元年（581 年），孙思邈见国事动荡，纷争四起，于是决定隐居于陕西终南山中。他十分重视民间医疗经验的积累，并及时记录，最终整理成书起名《备急千金要方》。唐朝建立后，他受邀与朝廷合作开展医学活动。唐高宗显庆四年（659 年），他完成了世界上第一部国家药典《唐新本草》的撰写。孙思邈以杰出的医术成为唐代著名的医药学家、道士，被后人尊称“药王”。

第一节 提出“阿是穴”、同身寸取穴度量法

一、案例

孙思邈在 70 多岁时，开始整理自己以前记录的医案和诊疗思路，也就是之后的《备急千金要方》。那时，孙思邈的医术早已在当地流传，他遇到了一位身患腿疾的病人，身体稍微一动，腿部就像刀割一样疼了起来，无论是使用汤药还是针刺、汤药协同治疗，患者的双腿仍然疼痛难忍，不见好转。

孙思邈面对病情不见好转的患者，心中思索：能够缓解疼痛的穴位都针刺了，为何没有起效呢，难道还有一些未曾在书上记载的穴位？他思考了一阵，询问那名患者：“哪里最疼呀？”患者回答道：“左腿最痛。”于是孙思邈一边思考，一边在患者左腿的上反复推按，每按到穴位就询问患者：“是不是这里疼呀？”患者频频摇头，按着按着，患者突然大喊：“啊，是这里疼。”找到压痛点后，孙思邈左手拇指按压在压痛点处，右手持针将针刺入，随后让患者活动腿部。说来也怪，患者说：“好多了，腿不疼了，您这一针可真有效呀，您刺的这穴是否有名字呢，怎么一针我的腿就好了呢？”

孙思邈笑了笑说：“你刚才不是叫‘阿是’吗，那就叫“阿是穴”吧。”此后，阿是穴的名称就流传了下来。阿是穴就是以痛点作为穴位进行治疗疾病，这与《灵枢·经筋》中“以痛为输”的取穴思路不谋而合。孙思邈在今后的临床实践中，也经常使用“阿是穴”和“以痛为腧”的取穴法为对病人进行治疗，屡见奇效。

古代医生治病，常有无法准确定位患者穴位的情况。孙思邈在《备急千金要方》中，提出了同身寸取穴度量法。他认为：“人与人之间无论是在年龄、身高、体型等方

面都有差异，为了能够准确选取穴位，需要精心思考衡量人体尺寸的准确性。”文中还提出了“一夫法”的取穴比量方法，即当病人第 2 ～ 5 指并拢时，中指近侧指间关节横纹水平的 4 指宽度为 3 寸，称“一夫法”。这种根据病人自身的体表部位作为量取穴位长度单位的方法，被称为“同身寸取穴法”，此方法帮助后世医者在临床治疗中更准确地选取穴位的位置。

二、解读

1. 孙思邈面对病人在采用汤药及针刺治疗后疼痛并无缓解时，勤于思考，想到了在患者疼痛区循按的方式，找到最疼痛的点进行针刺，最终取得了良好的治疗效果，并由此提出了“阿是穴”。

2. 知行合一，躬身实践。在这则案例中，孙思邈治疗患者腿疾这则病例后，感受到了“阿是穴”的效果，在今后的临床实践中，也运用“阿是穴”进行治疗，从而验证了“阿是穴”的有效性，完善了“阿是穴”的认识理论体系。

3. 孙思邈在发现临床取穴的难点后，认真思考临床取穴的方式方法，最终提出了同身寸取穴度量法，并将心得和方法记录在案，流传于后世，帮助后世医家。可见他作为一名医者，具有崇德精术，敬业济世的精神品质。

三、出处

1. 后晋·刘昫等 . 旧唐书 [M]. 长沙：岳麓书社，1997.
2. 唐·孙思邈 . 备急千金要方 [M]. 北京：人民卫生出版社，1955.
3. 唐·孙思邈 . 千金翼方 [M]. 太原：山西科学技术出版社，2010.
4. 杨晓光，赵春媛 . 中医中药轶事珍闻 [M]. 北京：人民军医出版社，2007.

第二节　针刺及葱管引流治尿闭

一、案例

孙思邈年少时期便天资聪明，嗜学如渴，到 7 岁时，就已经能背诵上千字的文章。据《旧唐书》载，西魏大臣独孤信对孙思邈十分器重，称其为“圣童”。后来孙思邈身患疾病，经常请医生治疗，花费了很多家财，于是便立志究医。孙思邈非常有悟性，对医学和道家知识掌握非常快，几年后便习得了老庄学说，精通道家典籍，并开始为乡邻治病。

一次，一位患有尿闭症的病人因为排尿不畅异常痛苦，找到孙思邈救治。孙思邈仔细观察这位患者，只见他腹部高高隆起，恰似鼓状。病人因为排尿困难，腹部胀满不适，捂住腹部呻吟不止。孙思邈见状心里十分难过，心中思索：按现在的情况看，病人腹部胀满不适，非常痛苦，想必膀胱中已经储存了不少的尿液，用药怕是来不及了，那就针刺试试吧。孙思邈在病人的关元穴（在下腹部，脐中下 3 寸，前正中线上）、中极穴（在下腹部，脐中下 4 寸，前正中线上）等具有利尿作用的穴位处进行了针刺。可是病人的症状依然没有任何缓解的趋势。孙思邈催针行气，想用手法促进尿液排出，可效果依然不佳，“有尿液但排不出来，进行了针刺治疗也没有见到疗效，难道是尿道口堵塞了？如果是尿道口堵塞了，那么从尿道口插一根管子进去，可能尿液就会流出来了。如何寻找一种又细又软，既能插进尿道又不会对尿道造成损伤的软管呢？”孙思邈独自思考着。

他在思考时看见远处有一个小朋友，手里拿着葱管在鼓腮吹着玩。眼前的这一幕，使孙思邈茅塞顿开：葱管又细又软且中空，可以拿来一试。于是孙思邈找来一根葱管，清洗干净，剪去葱管的尖头，十分小心地将葱管插入病人的尿道中，并学着小朋友那样，鼓足两腮，使劲一吹。此时病人感到有尿意了，连忙喊道：“我想排尿了。”尿壶还没有放好位置，尿液就顺着葱管流了下来。孙思邈等到尿液差不多排尽，才将葱管拔出。病人排出尿液后，之前的腹部不适感以及膀胱胀满感都消失了，患者转危为安。从此，葱管导尿成功的消息传遍当地，人们都称之为“神术”。

《备急千金要方》中就有关于孙思邈“葱管导尿”的记载，比现代医学的导尿术要早好几千年，因此孙思邈成为世界上第一位发明导尿术的人。

二、解读

这则案例中，孙思邈对病人采取针刺治疗无效后，再三思索并结合周围情境想到了新的解决方法，用葱管模拟导尿管，寻求对病人最有效、伤害最小的治疗方法。孙思邈以理论联系实际，其崇高的医德和高超的技术令人钦佩。

三、出处

1.唐・孙思邈．备急千金要方 [M]. 北京：人民卫生出版社，1955.
2. 高善兴，王吉荣，刘希河，等．杏林撷英 [M]. 呼和浩特：远方出版社，1998.
3. 张效霞，莫芳芳，袁卫玲．看故事学中医 [M]. 北京：华夏出版社，2011.
4. 张载义．针方奇谭 [M]. 北京：中国中医药出版社，2014.

第三节　著《备急千金要方》

一、案例

孙思邈求医的道路漫长而艰辛，而他始终保持着行医救人的初心不断学习，不断摸索，最终成名，越来越多的人找他看病。孙思邈不仅医术高超，而且医德高尚，他对待病人不管贫富老幼都一视同仁，无论风雨寒暑都有求必应，深为百姓所崇敬，乃至后世把孙思邈与黄帝、伏羲、神农雕刻在一起。当时很多人家里都会供奉这样的雕像，这足以看出孙思邈在百姓心目中的地位。

孙思邈一生一边行医，一边采药，曾先后到过陕西的太白山、终南山，山西的太行山，河南的嵩山以及四的峨眉山等地。他在多年的临床实践中，深感古代医方散乱浩繁，难以检索，于是广泛搜集单方、验方和药物的使用知识，并将自己行医期间治病救人的宝贵经验，包括治疗痢疾、绦虫、夜盲等病症的特效药方，全部写到了《备急千金要方》一书中。这本书可谓是耗尽孙思邈一生精力所著。“以为人命至重，有贵千金。一方济之，德逾于此”，孙思邈认为生命的价值贵于千金，故将此书以“千金”作为书名。

《备急千金要方》系统总结了唐初以前的医学成就，并丰富了新的内容，既包括基础理论，又包括临床治疗等内容，是我国现存最早的医学类百科全书。第一卷为总论，内容包括医德、本草、制药等，其中《大医精诚》《大医习业》成为中医伦理学的基础，总论是各科临床施治，包括妇科三卷，儿科一卷，五官科一卷，内科十五卷，外科三卷，另外还有解毒急救、食治养生、脉学及针灸学的内容。书中附有《明堂针灸图》，以针灸术作为药物的辅助疗法。孙思邈认为“良医之道，必先诊脉处方，次即针灸，内外相扶，病必当愈”，积极主张对疾病实行综合治疗，还提出了针灸临床应遵循的原则，即“每次针灸前一定要诊察患者的脉象，若脉象平和有力则可进行针刺，若脉象杂乱无章则不可用针”，以脉象的好与坏来判定脏腑之气的盛衰虚实，再决定用何种治法，这对今后针灸医家是否用针及何时用针提供了参考。

据史书记载，初唐文学家卢照邻因患疾病找孙思邈医治，并拜孙思邈为师，协助孙思邈完成了另一部著名的医书《千金翼方》的写作。孙思邈在写完了《备急千金要方》之后，经过二三十年的临床实践，又收集了大量的资料加以补充。《千金翼方》共30卷，计189门，合方、论、法共2900余首，其中还包括心理疗法的内容。他在书中将养生和临床结合起来，讲求疾病应当预防为先，坚持辨证施治的方法，认为人若善摄生，可免于病。他提倡讲求个人卫生，重视运动保健，提出了食疗、药疗、养生、养性、保健相结合的防病治病主张，对后世产生了很大的影响。

《备急千金要方》与《千金翼方》被誉为我国的临床医学百科全书，在我国医学史上具有深远影响。

二、解读

1. 为天地立心，为生民立命，为往圣继绝学，为万世开太平。孙思邈认为生命的价值贵为千金，他结合自身经验并研读各代名家的著作，用毕生精力撰写了《备急千金要方》，为后世医家进行医疗活动提供了理论基础与临床总结。

2. 通古博今，继往开来。孙思邈在《备急千金要方》中提出，每次针灸前一定要诊察患者的脉象，根据患者的脉象来审视脏腑之气的虚实，再决定用何种治法，是否可以进行针刺治疗等，为后世医家使用针灸治疗疾病提供了参考。

三、出处

1. 唐・孙思邈．备急千金要方 [M]. 北京：人民卫生出版社，1955.
2. 唐・孙思邈．千金翼方 [M]. 北京：人民卫生出版社，1955.

3. 唐・孙思邈 . 千金方 [M]. 西安：三秦出版社，2015.
4. 冯晶 . 孙思邈与《备急千金要方》[M]. 长春：吉林出版集团，2011.
5. 唐・孙思邈 . 千金方 [M]. 北京：中国中医药出版社，1998.
6. 郭世余 . 中国针灸史 [M]. 天津：天津科学技术出版社，1989.

第十五章 许胤宗

许胤宗（536—626），常州义兴（今江苏宜兴）人，隋唐间医家，曾官至散骑侍郎、尚药奉御等职。许氏以医术著名，精通脉诊，用药灵活变通，不拘一法，善于治疗骨蒸病（类似肺结核病）。唐武德年间（618—626），关中（今陕西中部）一带骨蒸病流行，病人大批死亡，诸多医生对此束手无策，但经许氏诊治的病人多获痊愈。

黄芪防风汤熏蒸疗法治中风噤口不能服药

一、案例

相传大约在唐武德年间，陈国柳太后得了中风病，口眼㖞斜，牙关紧闭，不能说话亦不能服药。太医们见此状，纷纷为柳太后开了方药，命宫女煎好后呈给柳太后，但柳太后因病不方便服药，汤药也就没有了治疗效果。

在现代医学看来，柳太后所患疾病系中风所导致的面瘫，如今已有十分成熟的治疗方案，可以通过汤药以及针灸进行治疗，甚至针灸的疗效更优于汤药。古代早有关于针灸治疗面瘫的医案记录，于是有太医提议："是否可以用针灸试试呢？"但太后以惧怕针刺为由，拒绝了太医的请求。就在太医们不知如何是好的时候，许胤宗主动提出为太后诊治。在为太后诊脉后，许胤宗说道："太后脉沉迟而弱，虽然太医们开的药方都是对症的，但太后现在口角不能张开，不能服药，如果换一种服药方式的话，应该可以尝试一下。"

太医们看到许胤宗开的药方，纷纷在私下议论，都觉得汤药无法饮入就没有办法发挥药效。许胤宗对太医们的议论不为所动，继续写下方剂的数量：十剂。大家看到许胤宗开的方子，疑惑道："不仅每味药的药量增加了，而且服用剂数也加倍，这是为什么呢？"

"请按照我所写的药方和煎药方法熬制。"许胤宗将开好的药方交给药工。待药工将十剂药煮好之后端过来，许胤宗倒出数十斛，叫人将滚烫的药液端过来，放置在太后的床下。药液的热气逐渐蒸腾起来，从床下慢慢地渗入太后的皮肤毛孔。在被药液熏蒸了几个小时后，太后的病情有了好转，当天晚上，太后便能开口说话了。

许胤宗是开创中药熏蒸疗法治疗内科疾病的第一人。中药熏蒸疗法通过皮肤毛孔的渗透作用使药物被吸收，使牙关紧闭、无法喝药的病人得到有效治疗。

二、解读

1. 这则案例中，在诸多太医均对柳太后进行医治，但因为太后牙关紧闭不能服用药物，感到一筹莫展时，许胤宗主动请求为太后治病。体现了医者仁心的精神素养，对于病人，无畏身份高低，都应一视同仁，尽心尽力医治。

2. 许胤宗具备较强的职业自信，在面对众太医的质疑时，没有慌乱，也没有从众，对于自己提出的服药新方式有一定的自信心，实践后也取得了满意的治疗效果。

三、出处

1. 后晋・刘昫等 . 旧唐书 [M]. 长沙：岳麓书社，1997.
2. 任旭 . 御医纪事与传世妙方 [M]. 北京：人民军医出版社，2010.
3. 杨士孝 . 二十六史医家传记新注 [M]. 沈阳：辽宁大学出版社，1986.
4. 张载义 . 灸火烟云 [M]. 北京：中国中医药出版社，2016.
5. 邹博 . 中华传世藏书 [M]. 北京：线装书局，2010.

第十六章 张文仲

张文仲（620—700），洛州洛阳（今河南洛阳）人，隋唐间医家。张文仲年轻时与李虔纵、韦慈藏以医术高明而闻名于世，曾任侍御医、尚药奉御之职。他善疗“风疾”精于灸术，撰《张文仲灸经》一书，已佚，还著有《疗风气诸方》《四时常服及轻重大小诸方》十八首、《随身备急方》三卷，均佚，佚文可见于《外台秘要》。

灸至阴穴矫正胎位助产

一、案例

一天，有位先生因夫人胎位不正而难产来找张文仲前去诊治：“张大夫，我家夫人遭遇难产，请了医生，用了中药仍没效果，请您帮忙看下。”看到这位先生十分着急，张文仲便随请求会诊的人急忙赶到了产妇的家门前。

张文仲问守在产妇旁边的稳婆：“情况怎么样？有胎位转顺的迹象吗？”产婆说产妇的情况还如先前一样，没有丝毫的变化。张文仲走到产妇身边，对她进行了察色按脉。经过望闻问切后，张文仲看出产妇情况尚佳，随后走到床的另一头，坐在产妇脚前的位置，从衣物中拿出一包艾绒，用双手将艾绒揉搓成麦粒大小的艾炷。做好艾炷后，张文仲将艾炷放置在产妇的至阴穴处，并让家属点燃一炷线香，张文仲用线香点燃产妇至阴穴处的艾炷。当艾炷快燃尽时，张文仲将其取下，放上第二壮。待燃到第三壮艾炷时，产妇的身体突然抽动了一下。当第三壮艾炷就要燃尽时，产妇惊叫了一声，胎儿终于生出来了。

至阴穴位于足小趾末节外侧，距趾甲角 0.1 寸。艾灸至阴穴，对于产妇滞产、胎位不正等情况有很好的治疗作用，选择艾炷灸或艾条灸对此穴进行操作均可获效。通常来说，艾炷灸壮数为 3 ～ 7 壮，艾条灸以时间来计算，一般灸 10 ～ 20 分钟即可。

二、解读

身为医者，应博极医源，精勤不倦。在请张文仲前去会诊前，病人家属也请了医生，开了不少药物，但都没有效果。张文仲根据自己多年的理论基础和临床经验总结，经过望闻问切后，确定用艾灸至阴穴的方法治疗胎位不正，使产妇顺利生产。

三、出处

1. 后晋·刘昫等 . 旧唐书 [M]. 长沙：岳麓书社，1997.

2. 宋·王怀隐等 . 太平圣惠方 [M]. 北京：人民卫生出版社，1958.

3. 郭世余 . 中国针灸史 [M]. 天津：天津科学技术出版社，1989.

4. 马继兴 . 针灸学通史 [M]. 长沙：湖南科学技术出版社，2011.

5. 张载义 . 灸火烟云 [M]. 北京：中国中医药出版社，2016.

6. 杨永晖，王婧吉，周婷 . 中医针灸之奇 走向世界的针灸术 [M]. 北京：中国科学技术出版社，2018.

第十七章 崔知悌

崔知悌（约615—685），许州鄢陵（今河南鄢陵）人，唐代著名医家。崔氏出身官族，历任洛州（今河南）司马、度支郎中、户部员外郎，唐高宗时升殿中少监，后任中书侍郎、尚书右丞，官至户部尚书。崔知悌对骨蒸病颇有研究，创立了灸“四花穴”治疗痨病的方法，著《骨蒸病灸方》，现今已佚，但在《外台秘要》《针灸聚英》中均有记载。

灸“四花穴”治痨病

一、案例

骨蒸，现代医学称为结核病（痨病），是一种传染性消耗性疾病，无论老幼均会感染，其主要症状表现为夜卧盗汗，四肢无力，饮食不佳，日渐消瘦等。

崔知悌任洛州司马时，恰逢当地骨蒸病流行，崔知悌带着几个随从，到疫区进行治疗。到了疫区之后，他向远方看去，树荫下已经聚集了许多等待治疗痨病的乡民。崔知悌拿着绳子，身后跟着几个弟子，随他一起进行治疗。

崔知悌走到一位乡民跟前，手上拿着绳子，开始从病人的大脚趾量起，经过足底，量到脚后跟，让乡民将绳踩住，随后将绳提起，量到腘横纹处的委中穴（在膝后区，腘横纹中点）后，取下绳子，将这个长度的绳子对折，把对折的中间点放在病人的颈部，大约在喉结下方天突穴（在颈前区，胸骨上窝中央，前正中线上）的位置。再将绳子的两端向身体的后方垂放下去，自然落在后背处，两个绳端所交会的地方用墨笔点个记号。画完记号后，他让病人坐直，嘱咐其将口唇闭起来，量其左口角与右口角之间的长度。以量好的长度为边，剪取一张正方形的纸，用剪刀在纸的中间穿个洞，随后将纸放在病人的后背上，恰巧让纸上的洞对准刚才在后背用墨点做的记号，将纸放正，在纸的四个顶点所对应的皮肤位置处再点四个墨点。点完这四个墨点后，他让跟在身边的一个年轻人在这四个点处进行施灸，就去量下一位乡民了。

他走到一位妇人面前，拿起绳子，从妇人的肩髃穴开始量起，向下量至中指的指端。有新来的弟子疑问此行目的，崔知悌回答道：“我们来到这里就是为了治疗痨病的，几年来因为痨病死了不少人，我们用艾灸在患者背上四个穴位进行施灸，待灸出灸花，再结痂化脓。虽说治疗时稍有疼痛，但这些人经过治疗后，均存活了下来，这就是有疗效的。”

“刚才您治疗的男子与这位妇女患的都是痨病，为什么测量方法不一样呢？”弟子又问道。

“虽然测量方法不一样，但最终所取的穴位结果是一样的。”崔知悌说着，便走到那妇人身后，将刚才经肩髃穴量过的绳子对折，绳子中点放在她的天突穴位置，随后使绳子两端自然落在后背处，两绳端的交点与刚才测量的男子的位置差不多。崔知悌带着弟子又走回刚才的男子面前，将绳子递给那名弟子，让弟子将胸前的绳子两端对齐，并向下拉直，看绳子端点落在前胸什么位置。青年按照崔知悌所说的进行操作，发现绳子端点落在剑突处。

“先量到剑突，再量到后背，最后定穴，这是一个更加简便的测量方法，但测量剑突时要记住，人要稍微前倾一点。”当时骨蒸病流行，他们师徒在一个月内仅救活 13 位乡民，可见光靠他们几个人的力量是不够的，于是崔知悌将此法写到了书中，即《骨蒸病灸方》。

崔知悌在治疗中所选择的四个穴位就是“四花穴”，其位置约在第七、第十胸椎棘突下旁开 1.5 寸，亦相当于膈俞穴（在脊柱区，第 7 胸椎棘突下，后正中线旁开 1.5 寸）、胆俞穴（在脊柱区，第 10 胸椎棘突下，后正中线旁开 1.5 寸），共 4 穴。四花穴具有补益虚损，滋阴除烦的作用，现代医家多用此 4 穴治疗肺结核、肺气肿、支气管炎等病症。

二、解读

1. 这则案例中，崔知悌对于医学文化的传承有一种责任感，在为乡民们进行测量后，将绳子递给青年，教会青年另一种简便测量法。

2. 崔知悌和徒弟一月内就能救治 13 位乡民，但想让更多的人学习到此方法，故决定将其写进书里，撰写《骨蒸病灸方》，目的是让更多医家受益，其甘于奉献的精神是十分值得我们学习的。

三、出处

1. 后晋·刘昫等 . 旧唐书经籍志 [M]. 北京：商务印书馆，1936.
2. 唐·王焘 . 外台秘要 [M]. 北京：人民卫生出版社，1955.
3. 冈西为人 . 宋以前医籍考 [M]. 北京：人民卫生出版社，1958.
4. 郭世余 . 中国针灸史 [M]. 天津：天津科学技术出版社，1989.
5. 张载义 . 灸火烟云 [M]. 北京：中国中医药出版社，2016.
6. 刘绪银 .《肘后救卒方》新解 [M]. 北京：人民军医出版社，2010.
7. 宋·沈括，苏轼 . 苏沈良方 [M]. 北京：中国医药科技出版社，2019.
8. 唐·崔知悌，范行准，梁峻 . 纂要方 [M]. 北京：中医古籍出版社，2019.
9. 明·高武 . 针灸聚英 [M]. 北京：中国中医药出版社，2007.

第十八章 秦鸣鹤

秦鸣鹤，生卒年不详，唐代医者，曾与张文仲同为唐高宗侍医，医术精湛，针灸技术娴熟。关于秦鸣鹤的身份，现代研究仍有争论，一些学者认为其是本土人士，而日本学者根据中西交通史的角度，推测其可能为大秦（罗马）人。也有学者专门从医学技术的角度，证明秦鸣鹤是来自罗马的传教士。但因缺少证据，秦鸣鹤的身份至今仍不详。

针刺放血治唐高宗头风病

一、案例

弘道元年（683 年）十一月，唐高宗头风病（晕眩症）加重，头部昏沉，睁眼看事物即觉晕眩，于是他急忙命人召御医张文仲和秦鸣鹤入宫诊治。唐高宗患头风病已有些时日，发作时病情时轻时重。因张文仲善疗“风疾”，故唐高宗每遇头风病发作时，就请张文仲前来治疗，张文仲给予一些祛风的药物治疗后，唐高宗的头风病就减轻了。

此次唐高宗头风病的发作较以往更加严重，张文仲一筹莫展，不知该如何治疗，幸好有擅长针灸的秦鸣鹤一同前来。张文仲与秦鸣鹤入宫后看到唐高宗躺在床上，非常痛苦。唐高宗说道：“朕的头风病已反复发作多年了，着实令朕痛苦，这到底是什么原因造成的？”

秦鸣鹤回答道：“陛下的头风是风热之邪上攻头部所导致的，若是在陛下的头部进行针刺，针刺后令其微微出血，应该是可以治好的。”此时，帘后的皇后武则天听到秦鸣鹤要在皇帝的头部放血后，怒斥道：“你说这话就应该当斩，身为一个御医，竟敢在皇帝头上扎针令其出血，皇上的头部是能出血的地方吗？”

然而唐高宗却没有降罪于他们，思考了一番说道：“太医们是在讨论朕的病情，理应无罪。我现在因头风病头部闷重不适，已经痛苦难忍，秦太医说的放血方法未必不能奏效，朕已经决定让秦太医为朕治疗了。”秦鸣鹤听唐高宗说完后，便取出针具，在他头顶的百会穴（在头部，前发际正中直上 5 寸）以及枕后部的脑户穴（在头部，枕外隆凸的上缘凹陷中）进行针刺放血。血放出来后，唐高宗瞬间就感觉眼睛能睁开了，眼前事物也明亮了许多。

百会穴位于颠顶，为手足三阳经与督脉之会，脑户穴亦属于督脉。督脉起于胞中，沿脊上行，入于脑，会于颠。两穴用针刺之，令其微微出血，可使风热之邪随之而出。

二、解读

这则案例中，张文仲面对唐高宗的头风病时束手无策，这触及了张文仲的知识盲区，说明学习是无止境的，需要终身学习方能学以致用，不惧变化。秦鸣鹤在得到唐高宗的许可后，根据唐高宗头风病的病因辨证分析，选择了在他头顶百会穴及头后脑户穴进行针刺放血疗法，使得唐高宗的头风病得以痊愈，体现了秦鸣鹤审因论治的医学思想。

三、出处

1. 宋・欧阳修，宋祁 . 新唐书 [M]. 长春：吉林人民出版社，1998.
2. 宋・李昉等 . 太平广记会校 [M]. 北京：北京燕山出版社，2011.
3. 徐荣升 . 五千年野史 上 [M]. 北京：华龄出版社，1993.
4. 张永臣，贾红玲，杨佃会 . 古今针灸医案选粹 [M]. 北京：中国中医药出版社，2016.
5. 张载义 . 针方奇谭 [M]. 北京：中国中医药出版社，2014.
6. 马继兴 . 针灸学通史 [M]. 长沙：湖南科学技术出版社，2011.
7. 卞孝萱 . 资治通鉴新编 [M]. 合肥：黄山书社，1996.

第十九章 狄仁杰

狄仁杰（630—700），字怀英，并州晋阳（今山西省太原市）人，唐代政治家、武周时期的宰相。

针刺除患者鼻下赘瘤

一、案例

唐高宗显庆年间，年轻的狄仁杰奉召入宫，路过华州街市北面时，看到很多人在围观。狄仁杰拉住马远远望去，看到一个巨大的牌子，上面写着八个大字："能疗此儿，酬绢千匹。"于是便上前一看，原来是一个十四五岁的富家子弟，躺在牌子下面。孩子的鼻子下面生了一个拳头那么大的肿瘤，根部连着鼻子，像筷子那么细。要是摸摸它，患者就感到刺骨的疼痛。因为肿瘤巨大，患者的两只眼睛也被往下拉，两眼翻白，病情十分危急。

狄仁杰看了很心痛，于是告诉其父母："我能给他治疗。"孩子的父母及亲属闻此立即叩头请求他医治，并叫人拉来车子，把一千匹绢放在狄仁杰旁边。狄仁杰叫人把孩子扶起来，用针在他的脑后扎进去一寸左右，便问孩子："你的瘤子有感觉吗？"病孩点点头。狄仁杰马上把针拔出来，刹那间肿瘤竟从鼻上掉落下来，两眼也顿时恢复了正常，病痛全部消失。

孩子的父母及亲戚边哭边磕头，一定要把一千匹绢送给狄仁杰。狄仁杰笑着说："我是可怜你儿子性命危在旦夕。这是急病人之急，为病人解除痛苦罢了，我不是靠行医吃饭的。"狄仁杰径自离开了。

狄仁杰精医擅针术，却不见于唐史，可能是其政绩显著，医名为政名所盖了。《古代笔记小品赏析》记载："狄仁杰是唐初一位传奇人物，素谙针术，施人救世，新、旧《唐书》及《唐会要》等史籍无片言所及，大概是狄仁杰政绩过于显著，从而掩盖其他方面成就，而笔记小品在这方面，恰好填补了史籍之不足。"

二、解读

1. 这则案例中，狄仁杰奉召入宫，路过华州街市，见孩子因为鼻部肿瘤所累，危在旦夕，很是心痛孩子的遭遇，作为官员的他主动前去询问病情。狄仁杰凭借高超的医术施以援手，成功地解除了孩子的病症，体现了狄仁杰的慈爱之心。

2. 狄仁杰作为政治家，一针治愈“千绢求医”的重症杂症，治愈患者后拒绝赠礼与致谢，淡然离去，可见狄仁杰轻视在外的名声与利益，淡泊名利。

3. 狄仁杰在患者家人因为孩子病重，四处医治而不见效果，抱着尝试的心态在街头“千绢求医”，自己又奉召入宫的时刻，详细地了解孩子病情，精准地治疗，说明狄仁杰不仅医术高超，并且具备职业自信。

三、出处

郑还古，薛用弱．集异记 [M]. 杭州：浙江古籍出版社，1999.

第二十章 王焘

王焘（670—755），唐代著名医家，姬姓，陕西扶风（今陕西省眉县常兴镇车圈村王家台）人，其著作《外台秘要》颇为后人称赞。

捏脊法等治疗殗殜

一、案例

据王焘《外台秘要·骨蒸方一十七首》记载，骨蒸病，也叫传尸、殗殜等，即现代肺结核病。男子发病多是由于劳损，女人多因为气血亏虚，无论年老体幼，都容易感染这种疾病。殗殜发病的症状大多是一样的，都是发干而高耸，或聚集或分散；有的患者腹部肿块，十个人中有五六人晚上睡觉会出现盗汗，并做噩梦；有的患者虽然眼睛可以看得清楚，但四肢无力；还有的患者严重时会出现气喘，呼多吸少。

患肺结核病的患者，病情是逐步发展演变的，大多在初期出现消瘦及盗汗，随后可发展为寒热往来，病情逐渐恶化就慢慢出现咳嗽，导致面色苍白，两颊泛红或出现胭脂色如铜钱大小的团块，唇口近似鲜红色。

针对当时高发病率、高致死率的肺结核病，王焘认真全面查阅唐代以前的相关医药著作，系统梳理、总结肺结核病的临床特征表现，如骨蒸、消瘦、脊柱骨逐渐显现等体征。并且结合自己的临床实践，博采众方，提出肺结核病的针对性推拿治疗方案：体格健壮的大夫用食指和中指夹住患者脊柱处的肌肤，从大椎穴到尾椎，指腹向上来回操作十二至十四次，然后分开中指，夹捏脊柱两旁的肌肤。

二、解读

1. 这则案例中，王焘搜集唐以前的众多医药著作，系统梳理，旁征博引，兼收并蓄，对当时难治性相关疾病制定对应的诊疗方案，做到与时俱进。

2. 该案例记载在王焘编著的一部医学著作中，该书王焘编著的医学著作结合了作者所在年代的医学理论精粹，博采众家之长，其记载的捏脊等推拿治疗方法一直延续至今。王焘不仅系统梳理了前人的经验，也对传统医学的继承与发展起到了重要作用。

三、出处

1. 唐·王焘. 外台秘要 [M]. 北京：人民卫生出版社，1955.

第二十一章 蔺道人

蔺道人（约790—850），一作蔺道者，原名佚，唐代医僧，长安（今陕西西安）人。后人刊刻其秘方于《仙授理伤续断秘方》，为中医现存最早之骨伤科专书，现有多种刊本行世。

第一节 “椅背复位法”处理肩关节脱位

一、案例

蔺道人依据《黄帝内经》《难经》的学术思想与自己对道家的深刻理解，在继承《备急千金要方》和《外台秘要》骨伤科学术成就的同时，结合自己多年实践诊疗经验，创新性地提出了诸多骨伤疾病的诊疗方案，后人刊刻成《仙授理伤续断秘方》，此书是最早的一本骨伤科专著，确立了骨折与脱位的诊断学和治疗学，将骨折分为开放性和闭合性两种类型，区分了能用手法整复和不能用手法整复的情况。

蔺道人对关节脱位的复位方法也有具体的描述，靠背椅式复位法整复肩关节脱位便是他创立的复位手法之一：“凡是肩关节脱位，揣摩如何整复？使患者面对椅背端坐，并用柔软的衣物放置在椅背与患者之前，使椅背挡住患者胸肋部，一人把住患肩，另外两人向下拔伸，使手腕下垂，整复结束屈曲手腕，用绢带悬吊。”

蔺道人创立了靠背椅式复位法整复肩关节脱位及手牵足蹬法整复髋关节脱位，这两种复位手法在现代的教科书中和临床上仍被采用。

二、解读

1. 蔺道人基于对中医经典的深刻理解，融会贯通，又结合自己对道家思想的领会和实践所得，创立了靠背椅式复位法整复肩关节脱位等整复手法，可见蔺道人熟读经典、知识渊博，同时博采众方，在继承学术思想的同时，又有所发展。他在骨伤学方面做到了通古博今、继往开来。

2. 蔺道人对于《备急千金要方》和《外台秘要》中的骨伤科代表性学术成就，不仅能够认真实践继承，而且能够结合自己的体会创立靠背椅式复位法整复肩关节脱位等整复手法，说明蔺道人具有一定的创新思维，同时敢于创新。

三、出处

唐・蔺道人 . 仙授理伤续断秘方 [M]. 北京：人民卫生出版社，2010.

第二节　提出治疗闭合性骨折的四大手法

一、案例

复位是治疗骨折和脱位的关键，蔺道人秉承中医整体观念和朴素唯物辩证法的学术思想，继承古代医家在伤科方面的临床经验及学术成就，同时受道家“动静”观的影响，以气血学说为立论依据，创立整复、固定、功能锻炼和内外用药等治疗闭合性骨折骨伤的治疗方法，该方法沿用至今，骨伤医者均认为蔺道人是手法整复治疗骨折和脱位的奠基人。

蔺道人创立了治疗闭合性骨折的四大手法。一是“相度损处”，即“揣摩”，属于诊断法，是整复骨折脱位必须进行的第一步，并贯穿整复全过程。二是“拔伸牵引”，即“拔伸”，他指出“凡拔伸且要相度左右骨如何出，有正拔伸者，有斜拔伸者”，根据移位情况采用顺向牵引，反向复位的方法。又说：“凡拔伸当相近本骨节损处，不可别去一节骨上。”依据骨折整复的难易程度而决定用力大小，在近骨端对抗牵引以及顺向拔伸的经验之谈。三是“遵捺”或称“用力收入骨”，也就是现代所说的“端挤提按法”。四是“捺”或称“捺正”，即反复揉按推正，其目的与现代的触碰手法相似。蔺道人指出“凡捺正，要时时转动使活”，“善系缚，按摩导引”，即反复推拿按摩，调整筋骨，理顺经络。

蔺道人提出治疗闭合性骨折的“揣摩”“拔伸”“遵捺”“捺正”四大手法沿用近1200 年，成为现代中医骨伤科整复骨折的基本手法。

二、解读

1. 蔺道人博采众方，以气血学说为立论依据，创立整复、固定、功能锻炼和内外用药治疗闭合性骨伤的方法，可见蔺道人熟读经典、知识渊博，同时博采众方，在继承学术思想的同时，又有所发展。他在骨伤学方面做到了通古博今，继往开来。

2. 蔺道人传承先贤流传的骨伤科正面经验与学术，同时基于前人基础，结合实践经验创新治疗闭合性骨折的治疗方案，凝练出“揣摩”“拔伸”“遵捺”“捺正”治疗的四大手法，后被沿用近 1200 年，说明蔺道人具有传承经典，守正创新的中医精神。

三、出处

1. 唐・蔺道人 . 仙授理伤续断秘方 [M]. 北京：人民卫生出版社，2010.

2. 肖登科 . 浅谈《理伤续断方》对骨伤科的主要贡献 [J]. 陕西中医函授，1997（3）：22–23.

3. 李经纬 . 唐代骨伤科专家—蔺道人 [J]. 陕西中医学院学报，1980（4）：30–34.

中篇 宋金元时期

第一章 耶律迭里特

耶律迭里特（？—913），医学家，字海邻，契丹族，是辽太祖耶律阿保机的族弟。

针灸治辽太祖心绞痛

一、案例

一次，辽太祖会帝——耶律阿保机心绞痛，召来迭里特进行诊视。迭里特一番细心诊察之后，对太祖说："太祖，您这次心绞痛是因为心脏和横膈膜间有一块像弹丸大小的瘀血造成的，如果用汤药治疗药力又不能达到，只有用针灸才能治好。"

太祖采纳了迭里特的治疗意见，于是迭里特及时进行了针灸治疗，太祖当场就吐出了瘀血，心绞痛症状立刻化解，几乎同发病前无异。。

迭里特此次快速诊断太祖心绞痛病因并一次施针治愈，辽太祖耶律阿保机与迭里特更加亲近，每次给予的赏赐愈发珍贵，规格越来越高。

二、解读

1. 这则案例中，耶律迭里特治疗辽太祖会帝的心痛病，通过自己对医学知识的精益求精、对人体结构的清晰了解，臻于至善，快速诊断出心脏和横膈膜间有弹丸状瘀血，并准确判断出药力不致，针之所达，精准治疗，快速见效，说明耶律迭里特对医学的追求做到极致，体现了其精益求精、臻于至善的工匠精神。

2. 耶律迭里特诊断出辽太祖心脏和横膈膜间有弹丸状瘀血，并准确判断出药力不致，针之所达。在这样施针难度极大的情况下，耶律迭里特仍敢于治疗，说明耶律迭里特不仅医术高超，并且具备职业自信。

三、出处

元·脱脱. 辽史 [M]. 北京：中华书局，2016.

第二章 直鲁古

直鲁古（915—1005），吐谷浑人，辽代名医，尝撰《脉诀》《针灸书》，今佚。

潜心医学擅长针灸

一、案例

耶律阿保机建立辽国后，多次出兵进攻吐谷浑人。有一年，耶律阿保机亲征吐谷浑，将对手击败。在战斗进行期间，有一位吐谷浑族骑兵扔下一个袋子，并用弓箭射杀，但在仓促之间没有射中。此时，辽国军队赶到，此人只得拍马逃走。

辽国骑兵非常好奇，便打开这个袋子，发现里面竟然有个婴儿正在哇哇啼哭。这件稀奇事也很快在军中传遍，连耶律阿保机都感到非常奇怪。于是，他命人向被俘获的吐谷浑人打听。

不久，辽军士兵从吐谷浑族俘虏那里得知，这个孩子名叫直鲁古，而企图用弓箭射杀他的吐谷浑骑兵便是他的父亲。直鲁古一家都精通医术，其父在族人中更是一位名医，即便骑在马上看病，也能知道患者的病情。不过在之前的战斗中，吐谷浑人大败，其父无法保护孩子，又不愿意孩子落入契丹之手，便狠下心来打算将其射杀。

耶律阿保机命人专门照顾这个孤苦伶仃的孩子。战斗结束后，耶律阿保机回到辽国的都城，又将孩子交给了皇后述律平。在述律平的悉心照料下，直鲁古从此像契丹人一样接受了良好的教育。

直鲁古长大成人以后，对医术产生了非常浓厚的兴趣。在述律平的关照下，直鲁古得以拜辽国名医为师，刻苦学习医术。经过不懈的努力，直鲁古也成为一位名医，尤其擅长针灸之术，后来他成了辽国的太医，治愈病患无数，直到九十岁高龄才离世，他将自己的终生所悟所感以及实践经验写成《脉诀》和《针灸书》。元代脱脱编撰《辽史》时，这两部医书尚存。不过经过近千年变迁，这两部医书已经失传了。

二、解读

1. 这则案例中，直鲁古生于乱世，却能够刻苦学习医术，数十年如一日坚持不懈，最终从一名弃婴成为辽国的太医，体现了他坚韧不拔、刻苦磨炼的精神品质。

2. 直鲁古从少年时就对医术产生了非常浓厚的兴趣，遍访名医，潜心学习，即使自已成为名医甚至太医，他依然坚持学习，不断深入理解医理，不知疲倦，说明直鲁古专心勤奋，毫不懈怠。

3. 直鲁古为医学穷极一生，医术学习刻苦，数十年如一日，坚持不懈，遍访名医，潜心学习，理论学习与实践相结合，将终生所悟所感以及实践经验写成《脉诀》和《针灸书》。

三、出处

元·脱脱. 辽史 [M]. 北京：中华书局，2016.

第三章 沈 括

沈括（1032—1096），字存中，号梦溪丈人，杭州钱塘人，家学深厚，是钱塘当地名门望族，其父沈周、伯父沈同皆以文名重一时，及沈括的子侄辈，家族文学成就颇具盛名，有“三沈”之称。沈括不仅与当时王安石交往密切，与同时代的范仲淹、欧阳修、苏轼等皆有交集。时下儒多通医，沈括也留心医书，若遇有良好疗效的方法，则记录下来。《苏沈良方》是沈括所著《良方》与苏轼所撰《苏学士方》的合编本。

第一节 荐方艾灸乳根穴治呃逆

一、案例

一次，沈括的家族中有人患有霍乱吐，表现为经常低头瞌睡，忽然发咳嗽，半天的时间，就发展到快要病危的样子。有一位客人说：“这应该是伤寒或者痢疾导致的，一般伤寒和痢疾会导致长期咳嗽，而且都是像这样严重的病症，内服药物都没有明显效果，但是这样的咳逆用艾灸治疗一定痊愈。”沈括于是让人施灸，灸火靠近皮肤，咳嗽就停止了。沈括有记录良方的习惯，于是将艾灸方法记录在案。

宋神宗元丰年间，沈括担任鄜延路经略使，恰逢有个名叫张平序的幕府官感染伤寒，症状已经很严重。一天官署的同事们一起喝酒，延州通判陈严裕忽然发现张平序缺席，要去见他。他们一起来到张平序的床前，看其病重的样子，于是沈括向陈严裕问道：“为什么会发展至此？”陈严裕说：“咳嗽很严重，肺气已不属正常。”沈括想起艾灸的方法，试着让人施灸。具体艾灸操作方法为：乳下一指多，正和乳相直，骨之间的凹陷中，艾炷如小豆许，灸三壮。男性施灸于左，女性施灸于右，灸火靠近皮肤就好，如果不见好即使多施灸也没有救治作用。不一会儿，张平序的症状就有所缓解，他想再灸一次。沈括笑着说：“一灸就好了。”

二、解读

1. 这则案例中，沈括家人患有霍乱吐而没有什么办法时，有客人推荐艾灸治疗，沈括分析后立即让人施灸，并且很快见效，说明沈括从善如流。之后碰到幕府官张平序感染伤寒也并发呃逆，沈括很快想到艾灸治疗的方法，并在之前推荐的基础上对症使用乳根穴取得疗效，说明沈括能吸取大家的长处，体现了他博采众长的品格。

2. 这则案例中，沈括两次施灸治疗患者，从尝试友人推荐的艾灸方法到自己使用乳根穴治疗疾病，说明实践是认识的来源和发展的根本动力，是检验认识正确与否的唯一标准。沈括也正是用实践检验了自己的对于疾病的认识，以及对于诊断和治疗方法的准确判断。

三、出处

沈澍农 . 苏沈良方 [M]. 北京：中国医药科技出版社，2018.

第二节 指甲法治新生儿破伤风

一、案例

沈括经常读有关本草的书籍及唐代医家孙思邈的《备急千金要方》，对孙思邈的方论有较深入的研究，并且对治病和用药有自己的见解。他认为治病有五难，辨疾、治疾、饮药、处方、别药，他的书对方药、药性记载得很详细。

沈括在任河北查访使一职的时候，到达赵郡（今河北省赞皇县），也就是古时候的赵国。某一天有一位老者找到沈括，向沈括献上一个治疗小儿脐风、撮口的方法。沈括在书中记录了老者当时对他所说的原话："惜此法将不传，愿以济人。"可见老人当时的态度十分恳切笃定，经过沈括再三确认，最后记载下了这一方法。

沈括起初不敢相信这位老者，反复询问了赵郡的人，赵郡的人都说"这个老人家一生中救了一千多个小儿了""这个老人家治疗小儿都是应手而效"。经过认真调查，沈括才详细地记载了这个方法。老者的经验主要是针对襁褓中婴儿脐风和撮口，即撮口脐风。此病多发生在小儿出生的 4 ～ 7 日之内，也称"四六风""七日风"。在宋代《圣济总录》中所记载的撮口脐风是指，小儿刚出生的时候，牙关紧闭，苦笑面容，唇青口撮，面赤喘促，不能进奶，甚至四肢抽搐、角弓反张，一般病情危急，类似现代的破伤风，是断脐带时感染破伤风杆菌所致。从唐宋时期一直到明清时期，皆称此病为撮口脐风或脐风撮口，古代医疗卫生条件差，患此病而去世的小儿很多。

沈括记载老者的诊治方法很明确，首先要诊察小儿的上下唇龈，如果有白色像红豆大的斑点，这就是脐风撮口要发作的征象，应该迅速以指甲在其正中掐按，即使在这一过程中有少许流血也没有关系。尤其应该在发白的两端掐按，目的在于令白色斑点的气血断开，用力适度即可，也不必一定掐破小儿的口唇。沈括特别强调指甲不要太大，太大易太过，容易伤害小儿。沈括记载小儿的处方并不多，而《苏沈良方》中治疗脐风撮口也仅有此一法，可见沈括对此法的重视。

二、解读

1. 这则案例中，沈括深知人命关天，不可儿戏，见到老人前来献方，并没有轻易相信，所以他经过调查走访，深入了解，确认疗效后才记录了此种方法，体现了他求实务的严谨精神。

2. 沈括是当时有名的文学家和科学家，并且是北宋官员，在众多领域都有很深的造诣。虽然他公务繁忙，但是能够勤求博采，收集药方，对医学保持着一丝不苟的认真态度。

三、出处

1. 宋・沈括，苏轼 . 苏沈良方 [M]. 北京：中国医药科技出版社，2018.

2. 袁运开 . 沈括的自然科学成就与科学思想 [J]. 自然杂志，1996，18（1）：42–47.

第四章 许 希

许希，生卒年不详，河南开封人，初以行医为业，擅长针灸，后来补入翰林医学，官至殿中省尚药奉御，并著有《神应针经要诀》，未见行世。

针刺治愈宋仁宗

一、案例

景祐元年（1034 年），繁杂的政务、家事令刚亲政一年多的宋仁宗身心疲惫。虽然宋仁宗早在乾兴元年（1022 年）时就已继承皇位，但真正的皇权一直掌握在垂帘听政的皇太后刘氏手中，直到明道二年（1033 年）三月，章献明肃皇后病逝后，宋仁宗才真正掌控实权。

这一年，西夏开国皇帝夏景宗李元昊开始不断派兵在北宋边疆大肆掠夺，杀戮宋朝百姓。宋朝骑兵与西夏军队在龙马岭交战，结果宋军大败。而皇宫之内，宋仁宗因过度宠幸尚、杨二妃，导致其身体日益虚弱，在群臣屡屡进言下，才忍痛割爱把这两位妃子赶出了内宫。因日夜操劳，景祐元年八九月间，时年 25 岁的宋仁宗终于累倒了。

寝殿内的气氛紧张得让人窒息。宋仁宗面色苍白，虚弱地躺在龙床上，只有轻微的呼吸。新册封的皇后曹氏和几个嫔妃立在宋仁宗的身旁低声抽泣。翰林医官使跪拜在地，诚惶诚恐地等待降罪。皇帝生病已经有几日了，翰林医官院选派了医术最为精湛的御医前去诊治，并精选宫中珍藏的上等道地药材遵古法煎制服用，但皇帝的病情不仅没有好转，反而愈发凶险。此刻，主要大臣聚集在宋仁宗的寝殿门口无计可施，多半面色悲戚，扼腕叹息。

得知皇帝龙体有恙，危在旦夕，此时已被封为冀国大长公主的万寿长公主心急如焚，决定立即动身去看望她的侄儿宋仁宗，同时派人连夜请医德敦厚、医术超群的许希一同前去治病。经过认真诊断，许希认为宋仁宗的疾病是邪气犯心导致，具体而言是外邪、痰浊、瘀血等病邪侵犯了心包络，只要能针刺位于心脏下方包络之间的穴位，很快就能缓解病情。

许希说，心脏是神之主，脉之宗，主宰人体生命活动的“君主之官”，心包络间的穴位是主治外邪侵犯心脏的要穴，针灸此处具有回阳救逆的作用。谁知，许希刚说出为宋仁宗治病的方法，就引起了皇族内亲外戚、群臣的激烈争执。最后大家商定，先给大臣针刺，倘若没有伤害，就用同样的方法给皇帝治疗。

许希针刺过后，接受试验的大臣并没有感到不适。随后，许希快速针刺宋仁宗心包络之间的穴位。针刺过后没有多久，宋仁宗就慢慢地睁开了双眼。又过了片刻，宋仁宗竟然能慢慢地坐起来了。眼看着皇帝的病情大为好转，在场的人都深深地松了一口气，同时赞叹冀国大长公主推荐的许希医术名不虚传。

宋仁宗的疾病痊愈后，念许希治病有功，任命其为三品翰林医学，并赏赐他一套朝官的红色品服、银鱼和器物、钱财。见皇帝如此恩宠自己，许希恭恭敬敬地向宋仁宗跪拜表示感谢。起身之后，许希又恭恭敬敬地向西方叩拜，大家见状都感到莫名其妙。宋仁宗就问起原因，许希不卑不亢地回答道："扁鹊是我的老师，今天能为皇上治愈疾病，不是我自己的功劳，而是老师所恩赐的，我可不能忘记我的老师啊！"同时，许希请求宋仁宗把自己得到的奖赏用于修建扁鹊庙，来纪念老师。

许希兴修扁鹊庙的建议得到了恩准。宋仁宗下令在京城西角修建扁鹊庙，并于景祐元年九月封扁鹊为灵应侯，由翰林医官院代表朝廷定期祭祀。后来，随着扁鹊庙规模不断扩大，北宋所有学医的人都云集扁鹊庙拜师求学。庆历四年（1044 年），宋仁宗下令把国家正式创办的最高医学教育机构太医局也设在了扁鹊庙的一旁。太医局不仅为宋代输送了大量医学人才，而且还为金、元等朝的医学教育的发展夯实了基础，为推动我国传统医学的发展和医学知识的广泛传播作出了不可磨灭的贡献。

为此，宋朝诗人颜太初曾写诗盛赞许希，他认为当时习儒的人只是为了博取功名利禄，在传承本业方面还不如一个底层出身、30 年敬业济世的医生许希。诚如颜太初所言，在历史的滚滚车轮中，身居高位或有直面陈情良机的官宦贤达、仁医志士，若能像许希一样得志而不忘本，淡泊名利而重弘医道，那必将是岐黄之荣，杏林之幸。

二、解读

1. 这则案例中，在其他御医多方诊治均不见效的情况下，许希了解宋仁宗的病情并检视了病体之后，坚定且有信心地给出诊疗方案，说明许希不仅医术高超，并且具备职业自信。

2. 在没有任何诊疗设备的时代，许希通过自己对医学知识的精益求精，对人体结构的清晰了解，臻于至善，不但坚定自信地给出诊断及治疗方案，即使在众御医惶恐纷纷，认为危险之至、不可贸然行事的情况下，仍为宋仁宗施行针刺治疗，可见对许希平时对医学追求做到极致。

3. 实践是认识的来源，是认识发展的根本动力，是检验认识正确与否的唯一标准。本则案例中，许希也正是用实践检验了自己的对于疾病的认识，以及对于诊断和治疗方法的准确判断。

4. 穷则独善其身，达则兼济天下。许希在没有遇到人生转折良机之前，精修医德和医术，数十年如一日，兢兢业业，悬壶济世。在用精湛的医术赢得皇帝的恩宠之后，他得志而不忘弘业，建议宋仁宗赵祯用对自己的奖赏来修建扁鹊庙，从而直接推动了北宋医学的快速发展。

三、出处

1. 陈振 . 宋史 [M]. 上海：上海人民出版社，2017.

2. 清・陈梦雷 . 古今图书集成医部综录医术名流列传 [M]. 北京：人民卫生出版社，1991.

第五章 赵 祯

赵祯（1010—1063），初名赵受益，宋朝第四位皇帝（1022 — 1063 在位），宋真宗赵恒第六子，开展“庆历新政”，设立世界最早的医书编校机构“北宋校正医书局”，积极推动中医药学发展，是我国首位被谥为“仁宗”的皇帝，被史家誉为“守成贤主”。

第一节 被针灸治愈头风，命名穴位“惺惺”

一、案例

嘉祐年初，宋仁宗赵祯患病导致头昏目眩，自己分析后，用针从脑后刺入，针方拔出，便道：“好惺惺（意为好清醒明亮）。”第二天，身体恢复如常。从此以后，宋仁宗将这个穴位命名为“惺惺”。

宋仁宗认为，“针灸之法，人命所系，日用尤急，思革其谬，以利济民”。天圣四年（1026 年），他下诏命王惟一编纂针灸图经和创制针灸铜人，此举极大地促进了针灸学的发展，使针灸教学更加直观化和标准化。另外，针灸铜人还可用于解剖教学，其影响巨大，意义深远。

同时，宋仁宗非常重视医籍的编修校正，以此来弘扬、传播中医药文化知识，普惠众生。天圣五年（1027 年），宋仁宗令校定《素问》《难经》《诸病源候论》，并命“国子监摹印颁行”。嘉祐二年（1057 年），命校定《神农本草经》《伤寒论》《备急千金要方》等。同年八月，他下诏建立校正医书局。庆历、皇祐和嘉祐年间，宋太宗还下诏编撰本草学著作，并赐名《嘉补注神农本草》，编修《嘉祐图经本草》《庆历善救方》《简要济众方》等。宋太宗多次集中“专家”有计划地对古典医籍进行系统的整理、校勘和刊印，并颁行全国，为医学知识的传播、救治民疾作出了重要贡献。

二、解读

1. 本则案例中，宋仁宗赵祯用实践检验了自己的对于疾病的分析与认识，并自己治愈了头昏目眩，体现了实践是认识的来源，是认识发展的根本动力，是检验认识正确与否的唯一标准。

2. 宋仁宗赵祯对未知的穴位根据功效命名，与孙思邈的阿是穴如出一辙，体现了他勇于实践、敢于创新的精神，与现代国家鼓励广大青年学子万众创新的观点一致。

三、出处

1. 元·脱脱 . 辽史 [M]. 北京：中华书局，2016.
2. 宋·周密 . 齐东野语 [M]. 上海：上海古籍出版社，2012.

第二节 被针灸治愈腰痛，命名穴位“兴龙穴”

一、案例

宋仁宗赵祯是大宋王朝第四代皇帝，共在位 42 年。尽管后人对宋仁宗的评价褒贬不一，但不得不承认的是，宋仁宗是一位推动中医药学发展与繁荣的决策者。

在宋朝以前，中医学不像现代医学一般受人信任和追捧，医学技术和医疗体系的不完善，以及对“人体结构”的不了解，让当时的人对于人体所出现的一系列病症都感到十分恐慌，认为这肯定是沾染到了什么“邪祟”所致。所以当时的人一旦生病，更倾向于去寻找“巫医”来治病，也就是我们现在所说的“封建迷信”之中的“跳大神”。通过“祭祀、焚香、祈祷、驱邪”等一系列莫名其妙的手段来驱赶“邪祟”，从而达到治病救人的目的，其治疗效果可想而知。

直到宋朝，这一局面才发生了改观，当朝统治者开始注重医学，大力普及医学知识，提高医生的社会地位，使医学在宋朝取得了较为全面的发展，迎来了一个欣欣向荣的蓬勃发展期。宋朝也是一个科学技术发展比较快速的朝代，我国古代四大发明有一半是在宋朝发明的。宋仁宗庆历年间，毕昇发明了胶泥活字印刷术，这极大地促进了医学知识的传播。宋仁宗认为前代古籍描述纷繁错杂，易误导医者，而医学之法讲求精准，因此非常重视医学书籍的编修校正，以此来固化、传播中医药学知识。

宋仁宗格外重视医药方术，自己也钻研方剂，他在古方“桔梗汤”中加入荆芥、防风、连翘三味药，通治喉咙口舌诸病，起名为“三圣汤”。他很关心百姓疾苦，如 1054 年京师大疫，急需生犀角，可是京师各药房缺药，于是仁宗亲自从内府中拿出两株“通天犀”，以疗民疾。1030 年，《图经》被刻于石板上，陈列于市中心的大相国寺内，供人参观学习。宋仁宗亲笔御书石刻的题篆，并令大学士夏竦为《图经》作序。1044 年，宋仁宗在“太常寺”设立“太医局”，开始选拔“医官”传授医学知识，首次把“医学”纳入了“官办教育”的体系之中，标志着宋代官办医学教育的正式开始。

为了进一步完善本草学，宋仁宗又诏告天下郡县，要把各地的中草药绘制成书，令苏颂主持编写了图文并茂的大型本草工具书——《图经本草》。他感到《太平圣惠方》过于繁杂，多次集中“专家”有计划地对古典医籍进行系统的整理、校勘和刊印，并颁行全国，为医学知识的传播、救治民疾作出了贡献。

除了钻研医药，宋仁宗对针灸也十分重视，他令针灸学家王惟一监铸针灸铜人，并编写《铜人腧穴针灸图经》。一次，仁宗腰疼不已，食汤药无明显效果，宋仁宗的女儿福康公主推荐一名士兵为其治疗，用针刺仁宗腰部，不一会儿，士兵将针取出，仁宗便起步行走如常，龙颜大悦，于是赐入针处名为“兴龙穴”。在等级制度森严的封建王朝，宋仁宗能让普通士兵为其进行针刺治疗，说明其对针灸的信心。宋仁宗在位期间，成立了校正医书局，普及了医经、本草和针灸的知识，使医药活动达到了高潮，出现了“不为良相，便为良医”的局面。

二、解读

1. 为天地立心，为生民立命，为往圣继绝学，为万世开太平。在这则案例中，宋仁宗作为皇帝，针对以往医学书籍的不全与错误，重新进行勘误和修订，开设“太医局”选拔“医官”传授医学知识，掌控大局，尽职尽责，顾及百姓性命安危，使得当时社会安定，文化繁荣。

2. 宋仁宗在发生重大疫情的时候没有只顾自己安危，而是体察民情，得知各大药房中缺药，不惜将自己的珍贵药材拿出来给百姓们治病，充分体现了宋仁宗的为民情怀。

三、出处

1. 元・脱脱 . 辽史 [M]. 北京：中华书局，2016.
2. 宋・周密 . 齐东野语 [M]. 上海：上海古籍出版社，2012.

第六章 王惟一

王惟一（987 — 1067），或名惟德，为中国著名针灸学家之一。宋仁宗时为翰林医官、朝散大夫、殿中省尚药奉御骑都尉。集宋以前针灸学之大成，著有《铜人腧穴针灸图经》一书，奉旨铸造针灸铜人两座。

铸造“针灸铜人”

一、案例

宋时，针灸学非常盛行，但是有关针灸学的古籍脱简错讹非常多，用以指导临床，往往会出现差错。根据这些情况，尚药奉御官、针灸专家王惟一及其同行，产生了统一针灸学的念头及设想，并多次上书皇帝，请求重新编绘规范的针灸图谱，以统一针灸诸家学说。

宋朝的皇帝大多非常支持医学发展，当时的皇帝宋仁宗赵祯更是十分相信和支持针灸，欣然同意了王惟一等医官的请求。王惟一对古医书中的针灸理论、技术、明堂图经等都有深入研究，奉旨后，他又进一步对人体解剖、穴位、经络走行、针灸主治等进行细致研究，撰成《铜人腧穴针灸图经》三卷。宋仁宗看后认为书中论述虽然精辟，但是学习的人阅读起来可能还是会有理解偏差，于是继续下令王惟一制作针灸铜人模型，以便更感性化地认知针灸理论。

在宋朝以前根本没有铜人模型，要制作一个以前从未出现的东西，难度还是相当大的，但是王惟一没有退缩。铜人制作首先要进行塑胚，先制作一个大概，然后依照青年男性人体制模，最后用采用青铜冶炼铸造。好在中国古代手工制造业还是相当发达的，在这期间王惟一和工匠们一起生活、工作，不管是制作工艺的技术难题还是取穴定位的学术问题，王惟一和他的团队都一一解决，终于在公元 1027 年铸成了两座针灸铜人。其大小与正常成年人相近，外壳可以拆卸，胸腹腔也能够打开，可以看见腹腔内的五脏六腑，位置、形态、大小比例都基本准确，在铜人身体表面刻着人体十四条经络循行路线，刻有三百五十四个穴孔，各条经络之穴位名称都详细标注，都严格按照人体的实际比例，同时以黄蜡封涂铜人外表的孔穴。往铜人体内注水（或水银），如果医者取穴准确，能够刺入穴位让水（或水银）流出；如果取穴不准，则针不能刺入。

针灸铜人铸成后，仁宗赞不绝口，把它当作一件精湛的艺术品，王惟一等医官介绍了铜人的用途和在医学上的价值之后，宋仁宗下令把一座铜人放在医官院，让医生们学习参考，另一座放在宫里供大臣们鉴赏，并让史官把这件事作为一件大事，写入史册。

二、解读

1. 这则案例中，王惟一利用自己一生所学，编纂了《铜人腧穴针灸图经》，还制作出两座针灸铜人。这两项成果对于后世的针灸学也具有非常大的贡献。

2. 王惟一及其团队在制作针灸铜人时遇到很多问题，当时社会制作技术也不是特别发达，穴位繁多又要求定位精准，都是人工一点一点地制作。但王惟一团队不怕吃苦、不辞辛劳，最终还是完成这一伟大工程。

3. 面对以往脱简错讹的古籍，王惟一没有选择坐视不管，而是正视错误，实事求是，重新校订编纂了《铜人腧穴针灸图经》。

三、出处

1. 元・脱脱 . 辽史 [M]. 北京：中华书局，2016.

2. 宋・周密 . 齐东野语 [M]. 上海：上海古籍出版社，2012.

第七章 范九思

范九思，籍贯、生卒年不详，宋代医生，精通医术擅长用针。

毛笔藏针蘸药破痈毒，泻血治愈喉痹

一、案例

宋代名医范九思行医路过江夏，当地太守的母亲生病，并且病情十分危急。太守张贴榜单，用重金聘请贤医为母亲治病。范九思经过打听才知道，太守母亲患的是咽喉痈肿，疼痛万分，言语与吞咽都非常困难，并且痈体肿得很大，已经阻塞了气道，导致呼吸不通畅，也无法进食，病况险要危急。其实这个疾病想要治疗并不难，按照常规的治疗方法，只需要用针刀把痈体刺破，让脓流出来，再进行用药就可以了。

可是问题就出在了太守这里，这个太守是一个远近闻名的大孝子，并且十分固执，面对母亲的病情，他尽管焦急万分，但仍然坚持认为母亲的身体不可以受到一丝一毫的伤害，就吩咐所有医生只能用药物来进行治疗，坚决不可以使用针灸伤到母亲。这个无理的要求让所有医生束手无策，医生听后都说："现在异物堵塞了咽喉，咽喉不通畅，汤药又怎么能灌入？就算能有点滴而入的药可以被吞咽下去，但是在这种病情十万火急的情况下，那一点药又哪里能来得及发挥药力？"尽管奖金诱人，但苦于这个棘手的问题，没有一个人敢贸然前去进行医治。

范九思听了这件事的全部经过，他短暂地思考以后，决定接下榜单，毛遂自荐。到了太守家，他首先对病人细致地进行了一番"望闻问切"，紧接着就从容地对太守说，他可以用自己随身带来的一支新毛笔的笔尖蘸点药末治愈此症。太守听后只觉得新奇，于是同意了。

范九思在笔尖上蘸点药粉后，将毛笔轻轻地插入病人因肿痛而艰难微张的口腔里。笔尖点触到咽喉上痈肿的部位后，痈体立即破溃，有暗紫色的脓血流出。痈体不在了，患者顿时气道通畅，呼吸和顺，张口说话和吞咽就自然都可以进行了，太守见到之后很是高兴。最后范九思又给太守的母亲开了三剂清毒利咽的药，并且叮嘱她每天一剂，连续服用三天。三天后，疾病果然痊愈了。

其实，范九思这次成功解决太守母亲疾病的关键要点是他预先将小针夹藏在了新毛笔的笔尖当中，骗太守说是用笔尖点药，事实是他用笔里藏着的针尖刺破了痈体，才起到了这样立竿见影的效果。范九思用“笔里藏针”的巧妙方法解决了太守母亲的病痛，但他并没有隐瞒太守这件事，事后他就向太守坦白了这次治疗的经过，他的做法也被太守所接受和认可。太守听后并没有责罚他，也如约给了范九思悬赏的重金。这个医案后来被世人当作一段佳话，传颂至今。

二、解读

1. 这则案例中，范九思面对固执的太守不肯用小针刺破母亲的喉痈，没有强硬地要求，而是用毛笔内藏针的方法机智地化解了这一难题，既没有违背患者意愿，又解决了患者的问题，体现了范九思的智慧。

2. 范九思运用自己的智慧解决了太守母亲喉痈的难题，但是到最后还是如实告诉了太守治疗实情，没有向太守隐瞒，体现了范九思为人诚实正直。

三、出处

1. 金・阎明广 . 子午流注针经 [M]. 上海：上海中医学院出版社，1986.

2. 南宋・周守忠 . 历代名医蒙求 [M]. 济南：齐鲁书社，2013.

第八章 王子亨

王子亨，名觋（一作况），北宋考城（今河南兰考）人，师从名医宋道方，著有《全生指迷论》。

针刺舌根治盐商吐舌不收

一、案例

王子亨自幼聪慧敏学，喜欢读书，但几次科举考试都名落孙山，最终放弃从仕，转而学医。他拜名医宋道方为师，经过两年的学习，掌握了一些方技之术，得到了老师的真传，就告别了师父，来到了京都，想凭借一身医术在这新地方闯出一片天地。但事与愿违，王子亨在这里人生地不熟，既没有名声，也无人举荐，连生存都成了困难。

这一天，王子亨正在路上走着，突然一个趔趄，撞到了别人，他抬头一看，发现那个人正和一群人在围着看城墙上的告示，边看还边议论着什么，王子亨赶忙要和那个人道歉，但是对方并没有回话，只是一个劲儿地看着告示。王子亨不解地问发生了什么，对方并没有回答，王子亨也凑过去看，发现告示上声称自己得了一种怪病，一直吐舌已有十多天，茶饭不能入口，请遍了各家名医都没有办法诊断治疗，现在特贴告示以招贤纳士，若有人能治疗这种怪疾，必将重重酬谢。王子亨心想，这舌头掉出来不但不能吃饭，还像个吊死鬼一样，都不能出来见人了，平日里都没有人上门找我治病，这下可好，我可以上门治疗。

王子亨转念又想，不知道这个人的发病原因，也不知道他这个人居住在什么地方，于是他急忙询问周围的人。正巧有人说这个人是他的邻居，是一个做盐业生意的大商人。但是在几天前，朝廷发布了一项关于售卖盐的新法律，里面有一些严格的规定，对卖盐进行严格的管控。这个盐商看了这个法律之后十分震惊，觉得大多数法律条文对自己不是非常有利，于是舌头就不由自主地伸出口外，可是这一伸就再也没有缩回去。王子亨听后心中有了一些治疗方案，于是揭榜让人带路。

来到盐商家里，只见一位大腹便便的中年男子躺在椅子上，长长的舌头都垂到了下巴上，王子亨一边安抚盐商，一边拿出一本书，告诉盐商："你这病好治，书上都有记载，别人没有治好是没有找对方法，我用筷子就把你能治好。"盐商让仆人拿上一双筷子，王子亨接过筷子从盐商舌头底面反压上去，趁着盐商不注意，右手持针迅速刺入舌根，盐商没有防备，舌根被这么一刺，非常疼痛，随着针被拔出，盐商的舌头也收缩回去了。

在门外看热闹的人们看到盐商的舌头收回去，都赞叹不已，王子亨的名气由此传开了。

二、解读

1. 这则案例中，王子亨在多次科举考试中名落孙山，但是他没有气馁，转而弃儒从医。在学医初期，没有患者，甚至要流落街头的时候，也没有放弃希望，抓住机遇，一战成名。

2. 对于各家名医都没有治好的盐商吐舌不收的怪病，王子亨初出茅庐，竟敢尝试一番，一是源于对自身所学的自信，二是他敢于挑战自我，治疗顽疾怪病。

三、出处

明·俞弁 . 医说 [M]. 北京：中国古籍出版社，2013.

第九章　庞安时

庞安时（约1042—1099），蕲水（今湖北浠水县）人，字安常，自号蕲水道人，被誉为“北宋医王”。庞安时撰成《伤寒总病论》6卷，对仲景思想做了补充和发挥。庞安时学术理论的特点是着意阐发温热病，主张把温病和伤寒区分开来，这是外感病学的一大发展。

第一节　温汤浴法合按摩、针刺助产

一、案例

有一次，庞安时去舒州的桐城县，遇见一位农户家妇女临产。奇怪的是，已经过了足足七天了，胎儿还是没有生下来，凡是能想到的办法都用了，画符、吃药等所有的办法不见成效，胎儿依旧生不下来。况且经过了这么久，产妇也用完了力气，快要体力不支，一家人都非常着急。

庞安时的学生李百全是农户家的邻居，他听说了这件事，知道庞安时医术精湛，于是立刻邀请庞安时前往。事关人命，庞安时也不耽搁，简单地收拾了一些可能要用的东西就过去了。到了农户家，一进屋子刚刚见到产妇，他心中一喜，就接连说着“不会死的，不会死的”，并且吩咐产妇的家人马上去准备热水，用热水温敷产妇的腰部和腹部，而他则在产妇的腹部上下轻轻拍打按摩。随后，他又从自己的包里取出了一根针来，找准了位置之后，在产妇的腹部针刺。产妇感到胃肠部一阵隐隐作痛，过了一小会儿，一个男孩竟然就这样出生了。

经历了整整七天，终于把孩子生了下来，并且母子平安，一家人十分惊喜，却又感到奇怪，不明白这件事的经过究竟是什么。庞安时见到大家困惑，就立刻解释说：“其实孩子已经离开了子宫，但是孩子的一只手却抓住了母亲的肠管，孩子因为手上牵着母亲的肠管而不能继续下行，这才是这么久都不能生出来的主要原因。然而你们所常用的那些方法，不论是画符还是服药都不能解决这个问题，自然也就起不到作用了。我隔着这位母亲的肚皮去摸索孩子的位置，就摸到了孩子的手所在的位置，然后用针去隔着肚皮刺他的虎口，孩子便会感觉到疼痛。孩子一吃痛，就会立即松开手，并且把手缩了回去，这样孩子的手就不再抓着母亲的肠管。关键的问题解决了，孩子自然也就马上生了下来，事情的经过就是这样了，除此之外我并没有用到什么特别的方法。”一家人听了他的讲述，都大吃一惊，立刻把孩子抱了过来，果然在孩子右手虎口的位置发现了有针刺过的痕迹。

庞安时用按摩和针刺的方法救治产妇和胎儿的事情，不久就被大家所知晓并传颂至今，他的治疗方法之巧妙让大家都赞叹不已。

二、解读

这则案例中，庞安时面对难产的孕妇没有丝毫慌张，而是仔细检查，根据自身所学找出孕妇难产的原因，辨证施治，最终让孕妇顺利生产。面对孕妇七天没有生产出来的疑难杂症，庞安时没有顾及因为可能治不好而承担责任的风险，作为一名医者，体现出勇于担当的职业精神，并最终为患者解除了病痛。

三、出处

1. 元・脱脱 . 辽史 [M]. 北京：中华书局，2016.
2. 许逸民 . 夷坚志 [M]. 北京：国家图书馆出版社，2019.
3. 宋・苏轼 . 苏东坡全集 [M]. 北京：北京燕山出版社，2009.
4. 宋・张杲 . 医说 [M]. 北京：中医古籍出版社，2013.

第二节　针刺治苏东坡手肿痛

一、案例

相传，庞安时与苏东坡是至交好友，他也曾几次为苏东坡治疗疾病。

元丰五年，苏东坡被贬黄州，这次他知道自己回归朝廷已然是没有了希望，于是打算在黄州养老。这年春天，黄州连续下了两个多月的雨，经历着身心打击的苏东坡也是身在病中，他的心情异常复杂，又听说蕲州蕲水县有很多肥田，就打算去蕲水县购置一些。

就在这次去购置田地的路上，苏东坡忽然间感觉到自己的左手臂疼痛难忍，紧接着，就红肿了起来。恰好此时他刚好到达了蕲水县，蕲水县的县尉潘鲠对苏东坡仰慕已久，听说苏东坡来了，就热情地前来迎接。苏东坡见到潘鲠，就把自己的情况都如实告诉他了，潘鲠立刻建议苏东坡去麻桥请名医庞安时来诊治，于是一行人便前往了庞安时的住处。

庞安时早就听说过苏东坡的大名，一直想着与苏东坡相会。当天他一见到苏东坡，马上就判断苏东坡的手臂是药石之毒所致，而不仅仅是因为风雨和天气，于是果断地采用针刺的方法。一针下去，苏东坡的手臂立刻就不疼了，肿也消了。

庞安时聪颖过人，医术高超，可惜到了中年因患病而导致耳聋，总是听不见别人说话，与人沟通只能在纸上写字。苏东坡的手臂痊愈之后，便送给庞安时一本书作为答谢，说道："我和你都是不同寻常的人啊，我用手来当作口，你用眼睛来当作耳朵。"而后，庞安时又热情地邀请了苏东坡一同前往当地有名的清泉寺游玩，饮酒作诗，尽兴而归。

二、解读

1. 这则案例中，庞安时与苏东坡交好，前期苏东坡手臂中毒，庞安时积极为其治疗。后期庞安时因患病而耳聋，苏东坡用手作口为庞安时讲解，陪伴游玩，说明真正的友情是双方能够互相帮助，互相鼓励的。

2. 庞安时早就听说苏东坡为人正直，待人诚恳，一直想与其相会。后来与苏东坡接触多了，发现果真人如其名，从他身上庞安时学到很多，这体现了他见贤思齐的精神。

三、出处

1. 元・脱脱 . 辽史 [M]. 北京：中华书局，2016.
2. 许逸民 . 夷坚志 [M]. 北京：国家图书馆出版社，2019.
3. 宋・苏轼 . 苏东坡全集 [M]. 北京：北京燕山出版社，2009.
4. 宋・张杲 . 医说 [M]. 北京：中医古籍出版社，2013.

第十章 刘经络

刘经络，籍贯和生卒年不详，本来是皇家禁军的士兵，后来成为外科高手。他的医病手法简洁有效，手到病除。从他的诨号来看，他治病的理论和实践是建立在“经络”基础上的。

火针治疗胸膈满痛

一、案例

皇宫禁士盛皋在宋孝宗干道年间突然染疾，发病时胸膈部似有实物堵塞不通，按之刺痛，食物吞之不下。堂堂六尺男儿在数月间日渐消瘦，精神不振。盛皋遍访各地寻医求药，但医生们都不知盛皋所患何病，只是说此病与伤积相似，医者们未探求清病因，均不敢施以针药治疗。

七个多月之后，盛皋偶然听闻皇帝殿前外科医者刘经络医技高超，且也曾做过殿前卫兵，便邀请刘经络前来诊治。刘经络看过他的情况之后，说：“这个病甚是奇异，前所未见，众医者均不能辨识，只有我能治疗你的疾病。这个病叫作肺痈，因为它的病根深固，服用汤剂和灸疗都不能深达病所，必须用火针急攻之。”于是，他拿出两根长一尺，针尾像圆环的长针，在火中煅烧至通红。盛皋的妻子儿女见此针后纷纷劝说不能如此，而盛皋说：“这些日子里我度日如年，受尽疼痛的折磨，这样活着有什么意义？此时先生说此针可救我之疾，我即使因此死了也了无遗憾。”刘经络安慰他说：“你放心，我有把握将你治好。”说完之后，他在盛皋左右两臂各点一穴，用三个铜钱定位瞄准，铜钱眼儿正对两个穴位，取方才煅烧至通红的针刺入其左手穴位，下针数寸。旁观的人都扭头不敢直视，盛皋却什么感觉都没有，然后刘经络又扎其右臂穴位。两针扎完之后，盛皋安然自若，手臂穴位也未见脓血流出。刘经络让盛皋身体略微前倾，他走到盛皋身后，用两只手微微捻动盛皋左右手臂上的针，出针后不一会针刺处便有血汩汩流出。看到这景象，刘经络对盛皋妻子说：“手臂上的脓血要一直流，不要遮盖也不要按压，两日后出血自行可止，其间你只要喂他吃清粥。”说完便走了。

第三天，刘经络前来查看盛皋手臂的情况，便高兴地告知盛皋一家“脓毒已经流完了，过几天若可下地行走便康复了”。他拿出两张膏药贴于盛皋的疮口处，便要告退，临走前嘱咐：“你的病已经好了，我不会再来了。过几日你便可下地行走，恢复之后就不会再经历这样的病痛了。”刘经络所言不假，他的医术简洁精妙，盛皋十五年后去世，其间此病从未再犯。

二、解读

这则案例中，刘经络凭借扎实的医理基础，确定盛皋所得为肺痈后，分析病因，思考过后弃用汤药艾灸之法，而改用火针针刺直达病所，最终为患者解决病痛疼痛，可谓胆大心细，医术精湛。

三、出处

许逸民 . 夷坚志 [M]. 北京：国家图书馆出版社，2019.

第十一章 陈了翁

陈了翁，生卒年不详，名瓘，字莹中，号了翁，南剑州（福建）沙县人，徽宗时为左司谏，南宋针灸家。

灸膏肓俞治痁疾

一、案例

宋人庄绰在许昌遭遇金人入侵，他为了躲避战乱而东下，不分寒暑日夜奔走，一路忧虑劳累，危难重重。丁未年八月，庄绰抵达泗滨后感染了痁疾，在琴川经医误治后病情愈加严重。因痁疾久治不愈，他的营卫气血皆虚损衰退。第二年春末，庄绰仍然饱受腹部肿胀满塞的痛苦，平日呼吸不畅，喘息气急，甚至饮食都不得下咽，大便泄利不止，身体沉重，下肢及足部痿废不用，站立行走需要依靠木杖。饱受疾病折磨的庄绰在几年时间里变得形销骨立。

后庄绰听人介绍，有名医陈了翁，擅长用针刺和灸法来治疗疑难杂症，便邀请陈了翁来诊治。他听闻庄绰病情后，为其灸疗膏肓俞。在丁亥至癸巳年间，已经灸至三百壮。每次灸后第二日，庄绰便觉胸中气机通畅，腹部胀满感减轻，下利即止，饮食方可入口。甲午以后，庄绰坐轿子出城拜见陈了翁，告诉他病情。陈了翁对他说，你病情虽然逐渐缓解，但为了痊愈仍然要灸百壮。庄绰听从陈了翁的话，继续灸疗膏肓俞，以后发病次数逐渐减少，最后完全康复。亲戚朋友见到灸膏肓俞有这样独特的功效，纷纷让庄绰为自己治疗，很多人长期顽固的疾病都被治愈。

庄绰的治病经历使他意识到灸膏肓俞的重要作用，亲身经历这种病痛的折磨后，他更理解患病之人的痛苦与无助，便下定决心除人之病痛，写一本关于灸治膏肓俞的书，帮助像他一样深受病痛折磨的人。他勤求古训，博览众书，甚至亲自试验，以确保治法的与安全。他在书中明确指出膏肓俞的准确定位以及治疗不同疾病的方法，并通过绘制图画的方法，来标明其准确部位，避免读此书之人因不识膏肓俞位置而出现误治。他最终编写成了《灸膏肓俞穴法》一书。书稿完成后，庄绰想到了陈了翁，是他用灸膏肓俞穴的方法让自己恢复了健康，可惜此时陈了翁已被蔡京一党迫害致死多年了，此书也算作对陈了翁的一种告慰。

二、解读

庄绰经医误治后病情愈加严重，且久治不愈，导致营卫气血皆虚损衰退。陈了翁听闻后不仅没有推托，而且在灸至三百壮没有痊愈的情况下，能够准确判断痊愈仍然要灸百壮，体现了陈了翁的医者仁心、医术精湛。

三、出处

1. 元・窦桂芳 . 针灸四书 [M]. 北京：人民卫生出版社，1983.
2. 宋・周密 . 齐东野语 [M]. 北京：中华书局 .1983.

第十二章　王克明

王克明（1069—1135），北宋医家，初试礼部，中选，累任医官，后迁至额内翰林医痊。王克明治病效验甚佳，常有一人患数症而以一药治其本，诸症悉愈者，更有预知无药可痊而不施药者，故医名大振。其治病理论多法宗《黄帝内经》《难经》，立方有据，尤擅长治疗痿痹、中风不语等症。

烧地洒药熏蒸治中风口噤

一、案例

王克明是南宋绍兴、干道年间的名医。王克明刚出生的时候，母亲的乳汁不足，就用粥来喂养襁褓之中的他。由于自幼营养不足，王克明得了脾胃病，长大后病情就更加严重了，附近的医生们都治不好。后来王克明自学医理，用心研究药理，将自己的病治愈了。之后他开始用学来的医学知识，行医于江淮地区，他十分崇尚侠义之道，经常奔走数千里去为别人治病。

这一日，家里来了一位衣着华丽的贵客。王克明心想，一定是家中有人患上了疑难重症，要不然也不会找到这里来。后来才知道，来人是庐州太守的管家。庐州太守王安道外出巡视，回家后突然昏迷不起。家里人四处寻找医生，诊断为中风，开了些镇肝息风、活血通络的药。可是太守牙关禁闭，家里人无论怎么喂药，都喂不进去。药喝不进去，就无法起到治疗的作用，医生们都束手无策。太守管家又道："听闻王大夫好侠尚义、医术高超，有的时候不用药物治疗，也能预知病人哪天会痊愈，就算有的病没有治愈，也知道不是用药原因，会根据病因来治疗疾病。"王克明怕耽误太守病情，抓紧赶路到达太守家。

王克明随管家来到太守家，看到太守躺在床上神志昏迷，不能言语，口舌歪斜，面红目赤。他仔细诊断后发现，太守舌质红绛，舌苔薄黄，又诊脉弦而有力。王克明断定是中风之证，推算至今已经有十几天了，病情已经有些严重了，应当立即进行治疗。他想到了古籍中提到的中药熏蒸疗法，虽然未曾操作过，也没有百分之百的把握，但现在情况紧急，可以一试。

王克明安排人使用炽热的炭火烧地，后洒上镇肝息风、活血通络的中药，然后在药液上面搭上木架隔热，将王安道放在木架上面，利用药气熏蒸，使药物渗入病人体内。

半晌过后，王安道就苏醒了。王克明嘱咐他一边中药熏蒸，一边要坚持口服汤药，经过几日调养后，病人便很快康复了。由此可见，中药熏蒸疗法也是一种急救措施。

自从治愈了太守以后，王克明医术高明的美名得到了广泛称颂，后来他高尚的医德医风也令敌国臣民折服。中药熏蒸疗法也一直沿用至今，科学技术的进步使熏蒸疗法也得到了更加广泛应用。

二、解读

这则案例中，王克明看到太守的中风已经非常严重了，创新地采用以炭火烧地，然后洒药液以熏蒸的治疗方法，使镇肝息风、活血通络的药气渗入到太守体内，太守很快便痊愈了。这种随机应变、以患者为中心的创新性治法，值得我们借鉴。

三、出处

元・脱脱．辽史 [M]. 北京：中华书局，2016

第十三章 许叔微

许叔微（1079—1154），字知可，号白沙，又号近泉，真州白沙（今江苏省仪征市）人，是宋代杰出的医学家、伤寒大家、经方派创始人之一，曾任徽州、杭州府学教授、集贤院学士，人称许学士，著有《伤寒百证歌》《伤寒发微论》《伤寒九十论》《普济本事方》《普济本事方后集》，另著《活法》《辨类》《仲景脉法三十六图》等书，现已散佚。

治愈妇女伤寒热入血室

一、案例

许叔微出生在真州白沙镇一个普通的武大夫家庭，少时家境贫寒，家教很严格，经乡试成为年轻的秀才。十一岁那年，父亲感染了瘟疫，病情十分严重，但是由于当时的医生医术不高，父亲用药后病情更加严重，没多长时间就去世了。不久之后，母亲的身体也日渐虚衰。百日之内，许叔微成了孤儿，靠伯父和乡邻的帮助勉强度日和求学，但性格倔强坚强的他立誓要成名医。

这一天，当地的学官王仲礼急匆匆地找到刚来毗陵备考的许叔微。只见王仲礼神情严肃，眉宇紧张地叙述起他妹妹的情况："她已经患了伤寒七八天了，一直躺在床上，时而昏迷时而清醒，无法正常和家人沟通，喘气的时候喉咙中发出拉锯似的痰声。"许叔微听后，便马上到王仲礼家去，见到他妹妹的时候，发现她果然已经病得不轻了。患者牙齿紧闭着，眼睛半闭着，看着样子也很是危急了。患者的母亲惶恐地说："患者一到了晚上就像鬼神附体一样，开始说一些莫名其妙的吓人话，像中邪一样。"许叔微询问患者是否在刚得病的时候就来了月经。得到患者母亲的肯定后，许叔微便诊断其为"热入血室"证。

所谓"热入血室"，是指妇女经期时外感，表现出寒热往来，甚则神志变化等一系列症状的病证。许叔微想，其实这个病用小柴胡汤配伍活血调经药就可治愈，但现在患者出现这样危急的情况，可能是前面的医生用错了药，导致痰涎上涌，才会使病人发出拉锯似的痰声。所以许叔微先予一呷散祛痰。两个时辰后，患者果然吐出了大量的痰涎，呼吸开始通畅，人也苏醒了。接着，许叔微给她服用小柴胡加地黄汤，服三副药以后，患者就完全好了。

许叔微也诊治过其他热入血室的患者，症状相似又有不同。同样是热入血室证，同样是前医者误诊，这次却发展成了结胸证。许叔微诊断后，发现此时小柴胡汤已经不适用了。此时阳明之热侵袭于肝，迫血妄行，血热上扰。肝经绕阴器，与血室密切联系，期门穴又是肝经募穴。因此，许叔微刺期门穴使热泄血藏，随后患者周身出汗，病很快就痊愈了。

从此以后，许叔微白天准备科举，晚上挑灯苦读医书，勤求古训，博采众方。许叔微就这样数十年如一日地勤学，明辨不同的病证，在实践积累中渐成一代名医。

二、解读

1. 这则案例中，许叔微年少家境贫寒，父亲感染瘟疫离开人世，母亲日夜操劳不久也离他而去，但他没有自暴自弃，而是在伯父和乡邻的帮助下坚持努力学习，从未放弃学业，并立下远大志向，最终成为一代名医。

2. 许叔微诊治过很多热入血室的患者，她们的症状相似又有不同，许叔微能够因人而异，辨证分析，同病异治，均取得较好的疗效，具备鉴别分析的能力与钻研精神。

三、出处

宋・许叔微 . 普济本事方 [M]. 上海：上海科学技术出版社，1956.

第十四章 王执中

王执中（约 1140—1207），字叔权，浙江瑞安人，南宋干道五年（1169）中进士，赐从政郎，曾做过将作丞、将作监等小京官，后外调，历任湖南澧州、湖北峡州州学教授，是温州籍最早有医学专著问世、并见诸文献记载的著名针灸医药学家。

灸带脉治妇人赤白带淋浊

一、案例

王执中是南宋名医且医术高明，前来求诊问药的人络绎不绝。一天，有一位患有赤白带的妇人经多方打听，不远万里来到浙江瑞安寻求王执中的帮助，希望他可以治疗此病。王执中看到受尽病痛折磨的妇人，毫不犹豫地答应了她的请求。他仔细地询问了妇人的症状，得知妇人已经赤白带月余，平素腰痛，饮食不佳，心慌烦闷，面色㿠白，舌红苔薄白，遂为其诊脉，脉细弱。

王执中按照《针灸经》治疗赤白带的疗法让妇人躺下，用艾炷为其灸气海穴二十状，但妇人起身后效果不佳。王执中疑惑不已，让妇人回去休息，明天再来。妇人走后，王执中翻阅古书，细细寻找治疗赤白带的方法，研究其他穴位的功效，仔细对比穴位功效之间细微的差异，直到深夜也不肯休息。经过刻苦钻研，他发现带脉穴可以治疗带下病，有调通气血，温补肝肾之用。

第二天，王执中为妇人灸带脉穴一刻钟，妇人起身后惊喜万分，清楚地感觉到腰部疼痛减轻了不少。此后，王执中每日为妇人灸带脉穴二十壮。一个月后，妇人月事正常，腰也不再痛了，带下正常，无赤白带，病告痊愈。

妇人为感谢王执中，特意备上厚礼送至他家中，王执中委婉拒绝了该妇人，只拿了自己应得的诊疗费用。

二、解读

王执中作为医家，具有治病救人的坚定理想信念，虽然在治疗疾病的过程中遇到了困难，但是他没有退缩，继续潜心研究，最终治好了患者，说明他具有百折不挠的钻研精神。

三、出处

宋·王执中.针灸资生经[M].北京：中国书店.1987.

第十五章 窦材

窦材（约1076—1146），宋代医家，真定（今河北正定）人，曾任官职。窦材受道家思想影响，积数十年经验，著成《扁鹊心书》三卷，附“神方”一卷。

第一节 灸药合治男子风狂

一、案例

有一男子患风狂已经五年有余，时发时止，用了很多种方法治疗也没有效果。他听闻窦材医术高明，便上门恳求窦材为他治病，窦材欣然应允。

窦材让该男子坐下，仔细询问他的发病的症状及时间。风狂多因心血不足，七情六欲损伤包络，或者因风邪客之，症状表现为言语无序、持刀上屋等。窦材先让该男子服用睡圣散三钱，然后灸巨阙穴二三十壮，等他睡醒的时候再服睡圣散三钱，灸心俞五十壮，内服镇心丹、定志丸。治疗结束后，男子问窦材这样治疗是否会有效果，窦材回答道：“你的这个风狂病已经很久了，治疗起来费一些时间和精力也是应该的，用我的方法为你治疗后，过几天你应该会大犯一次此病，然后就会痊愈了，这几天你要万分小心，注意休息，同时也要注意饮食清淡一些。”几天以后，该男子果然发狂一次，遂痊愈。

窦材认为风狂有阳明热盛而为热狂者，应该多用清凉之法；有暴力倾向而且怒狂者，应该用生铁落饮。然而风狂多为实证，但亦有虚证者，不可误治。如果有心血不足、肾水亏损、神志俱不足，或者因妄想而导致风狂的患者，皆为虚证，应该辨证论治，对症下药。窦材在不久后也遇到一个患有此病妇女，该妇女产后得此病，亦如前灸后服姜附汤而愈。

窦材注重灸法，主张扶阳以灸法第一，丹药第二，附子第三，常从脾肾入手，并创睡圣散以减轻患者艾灸时的痛苦。窦材强调阳气在人体生理、病理活动中的重要作用，认为阳气的盛衰是人体生长衰老的根本，阳气的有无是人体生死存亡的关键。

二、解读

这则案例中，男子尝试多种治疗后无效，上门求助窦材为其诊治，窦材毫不犹豫地答应了他并且尽心医治，最终使该男子痊愈。窦材医治好该男子后，又细心总结了此医案，并仔细研究了风狂的分型，在其著作中告诫后人治疗风狂时应辨证论治，对症下药。窦材在之后不久也遇到同为风狂的患者，因该患者产后得此证，所以窦材在治疗时采用的灸法不变而将汤药换为姜附汤。说明其在诊查患者时，思维缜密，辨证明确，没有因同类患者就草率地以同一种方法治疗，体现其认真负责的职业精神。

三、出处

窦材 . 扁鹊心书 [M]. 北京：中国医药科技出版社，2011.

第二节 灸巨阙关元饮酒治愈书生郁而寡欢

一、案例

有一个书生每天天不亮就起床读书，一直学到深夜，从不偷懒耍滑，一直十分勤勉。可天不遂其愿，他从十八岁开始参加科举考试，却屡屡与功名擦肩而过，这令他挫败不已。接连的失败使书生茶饭不思，无心睡眠，每日郁郁寡欢。书生的父母看在眼里，急在心里，虽好言相劝，却也是无济于事。书生每天静坐在自己的房间内，懊悔感叹，也无心读书，这样的状态一直持续了半年之久。父母担心他的身体，四处奔波为他寻遍各地名医，但却都疗效甚微，都没能治好该书生的心病。

有一天，该书生的父母听闻名医窦材妙手回春、医术高明，便登门拜访，恳求窦材救救其儿。窦材听完其父母的讲述，被其父母的爱子之心感动，于是答应了他们，并表示一定会尽力把他治好。窦材认为该病为心病，不适用中药调理，这样效果不佳，令其灸巨阙一百壮，关元二百壮，书生灸后感觉心情舒缓了很多。窦材让书生每日喝三次酒，一个月后，书生的心病痊愈了。

窦材认为，并不是所有失志不遂的患者都要排遣情绪，而是应该以灸法为主，让患者喝醉酒，使感情发挥得更淋漓尽致，这样才会使患者尽快痊愈。

二、解读

1. 这则案例中，书生父母上门求助于窦材医治其子的心病，窦材被其父母的爱子之心感动。窦材在治疗书生郁而寡欢时，并未像从前一样采用灸药合用的方法，而是采用灸酒合用，效果甚佳，说明其具有革故鼎新的精神。

2. 窦材对每个患者都尽心医治，详细制定适合他们的治疗方案，在临床诊治中一直摸索最佳治疗方案，说明其具备精益求精的工匠精神。

三、出处

窦材 . 扁鹊心书 [M]. 北京：中国医药科技出版社，2011.

第三节 艾灸配合丹药治肾厥病

一、案例

某天，一男子因与家人吵架生气后太过悲伤而得病。该病人白天的时候一如常人，安安静静，没有任何症状，但是到了晚上的时候，却一点也不想吃饭，心里烦躁郁闷，十分不痛快。该病脉象为左手无脉，右手沉细，当时的大夫都认为这病为死证，无法医治。窦材日夜翻阅古籍，仔细对比，经过多方查证后判断此病为肾厥病。此病因寒邪侵犯脾肾二经，下焦肾气虚寒，浊阴之气厥逆上行，应该采用灸法，灸中脘五十壮，关元五百壮，每日服金液丹、四神丹。治疗七日后，男子左手出现脉象，泻下青白脓大便数升，该病痊愈。

窦材认为肾厥病是真气大衰所导致的，不是仅仅靠丹药就能治好的，只有加上灸法才能根治。世间大部分的医生仅用丹药来治疗此病，疗效甚微，从而认为该病治不好，而窦材直接指出该病非灸法不愈，非丹药不效。窦材还在医案中详细记录了凡是常人患有头痛，百药无效者，乃为多色且嗜酒无度者，均为肾厥病，应服用石膏丸，黑锡丹。头痛之证，肾虚者多，若用他药，断难奏效，惟大温补为是，温补不效其丹艾乎。

二、解读

1. 这则案例中，在大多数大夫均认为该肾厥病男子为死证时，只有窦材不曾放弃，细心为其医治，说明他敬重生命。

2. 窦材作为一名医生，在面对疑难杂症时并没有退缩，而是迎难而上，日夜翻阅古籍，最终确认该男子为肾厥病，并为其制定了详细的治疗方案。在窦材的细心诊治下，该男子七日后痊愈，说明窦材能够不畏艰难，躬身实践。

三、出处

窦材 . 扁鹊心书 [M]. 北京：中国医药科技出版社，2011.

第四节 艾灸治产后胃气闭

一、案例

有一妇人，在怀孕的时候就特别喜欢吃东西，每天能吃四五顿，并且毫无节制地吃甜食，导致自己越来越胖。多名大夫劝阻她要适当饮食，注意搭配，可是她却从未理会，依旧我行我素。后来她临近生产时，家人担心她的安危，为她遍寻名医。窦材医术高明，远近闻名，其丈夫为保护母子平安，登门拜访窦材。窦材见其爱妻爱子心切，便答应了他。

在妇人生产时，其丈夫在门外来回踱步，焦虑不安，十分担心。后来孩子平安降生，丈夫喜极而泣，但妇人却因用力过大，失血过多，生产耗时过长，在生产后陷入了昏迷。妇人两目发涩，面上发麻，牙关紧闭，双手拘紧痉挛，不自主地抽动，情况十分危急，其丈夫心急如焚，马上请窦材进屋为该妇人诊治，窦材诊治后认为该妇人为胃气闭阻之症。胃脉挟口环唇，出于齿缝，所以胃气闭为肝气上逆，胃气郁结而成厥。窦材立马为妇人灸中脘五十壮，连灸两日，妇人即痊愈。其丈夫十分感激窦材，连连鞠躬致谢，窦材却伸手将他扶起，表示这是自己作为一名大夫应该做的。

没过两天，又有一妇人的家人找到窦材，说此妇人这两日总是昏死过去，找了好几个大夫为其医治却毫无效果。窦材去了以后，诊断该妇人为尸厥，灸其中脘五十壮，两日后痊愈。妇人感念窦材救命之恩，赠予窦材厚礼，被窦材好言相拒。

二、解读

实践是认识的来源，是认识发展的根本动力，是检验认识正确与否的唯一标准。本则案例中，窦材也正是用实践检验了自己的对于疾病的认识，以及对于诊断和治疗方法的准确判断。

三、出处

窦材 . 扁鹊心书 [M]. 北京：中国医药科技出版社，2011.

第十六章 郭 雍

郭雍（约1106—1187），字子和。祖籍洛阳，出身儒门，其父师事程颐，对《周易》研究颇深，郭雍能传其父学，通于世务。常年隐居峡州（今湖北宜昌），游浪长杨山谷间，自号白云先生。

艾灸合汤药治壮年伤寒

一、案例

曾有一个壮年男子，认为自己正值盛年，不需要保健养生，从而在饮食上随心所欲，想吃肉的时候就大口吃肉，想喝酒的时候就呼朋唤友，不醉不归。家人曾多次劝阻过他，饮食要有节制，但是他都当做耳旁风。有一天，该男子再次大量饮酒吃肉后，患上了感冒，最开始的时候他身体发凉，拉肚子，手足厥逆，额头上冷汗淋漓，浑身疼痛，他痛苦地呻吟着，身体痛到僵硬，以至于不能翻身，但是却没有昏迷，也不恍惚，其家人请郭雍为其诊治。郭雍看后认为，病人安静，并没有昏迷谵妄，其自汗自利，四肢逆冷，身重不能起，浑身疼痛如被杖打，以上种种症状，皆为阴证的表现。郭雍令其服用四逆汤，灸关元穴、三阴交穴，效果不佳。郭雍认真思索后，令其加服炼金液丹，患者服药后，利、厥、汗皆少，但是如果汤药和艾灸稍缓，则诸症复出。如此反复进退三天三夜，患者的阳气虽然得以恢复，但是症状却又像太阳病一样，郭雍不敢让他继续服药了，让其静以待汗。在第二天和第三天的时候，该男子白天烦躁不已，谵语，斑出，热甚。郭雍无可奈何，只能给予其调胃承气汤。男子服药后，得利，大汗而解，痊愈。郭雍告诫男子以后不可再任性妄为，不可食酒肉而无节制，理应健脾益气，滋肾养阴，身体安才可万事安。

郭雍出身儒学世家，他的父亲郭忠孝从师于程颐，对《周易》研究颇深，著《兼山易解》，号兼山先生。郭雍因幼年多病喜好医术，遍访名医，与常器之、康醇道辈友善，深悟岐黄之道。郭雍传父兄之学，通世务，隐居峡州，游浪长阳山谷间，号白云先生，峡州太守任清任、湖帅张孝祥举荐他，朝廷征召，号冲晦处士。宋孝宗熟知他贤良，时常对辅臣称赞他，命所在州郡的官员逢年过节要送礼慰问。淳熙中封郭雍为颐正先生，令部使者将郭雍所讲的内容记录上报。郭雍儒医兼治，经常向太医常颖士学习，得到常的指导传授后，诊病可以洞彻病情。郭雍在闲暇时间经常翻阅张仲景的书，深入研究，兼采《素问》《难经》《备急千金要方》《外台秘要》《活人书》以及庞安常时、常器之等方论。郭雍不断地积累经验，最终撰成编著成《伤寒补亡论》二十卷，为后人所用。

二、解读

1. 这则案例中，郭雍先后几次调整用药，在前两次治疗效果不好时并未放弃，而是一直认真思索，找寻治疗方法，说明他博极医源，精勤不倦。

2. 郭雍作为医家，医术高超，在治疗疾病的过程中详细分析病人的症状，辨证为伤寒阴证，对症下药，最终使其痊愈。他不仅医治好该男子，而且在日常生活方面细心劝诫男子以后要注意爱护自己的身体，保持健康良好的生活方式和饮食习惯，说明他医者仁心，关爱病人。

三、出处

1. 元・脱脱 . 辽史 [M]. 北京：中华书局，2016

2. 宋・郭雍 . 伤寒补亡论 [M]. 郑州：河南科学技术出版社，2014.

第十七章 陈自明

陈自明，南宋医学家，字良甫，临川（今属江西）人，曾任建康府明医书院医谕，因认为前代妇科诸书过于简略，曾遍行东南各地，访求医学文献。陈自明采集各家学说之长，附以家传经验，辑成《妇人大全良方》，对妇科证治方法收集较为详备，另著有《外科精要》等。

第一节 针灸药合用治惊风发搐

一、案例

曾有一小儿惊风抽搐，昏迷了整整六天，父母心急如焚，遍寻名医诊治，却诸药无效。在他的父母马上就要放弃的时候，有人向他们推荐了医家陈自明。

陈自明看过小儿之后，告诉其父母自己可以救活他，父母大喜过望，恳求陈自明救其子，陈自明念其爱子心切，答应了他们。陈自明在小儿足心的涌泉穴进行针刺，一刻钟后，小儿便苏醒了过来。其父母感恩戴德，连连向陈自明致谢。陈自明却说："小儿之所以会得这个病，是因为你们喂养过多导致伤食，而宿食成痰，痰壅作搐，虽然今天他暂时醒了过来，但宿痰在他体内并没有被完全清除干净，未来可能还会复发，你们应该给他继续服药以祛除病根，否则会导致他精神欠佳，逐渐萎靡，从而会再次昏迷，最后一定会发展成痫病。"可小儿父母却认为陈自明是为了卖药求财故意这么说的，并没有相信他，反而将他撵了出去。陈自明没有多说什么，拿起自己的药箱，转身就走了。小儿父母还到处造谣陈自明为了求财，诅咒他们的孩子日后必得痫病。

时间一天一天过去，转眼间来到了第二年的八月，小儿果然出现痰迷之症。小儿父母这才幡然醒悟，想起来陈自明说的话，急忙上门去求陈自明为其儿医治。陈自明听后就拿起药箱跟他们回家了。小儿情况十分危急，抽搐不已，陈自明认真思索一番后决定用黄连、山栀泻其浮越之火，胆星、白附子炮去其壅积之痰，茯神、远志、石菖蒲、朱砂以安其神，麝香以利其窍，和神曲糊为丸如黍米大，灯心汤送服。用此方调理半年后，小儿再未复发。半年后，陈自明灸小儿风池穴、曲池穴、手三里穴后，小儿彻底痊愈，其父母感激不尽，亲自登门为之前的言行道歉。

二、解读

面对患儿父母的质疑和诬陷，陈自明没有据理力争，为自己辩解，只是默默地离开了。在第二年小儿再次昏迷时，陈自明不计前嫌地为他医治，使其痊愈，说明其具备厚德载物，宽以待人的品格，值得大家学习。

三、出处

清·魏之琇．续名医类案 [M]. 北京：人民卫生出版社，1987.

第二节　巧用针药治子悬

一、案例

丁未年六月，罗新恩的妻子黄氏有孕七个月。她在出远门回家以后，突然觉得自己腹中的胎儿来回翻动，且越动越剧烈，导致自己腹部越来越痛，甚至冲心而痛，使她辗转反侧，坐卧难安。罗新恩心急如焚，立马找人请来了两位大夫，经过诊治后，两位大夫却接连摇头，认为该胎儿已经在其夫人肚子里死亡了，表示自己的医术有限，无力回天，只能将胎儿打下来。两名大夫将萆麻子去皮研烂，加麝香调和后贴在夫人的下腹部，片刻后夫人因药力过猛，性命垂危。两位大夫束手无策，只能请陈自明过来诊治。

陈自明诊视后，发现夫人两尺脉沉绝，其他的脉平和。陈自明问这两位大夫："请问二位契兄诊断为何病？"两位大夫回答道："此为死胎也。"陈自明又问："何以知之？"两位大夫回答道："两尺脉绝，以此知之。"陈自明继续问道："请二位说出此在何经？"这时二位大夫却回答不出来了，遂问道："陈大夫认为这是什么病症？"陈自明回答道："此为子悬也。若是胎死，却有辨处。夫面赤舌青者，子死母活；面青舌青吐沫者，母死子活；唇口俱青者，母子俱死，是其验也。今面色不赤，舌色不青，其子未死。其证不安，冲心而痛，是胎上逼心，谓之子悬。"二位大夫听后恍然大悟，连连点头。

陈自明为夫人开了十副紫苏饮子，当归三分，甘草一分，大腹皮、人参、川芎、陈橘皮、白芍药各半两，紫苏一两，姜四片，葱白七寸，水煎温服。并配以针刺，主穴取公孙、内关、膻中、足三里、太冲，配穴取太溪、照海、三阴交、肾俞、肝俞，治疗后患者痊愈。紫苏饮子主治妊娠胎气不和，怀胎上迫胀满疼痛，即所谓子悬。紫苏饮去川芎名七宝散，出自《普济本事方》，此方兼治气结导致的临产惊恐，连日不下。

子悬是由陈氏首次命名的妇产科疾病，一名胎上逼心。其证多因平素肾阴不足，肝失所养，孕后阴亏于下，气浮于上，冲逆心胸，以致胎上冲心而痛。陈自明所用紫苏饮子乃理气安胎的主方，营血充而气机畅，故胎气得安。

二、解读

1. 当夫人出现胎上冲心而痛时，两位大夫诊断为死胎，而陈自明却通过望闻问切，诊断出夫人为子悬，说明陈自明诊病详细，不人云亦云，而是辨证分析，怀揣着科学严谨的态度为患者诊病。

2. 在整个治疗方案中，陈自明思路清晰，在正确诊断的前提下，准确地应用了紫苏饮子治疗子悬，挽救了患者的生命。这体现了陈自明的高超医术，也说明了他心系病人，设身处地地为病人考虑。

三、出处

清·魏之琇．续名医类案 [M]. 北京：人民卫生出版社，1987.

第十八章 程孟博

程约，字孟博，宋代针灸家，婺源（今属江西），《婺源县志》载其家族世代为医，尤长于针灸。程约世业医，承家学，得针灸之妙。

声东击西取折针

一、案例

程约是南宋著名医学家，他的家族世代行医，远近闻名。他自小就耳濡目染，渐渐地，小程约的心里便种下了一颗救世之心。长大以后他也继承了家业，努力钻研医术，悟得针灸医术的真谛，悬壶济世，四处行医。

相传当地太守韩瑗一直身患有疾，突然一日疾病发作，县里的大夫马荀仲赶来为其诊治，马大夫用户针刺其右胁，以泻肝胆湿热，通经活络。太守韩瑗过于紧张，身体不自主地颤动了一下，结果导致针入了一半，另一半折在了身体里。马荀仲见状十分慌张，满头大汗，束手无策。

危急之时，马荀仲急忙唤人去请程约。程约听后拿起药箱赶来，仔细地诊断之后，他在太守的左胁刺入一针，行针手法为泻法。马荀仲十分不解，不明白程约为何要这么做，却也不敢贸然询问，只能站在原地默默观察。过了不久，太守韩瑗右侧的断针自行浮出穴位。程约拿起断针对马荀仲说道："以后再出现类似的情况，切勿太过慌张，我们作为医者，自身应保持沉着冷静，这样患者才能相信我们。"

经过程约的医治，太守的病逐渐痊愈。太守高兴极了，奖赏了程约很多东西，但是都被他拒绝了，程约表示这是做一名医者应该做的，不该受此厚礼。自此，程约高超的针灸医术远近闻名，家喻户晓，前来求诊问药的人络绎不绝。程约每天都忙于医治各种各样的患者，见识到了很多疑难杂症，大大丰富了自己的医疗经验。

后来，程约将其多年积累的医术经验编纂成《医方图说》，希望这本书可以给后人多一些治疗疑难杂症的参考，但很可惜的是，这本著作遗失在历史的长河里。

二、解读

1. 这则案例中，程约面对太守体内的断针，并没有惊慌失措，而是沉着冷静地处理了这次事故，体现了程约遇事波澜不惊，心思缜密。

2. 程约解决了太守断针的难题，令太守十分高兴，太守想要奖赏于他却被拒绝，体现出程约的为人正直，正气清名。

三、出处

明・江瓘 . 名医类案 [M]. 北京：人民卫生出版社，2005.

第十九章 张元素

张元素，字洁古，金之易州（河北省易县军士村，今水口村）人，中医易水学派创始人，他自幼聪敏，8岁应“童子举”，27岁试“经义”进士，因犯“庙讳”而落榜，遂弃仕从医。张元素所处时代略晚于与其同时期的医家刘完素，他著有《医学启源》《脏腑标本寒热虚实用药式》《药注难经》《医方》《洁古本草》《洁古家珍》及《珍珠囊》等，其中《医学启源》与《脏腑标本寒热虚实用药式》最能反映其学术观点。

针药并用治前阴臊臭

一、案例

张元素正在诊病，一位饱受身体异味困扰的病人前来求助，每个经过他身边的人都捂住了鼻子，加快自己的步伐远离他。张元素也闻到了那股令人不适的气味，但他忍住不适，将病人请进诊室，耐心仔细地询问病情。此病人看到张元素愿意给他诊病，毫无嫌恶之意，非常感动，没说几句话，就潸然泪下，将心中的委屈全部说了出来。

原来，该病人富甲一方，锦衣玉食，每天宴请亲朋好友，好不痛快。可最近不知是什么原因，有一天酒后起来，他闻到一股奇怪的味道，一开始他并未在意，认为是自己没有及时沐浴更衣的原因，便吩咐下人为他沐浴，可并无效果，异味依然存在。他身上的异味一天比一天重，这臊臭的味道，使所有人见了他都要躲得远远的，往日高朋满座，觥筹交错，如今却门可罗雀，无人拜访。病人因这难言之隐也无心出门，他百思不得其解自己为何会得前阴臊臭这个怪病，只能在家中借酒消愁。家人为他遍寻名医，开了药却没什么效果。他心灰意冷，连日酗酒，酩酊大醉。不料非但没有消除愁云，反而惹得腹中不和，最后不得已，只能求治于张元素。张元素仔细耐心地诊察一番之后，开出处方：针刺少冲、行间，均用泻法。张元素见病人半信半疑，便解释说：“前阴之疾，与足厥阴肝经有关，症多因郁怒伤肝，肝气郁结，日久化火，横逆犯脾，以致脾胃受伤，运化失宜，湿热内生，郁而化热，湿热合邪，流注下焦，这个病就是这个原因引起的。前阴臊臭为心肝火旺之症，实则泻之，二穴均用泻法，以泻其热，所以从心经与肝经中选取穴位。泻行间，因肝属木，行间是肝经的子穴，属火，泻行间意在清肝泻火。肝火平则脾胃和，脾胃和则湿热清。泻少冲，因心属火，心经为肝经的子经，肝实则泻其子经则泻心经，少冲是心经的井穴，井穴均能泻热。先于肝经泻行间以治其本，后于心经泻少冲以治其标。”

针后，男子的肚腹轻松了不少，他喜出望外，连连感叹中医针刺的神奇。张元素又为他开出柴胡、泽泻、车前子、木通、生地黄、当归、龙胆草等少量药物调理。经过张元素耐心的治疗，病人前阴臊臭的气味渐渐地消失了，张元素嘱咐他平日一定要多加注意饮食，忌食肥甘厚味，不要酗酒。

功夫不负有心人，张元素通过不懈努力，整理总结了《黄帝内经》《难经》《中藏经》中有关脏腑辨证的医学理论，并且汲取《备急千金要方》《小儿药证直诀》中脏腑辨证用药的经验，结合自己的临床实践经验，建立了以寒热虚实为纲的脏腑辨证体系，在医学发展上起到了承前启后的作用，成为易水学派的开山鼻祖。

二、解读

1. 在所有人都嫌弃病人体味过大的情况下，张元素并没有对他抱有偏见，反而耐心为他诊治，细心地询问了他的病情，详细地为他制定的治疗方案，说明其具备作为一名医生的职业道德。

2. 这则案例中张元素仅仅选用两个穴位就治好了该男子的前阴臊臭，用穴少，学理精，一泻子经，一泻子穴，法专于泻，着眼于肝。虽未用健脾和胃之穴，而泻肝实已寓和脾胃中。从张元素治疗这例前阴臊臭案，能看出其发扬医理，巧妙用方，在针灸的治疗上勇于创新、另辟蹊径的工匠精神。

三、出处

1. 高武 . 针灸聚英 [M]. 北京：中国中医药出版社，1997.

2. 张载义 . 针方奇谭 [M]. 北京：中国中医药出版社，2016

第二十章 姜仲云

姜仲云，金元眼科名家，张从正晚年之师。

泄血法三日治愈张从正眼疾

一、案例

张从正曾经患目赤病，患处红肿而且睁不开眼，发病也没有固定的时间。他偶然遇到姜仲云，当时患眼疾已经一百多天，眼睛畏光隐涩，肿痛不止。

这时眼科医生姜仲云突然说：这种症状适宜从上星穴到百会穴，用针疾刺四、五十下，在攒竹穴、丝竹空穴和鱼腰穴处浅刺，用草茎弹此处，达到放血的目的。照他所说的进行治疗，这三处血出如溪流，出血量大约一合，第二天病就好了大半，三天之后完全康复。

张从正深深赞叹姜仲云的精湛医术，以至于叹息道："一百多天的痛苦，一天就解除了，学医半辈子，却仍然不了解这一方法，不学习行吗？"姜仲云的治疗启发他，小孩只有疮痈在眼部，是热气不散导致的，应当降心火，泻肝风，益肾水，就可以痊愈。如果是成年人眼睛突然发病的情况，则应该用汗、吐、下法。如果病人的火在表，则应该出汗；如果火在上焦，则应该用吐法；如果火在下焦，则应该下法。放血法与发汗法，名称虽然不同但实际上是相同的，所以记录在《铜人》中，并应用五个穴位上进行诊治。

二、解读

1. 这则案例中，姜仲云发现张从正被眼部疾患所困扰时，立刻施以援手，精准地用放血手法解除患者的病痛，体现医者的医术精湛。

2. 姜仲云作为医者有着严谨的科学态度，在准确辨证的前提下，并没有采用大部分医家一直采用的发汗法，而是创造性地采用了放血法，体现了姜仲云没有被传统所束缚，而是看到了放血法和发汗法本质一样的道理。

3. 认识事物的本质和实践是密不可分的，姜仲云不止认识到放血法可以最快地治疗张从正疾病，并且熟练地选用最为有效的放血部位，才使疾病三天而愈，说明姜仲云行医过程中注重实践，医术高超。

4. 张从正被姜仲云诊治痊愈后，不禁反思自己虽然行医多年，但仍有不足，并且细细分析了姜仲云使用放血法的机理，将小儿的治法和大人区分开来，更深一步了解了放血法和发汗法的本质，掌握了这一方法，并且记录在《铜人》一书中，说明他见贤思齐。

5. 在眼疾康复后，张从正不禁感叹，虽然自己行医半生，却依然不了解这种方法，说明自己在行医方面还有很长的路要走。这体现了张从正虽为名家大医，但依然虚心求教，怀着终身学习的理想抱负。

三、出处

金·张从正.儒门事亲[M].北京：人民卫生出版社，2005.

第二十一章 张从正

张从正（1156—1228），本名从正，字子和，号戴人，睢州考城（今河南兰考县）人，“金元四大家”之一，是“攻邪派”的创始人。

第一节 倒仓、泻下、发汗与“合谷刺”法治枯涩痹

一、案例

张从正十分了解《难经》《素问》，医术与刘守真一脉相承，用药多为寒凉，然而治疗疾病每多验效。古代医书《汗下吐法》认为，有不应当用汗法却误用汗法，有不应当用下法却误用下法，有不应当用吐法却误用吐法，导致病人去世，各有经络、脉络和脉象的机理，相传这本书是黄帝、岐伯所著。而汗、吐、下法要属张从正使用得最精准，这套方法也号称“张从正汗下吐法”。医术庸浅者学习汗、吐、下法的药方，但是却不懂得切脉看病，往往会失治误治。

一日，张从正正在出诊。有一位姓梁的商人，六十多岁，来寻求治疗。这位患者一日早起梳头时，突然发现左手手指麻，过了一段时间，一半的手臂都逐渐感觉麻木，一会儿整条手臂都感觉麻，一会儿一半头部也感觉麻。等到梳洗完毕，从胸胁到腿全部都麻，此后的两到三天都大便不通。去问别的医生，都诊断为受了风邪，用了药物也用了针灸，都没有改善，于是来张从正处寻求医治。

张从正诊断道：“左手三部脉象皆是伏脉，比右手脉象小三倍，这是枯涩痹的表现。不能将病因全部归于风邪，也有火邪和燥邪相兼的病因。”于是他用涌法、泄下法和汗法进行治疗，患者的麻感立刻止住了。然后用具有辛凉之性的药剂进行调理，又用润燥的方剂来濡润燥邪。这样治疗之后，患者只有无名指还有麻木的感觉。张从正认为病根已经解除了，这是一点剩余的病邪，又开始针刺合谷。张从正选取天空晴朗的一天，开始针刺溪谷，用《灵枢》中的鸡足法，向上进针，三进三出之后结束，再起针，向下进针，将针送入皮肤，只留手指之间的一点空隙，这样针刺之后，手热得像火一般，手指麻木的感觉完全解除。患者痊愈后，张从正感叹道：“从前刘河间作《素问玄机原病式》这本书，常将麻木感和涩感共同归在燥邪的病因之中，他这样的医者才是真正了解病机的人。”

二、解读

1. 在这则案例中，为了祛除患者无名指的余邪，张从正采用了《灵枢》记载的合谷刺法，体现了其熟读古籍经典，博古通今，医术高超。

2. 在治疗病人过后，张从正体会到，刘河间在其所著的《素问玄机原病式》将麻木感和涩感，同归于燥邪的病因之中的合理性。张从正通过将自己的诊病经历与他人的学术观点对比，发现了其他名医的长处。张从正对刘河间的高明医术和对疾病病机的独到见解大加赞扬，体现了其见贤思齐的精神。

3. 在大部分医家都认为病人是受了风邪的情况下，张从正利用脉象准确判断出患者的症状是枯涩痹的表现，病因不只是风邪，也有火邪和燥邪，并准确施治，说明其勇于面对挑战。

三、出处

金・张从正．儒门事亲 [M]. 北京：人民卫生出版社，2005.

第二节　铫针加草茎刺鼻放血治暴盲

一、案例

张从正先在浑源（今山西浑源县）刘从益门下学医，后师从刘完素，在学术思想和用药方面深受刘完素影响，用药多主寒凉，治病疗效很好。张从正在大定、明昌年间，就以医术名闻天下。金代兴定时期，金宣宗完颜征召张从正入太医院，但张从正生性自由，不久便辞职归家，四处游历行医，并以其医术高明名扬东州。张从正游历时也与其门人谈论医术，讲明奥义，辨析至理，并将医理传给他的门人弟子。

一日，张从正游历到西华，路遇一位眼睛突然失明的少女。张从正立即出手相助。经过诊断，他认为这是相火病，是太阳、阳明经脉气血俱盛导致的，于是立刻针刺女子攒竹穴与顶前五穴，又用草茎放出许多血。放血之后，少女的眼睛立刻恢复光明，视力像平时一样，完全康复。

二、解读

1. 在这则案例中，女子眼睛忽盲，张从正通过对其体征和病症的把握，准确判断出这是相火，为接下来的施治提供了保证。在分析病症时，他发现病人原本应多血少气的太阳经脉，因为相火而气血俱盛，而阳明经才是气血俱盛的经脉，这则案例体现了张从正秉持实事求是的态度，并且制定出正确的治疗方案，从而使病人痊愈。

2. 张从正只是简单地针刺攒竹穴和顶前五穴，大量放血，病人的疾患就立刻解除，说明张从正辨证准确，所提出的治疗方案简单快速，不会给病人增加更多的痛苦，而且可以起到立竿见影的治疗效果。这说明其不仅医术高超，而且关心病人，将病人的感受放在第一位，具有医者仁心的精神。

三、出处

金・张从正 . 儒门事亲 [M]. 北京：人民卫生出版社，2005.

第三节 草茎刺鼻放血治面肿

一、案例

张从正认为疾病是由邪气造成的，邪气或由体外入侵而来，或由体内变化而生，邪气停留于体内而不祛除，是一切疾病产生的根本原因。

张从正指出：由于邪气的来源有三，性质各不相同，因而侵犯人体的部位也有所区别。在天的邪气，如风暑水湿燥寒，多发于人体的上部或者上焦；在地的邪气，如雾露雨雹水泥，则会侵犯人体的下部或者下焦；居其中的邪气，如六味酸苦甘辛咸淡，则多发于人体的中焦。这就是人体被邪气侵犯的三个病因。

南乡有一位书生，名叫陈君俞，就在他要去参加秋试的时候，头部和项部全部肿胀，连成一片，形状像半个酒壶。张从正听闻此事，便去他家出诊，在诊脉时发现他的脉象洪大，张从正借用《黄帝内经》的原文说："出现面部浮肿的人，是受到了风邪，而且风邪病发于阳明经上。足阳明胃经为多气多血之经，在阳明经上出现风邪的人，宜采用汗法。"于是给予陈君俞通圣散的处方，并且加入生姜、葱根、豆豉，共同煎成一大盏，让病人服下，微微发汗。等到第二天给患者针刺鼻中穴位，又将草茎放在鼻子中，挑刺放出大量的血。经过放血后，病人面部肿胀立刻消下去了。

二、解读

1. 在这则案例中，张从正借用《黄帝内经》中治疗面肿风邪发于阳明经的方法，对病人使用汗法。并且根据病人的状况，调整了汗法的使用，嘱咐病人微汗，将古籍中的方法传承创新，加以运用。他没有完全照搬《黄帝内经》中的汗法，而是根据实践加以创新。并且根据实际情况，在通圣散中加入更适合病情的药物。正是这种实事求是的做法，使病人迅速痊愈。

2. 张从正治疗思路清晰，在正确诊断的前提下，将汗法、方药、针刺放血法同时应用。这不仅体现了张从正高超的医术，也说明了其急病人之所急、苦病人之所苦的仁爱之心。

三、出处

金・张从正 . 儒门事亲 [M]. 北京：人民卫生出版社，2005.

第四节　铍针放血治肾风面黑

一、案例

虽然张从正主要的学术思想是攻邪理论，但他对汗、吐、下法的运用也十分精确恰当。这三种方法的内容很广泛，在治疗中的作用也是非常重要的。正因为张从正强调了病邪在发病过程中的重要性，所以说其主张治疗以攻邪为主。

棠溪有一位居民叫桑惠民，因为中风，脸部皮肤已经变成黑色，并且因为怕风而不敢出门，但是脸部瘙痒感不停，眉毛已经完全脱落，结痂形成癞疮。病人感觉十分痛苦，这已经严重影响了他的生活。他四处求医，医治了三年之久，听闻张从正来到棠溪，立刻前来求诊。

经过详细的检查之后，张从正判断说："这不是癞疮。借用《素问・风论》的理论阐释这个问题，这应该是肾风，其表现为出汗多而且恶风，脊背疼痛难忍，不能直立，脸上的皮肤颜色黑，脸部浮肿。现在您的症状恰巧符合肾风的表现。"

张从正为病人使用的治疗方法是用力针刺病人的脸，大量放血。刚开始病人的血应当像墨汁一样黑，三刺下去血就变颜色了。张从正从额上下针直至颅顶，血液立刻流淌出来，果然如墨色一样。张从正在比较肿胀的部分都进行针刺，唯独不针刺外眼角处，这是因为少阳经循行过外眼角，而少阳经是少血多气的经脉，所以此处不进行针刺。隔一天再一次进行针刺，血色是紫色的。两天后又刺，他的血色变红。病人最初针刺时感觉痒，第二刺是额头觉得疼痛，第三刺已经痛不可忍，这是邪气退而造成的。等过了二十多天，再轻刺一遍，整个治疗结束，每次针刺必须用冰水清洗病人脸上的血。十天后病人脸上的黑色褪去，一个月面色逐渐转红，三个月面色则恢复成红色和白色。可惜的是病人没有服下除病根去热的药，导致疾病复发，但张从正在东方出诊，没有办法再给患者治疗。

二、解读

1. 在这一案例中，张从正用《素问》中所记载的内容，分析出患者的症状与肾风病相符。说明其熟读古代医家经典，将《素问》中的医案熟练应用，为当今诊断也做出贡献，体现了其博古通今的大医风范。

2. 在病人四处求医多年，很多医生都认为其患有癞疮时，张从正却没有持相同观点，而是通过分析病人的症状和古籍里的记载，准确诊断出病人患的是肾风病而不是癞疮，并且正确施治，最终使病人痊愈。

3. 张从正在进行针刺治疗时，虽然针刺了面部大部分乃至颅顶，但是却避开了外眼角处，是因为少阳经循行于外眼角，而少阳经身为少气多气之经，不宜放血。这体现了张从正身为医者的细心，同时也说明他对病人的关心。张从正遵循放血的禁忌证，避免病人受到不必要的伤害。

4. 虽然治疗过程较长且针刺后也需要调养，但张从正细心观察病人感受，使病人邪气祛除而正气得到恢复，且在治疗后的复诊中也仔细观察病人的面色，跟踪诊断以防疾病复发，体现了作为医者的张从正不仅拥有超群精湛的医术，更有关心病人的高尚职业道德。

三、出处

金·张从正. 儒门事亲 [M]. 北京：人民卫生出版社，2005.

第五节 以木梳作按摩工具治妇人乳汁不下

一、案例

关于产后缺乳，张从正认为哺乳期妇女有一部分是天生没有乳汁的，对于这种情况，只能通过食疗使乳汁暂时出现，并没有更好的治疗办法。但是大部分病人，并不是因为体质问题，而是因为产后抑郁出现少乳，情绪紧张、焦虑、忧郁、睡眠等因素都可直接或间接影响乳汁的分泌。比如有的病人因为啼哭，劳累或者悲伤愤怒郁积，使气机闭塞，才导致乳脉不通畅。

张从正认为，对于后天因素导致的乳少现象，可以用精猪肉炖煮清汤，在饭后调益元散五钱或七钱，连续服三五服。另外，用木梳子梳乳房，来回百余遍，则乳脉通常，乳汁自然会分泌。用猪蹄汤烹调美味服下，乳汁也能出现；一次吃四个熟猪蹄，也能有效。针刺两侧的肩井穴，对乳少也有疗效。

二、解读

1. 张从正注意到，由于体质不同，一些哺乳期的妇女天生没有乳汁。或者因为产后情绪波动大，乳脉闭塞不行。产后缺乳虽然不是严重的疾病，但是也可以成为病人的苦恼。妇女哺乳期时有诸多禁忌证，因为乳汁会随着母体直接传给新生儿，所以哺乳期妇女用药更要小心斟酌。张从正在治疗乳汁不下时，多用食疗，如猪蹄汤和猪肉炖清汤等，他以易得的食物作为处方进行治疗，充分体现了其人文关怀。

2. 在治疗乳汁不下时，张从正提出用木梳子按摩，疏通乳房，使乳脉通畅。此法方便简单、易于操作，可以更广泛地被病人使用。与传统的针灸或用药不同，木梳梳乳房没有明显副作用，十分适合哺乳期妇女使用。张从正创新地使用木梳子疏通乳络的方法，体现了其改革创新的优秀精神。

三、出处

金·张从正. 儒门事亲 [M]. 北京：人民卫生出版社，2005.

第二十二章 王怀隐

王怀隐（925—997）出生于五代时期，宋城睢阳（今河南商丘睢阳）人，初曾为道士，居京师津隆观，以医术精湛知名后，因宋初主编《太平圣惠方》而《宋史》有传，任翰林医官使。

膏方作摩法介质治鼻塞

一、案例

王怀隐曾经是道士，居京师津隆观，他精通医术，声名远播，得到宋太宗的赏识。宋太宗诏王怀隐为官，刚开始将他封为尚药奉御，后升迁为翰林医官使。王怀隐顺利治愈吴越王之子钱惟浚之疾，深受赏识。当时宋太宗重视医药，并命令翰林医官院搜集各种方剂多达万余首。王怀隐和副使王佑、郑奇并等人共同整理，以病归方，每类之下，以《诸病源候论》作为第一位，接下来便列方剂，共一百多卷，按照脏腑病归类。整理工作在淳化年间完成，宋太宗亲笔题序，赐名为《太平圣惠方》。

王怀隐在《圣济总录》中，记载了多种治疗小儿鼻塞不通的方药，比如治小儿鼻不闻香臭用龙脑散方，将龙脑、瓜蒂、赤小豆碾为细散，再加半钱黄连，搅拌均匀，在小儿睡前吹入鼻子中，不一会便有清水流出，即可治愈。

治疗小儿鼻塞不通，也可以用羊骨髓膏方。羊骨髓和熏陆香各三两，放在铫子中慢火熬成膏状，去除渣滓后，放入瓷器中贮存，用做好的膏体按摩鼻背，使鼻子通气。这个方法也十分有效。

二、解读

1. 对待小儿患者，王怀隐采取了药膏按摩的治疗手段。这种方式使用简便，易于推广，经简单学习就可掌握要领，在小儿发病时可以立即使用，且无副作用，大大减少了病人的痛苦。这体现了王怀隐因人施治，努力为病人着想的大医精神。

2. 在治疗小儿鼻塞时，王怀隐创造性地提出了鼻背按摩法。小儿稚阳之体，使用方药难免会有副作用。将羊骨髓和陆香熬成膏状在鼻背表面按摩，不但能够快速起效，又较其他给药途径更为安全，副作用少，便于随时观察小儿鼻塞情况，了解病情变化，可随时加减更换药物，具有稳定可靠的特点。

三、出处

宋・曹孝忠 . 圣济总录 [M]. 台北：华冈出版有限公司 .1978

第二十三章 杨子建

杨子建，生卒年不详，宋代医家，著有《十产论》《难经续演》《护命方》和《通神论》等。《十产论》成书于北宋元府年间（1098—1100），是中国古代妇产科医学的重要文献。杨子建总结宋代妇产科临床实践，对各种难产的论述切合实际，具有较高科学水平。《十产论》中的转胎手法，是关于异常胎位转位术的最早记载，较法国医生阿姆布露斯·巴累所创的异常胎位转位术早500余年。

转胎手法治胎位异常难产

一、案例

自古以来，妇人难产是最容易对女性造成生命威胁的。杨子建十分擅长治疗妇人生产时出现的各种症候。在1098年前后写成《十产论》，后来南宋医学家陈自明在《妇人大全良方》记载了杨子建的妇科论述。

杨子建善于治疗各种产难之症。据《十产论》记载，在当时的赵都（今河北邯郸）有一个四品官员的夫人，宋代也称“运恭人”，这位夫人每次生产都会难产，而且会伴有肠管脱出，不能自行回纳。当时其他医生都不知道怎么治疗，而杨子建说这是“盘肠产”。他从在建昌时遇到的一位产婆那里学到一种方法：用醋半杯，新打上来的凉水七分，用碗调和，含在口中喷产妇的脸，每喷一次产妇的肠管都会回缩一下，一般三次就好了。杨子建遇到这种情况就用这种方法治疗，并且说，“这是很好的方法，后代的学习者一定要了解。”

杨子建认为难产有诸多情形，像横产、倒产、偏产等都可以运用手法调整胎位。他将产母用力太过导致的小儿身体横而不下称为横产，将产母胎气不足、用力太早导致的胎儿先露其足称为倒产。此类症状据其记载都可以运用转胎手法进行治疗。

对于横产，杨子建在《十产论》中载：“凡推儿之法，先推儿身，令直上，渐渐通气，以中指摩其肩。”也就是将胎儿身体推为竖直，然后再用中指按摩，让其肩部向上，并且逐渐修正胎位。需要注意的是，产母要取仰卧位，等到胎儿位置正确，再令儿下生。杨子建也强调，如果不是精通医道的妙手，不要擅自运用此法，放纵愚钝，便会损伤人命。

治疗倒产时，杨子建则认为勿令产妇惊慌，也不要用力，医生用手在产门中抬起小儿的足部，让足部从一侧上升，令头部从另一侧下降，直到胎儿转身，所谓“门路正当”之时，服用催生药，借助药力，用力一送，胎儿则能顺利产下。

二、解读

1. 这则案例是对手法正胎的最早记录和详细描写，是杨子建在医疗实践中总结的经验之法。这说明杨子建勇于挑战医学难题，具有迎难而上的开创精神。

2. 杨子建能够深入地钻研医学冷门，对妇人难产进行归纳总结，用实践检验自己的对于疾病的认识，并且汲取了民间产婆丰富的经验，加以总结，说明其具备刻苦钻研的治学精神和博采众长的治学态度。

三、出处

1. 宋・陈自明 . 妇人大全良方 [M]. 北京：中国中医药出版社，2020.
2. 明・武之望 . 济阴纲目 [M]. 北京：人民卫生出版社，2004.

第二十四章 张杲

张杲（1149—1227），字季明，安徽人，南宋著名医学家。他出生于医学世家，其伯祖张扩师承庞安时，为北宋国医圣手，祖父和父亲也是当地名医。张杲医儒兼通，著有《医说》，对宋以前的百余位名医作传，也是我国最早的医史传记。

摩擦涌泉不染山中瘴气

一、案例

摩擦涌泉的养生方法流传已久，在宋代较为盛行。当时南方地区湿热严重，经常有山峦瘴气，使人感染瘴气之毒。张杲在书中记载：“有一个武官在当地任职多年却从没有感染瘴毒，并且面色红润，腰足轻快。后来有人问及，才知道他的保健方法是摩擦涌泉，每日五更起坐，两足相对，热摩涌泉无数，以汗为度。”人们开始相互效仿，这种方法从宋代开始便传播开来。

涌泉穴是足少阴肾经的起始穴。肾为“先天之本”，“涌泉穴”意为肾经经气犹如泉水涓涓涌出，即“肾出于涌泉”，所以摩擦涌泉穴能温补肾经、益精壮骨，也能滋阴降火，祛湿消肿，治疗腰酸腿软、头晕目眩、四肢浮肿和咽喉肿痛等。

对于涌泉和肾的关系，张杲在《医说》中还记载过一个故事。无锡有一个姓游的人，少年时酒色无度，后来得了疾病，总是不能痊愈。等到疾病危急的时候，他和家人说经常在半睡半醒时看到两个衣着华丽的女子，身高约有三四寸，每每都是从足部涌泉出来，冉冉走到腰部就消失了。他本来以为是妖精，后来有一位名医经过，分析梦中女子是肾中之神，因为肾中精气将绝，神不守舍才出现。

摩擦涌泉的具体方法是：在床上两脚相对分开，两手四指握足，以拇指指面摩擦涌泉穴，并从足跟推擦至涌泉，如此反复多次，以足底有热感为度。这种方法可自行操作，年老者也可以由家属帮助摩擦。

二、解读

张杲在《医说》中记载了一百余位名医的传记，同时记载了许多医林轶事、针灸疗法及杂病治疗的方法，对中医学史具有创新意义。摩足防瘴气来自于民间实践经验，张杲勤求博采，广为收录、推广，对中医文化传承起到了重要作用。

三、出处

1. 宋·张杲 . 医说 [M]. 北京：中医古籍出版社，2013.
2. 孙维良 . 摩涌泉法漫谈 [J]. 医学文选，1991（6）：58.

第二十五章　李东垣

李东垣（1180—1251），金代河北省正定人，本名李杲，字明之，号东垣老人，“金元四大家”之一，中医“脾胃学说”创始人，被称为“补土派”。

第一节　药灸并用治张元素风痰头痛

一、案例

李杲出生在一个书香门第，自幼天赋聪颖，沉稳安静，喜爱读书。李杲二十岁时，母亲王氏患病卧床不起，后因失治误治而去世，李杲因此立志学医。当时张元素是燕赵一带的名医，李杲学医心切，不惜离乡四百余里，捐千金拜其为师。凭借扎实深厚的文学功底，经过数年的刻苦学习，李杲尽得其学，成为一代医家大宗。

所谓风痰头痛，即风邪挟痰上扰清窍所致的头痛，患者往往表现为两颊青黄色、晕眩、不想睁开眼睛、少言少语、身体沉重、昏昏沉沉想要呕吐，李杲的老师张元素发病就是这样。同时，张元素也提出这种风痰头痛是厥阴、太阴合病造成的，治疗应该采用局方玉壶丸，再配合灸侠溪穴，即可治愈。

李杲记载道，白术半夏天麻汤是治疗痰厥头痛的方剂，青空膏是治疗风湿热头痛的方剂，羌活附子汤是治疗厥阴头痛的方剂。但如果是湿气在头的人，并且具有呕吐的临床表现，就不能简单地使用这些方剂治疗，因为湿气在头而呕吐是风痰头痛的典型表现。

这种感悟是熟练运用方剂，熟练掌握经典医书才能得出的。李东垣认为如果只知道使用古方而不懂辨证应用，不能够融会贯通为己所用，这不是精于医术者所为。只有在古方的基础上，实施辨证治疗，才可称得上名医。

二、解读

1. 在这则案例中，虽然不同证型的头痛有不同的主方，但是如果病人出现湿气在头的症状，并且出现呕吐的表现，就需要具体详细地辨证诊断。这体现了李东垣作为医者细心和因证施治的行医态度。

2. 李东垣认为，只有熟悉治疗原则并且熟练掌握古方，才能对病症有更深一步的体会。他主张既要理解治疗方法，又要融会贯通，这才是一个好医生需要做的。

三、出处

元・李杲 . 兰室秘藏 [M]. 北京 . 中国中医药出版社，2019.

第二节　药灸并用治头颈痈疮

一、案例

李东垣曾经说过，凡是头部及脖领以上出现有痈疮毒疖的，绝对不可以用炮制大蒜，也不可在痈疮的顶部使用灸法。如果误用灸法，则会使气血上行，痰涎、脓血会一起上攻，夺取掉病人性命简直易如反掌。在这种情况下，应当迅速在足三里穴使用灸法，同时在气海穴用灸法进行治疗，并且按照病情发展情况，逐渐给予病人祛除胸膈火热之邪和化除瘀血的药物，让病人的病情可以缓解。

足三里位于人体小腿，左右各有一个分布，可用灸法，灸五壮数。气海穴位于在脐下一寸，可以灸十四次，或者二十一次，也可以用骑竹马穴灸的方法。一切脑疽及咽喉生疽之病，在以前都属于不治之症，但是使用这种灸法，可以将毒从头颈部引到下方祛除，十分有效。

二、解读

1. 在这则案例中，李东垣即使遇到被视为绝症的脑痈，也努力寻找治疗方案，令其得到正确的治疗，造福了更多受疾病困扰的人。

2. 实践是检验真理的唯一标准，李东垣通过大量的实践和治疗发现，对于脑痈一症，炮制大蒜和灸法是不能使用的，同时创造出的新的治疗手段。这不仅造福了更多的病人，也完善了脑痈等症的治疗方案。

三、出处

明・朱橚 . 普济方 [M]. 北京：人民卫生出版社，1960.

第三节　灸药并用治阴寒湿邪腹痛

一、案例

李东垣认为脾胃为元气之本，是人身生命活动的动力来源，他突出强调了脾胃在人体生命活动中的重要作用，认为元气虽然来源于先天，但又依赖于后天水谷之气的不断补充，才能保持元气的不断充盛，生命不竭。他认为胃气是元气，只是名字不同。人身之气不外乎两种来源，或来源于先天父母，或来源于后天水谷，人在降生之后，气的先天来源已经终止，其唯一来源是后天脾胃，可见脾胃之气的重要性。

脾胃之气充盛，化生有源，则元气随之得到补充而充盛；若脾胃气衰，则元气得不到充养而随之衰退。基于以上观点，李杲治疗内伤虚损病证多从脾胃入手，强调以调治脾土为中心。

一日，一位妇女前来求诊，自述脐腹冷痛，白带久下不停，会阴部位也感觉冷痛，但是眼睛却感到火热，看东西模模糊糊看不清晰，牙齿怕热汤水，并有疼痛感。李东垣根据她的症状，用黄连细末擦于患处，疼痛立刻止住了。

这位病人只喜欢吃干的食物，特别讨厌喝汤水，这是寒湿在胞内的表现。肝经阴火向上溢出，游走于体表，所以阴火蕴含在眼睛中而目中溜火。肾水侵犯肝经而向上溢出到眼睛，使眼睛模模糊糊而看不清楚。牙齿怕热饮，这是阳明经有伏火的表现。

对于这类寒热错杂的病人，治疗方法应该是大泻寒湿，用丸药医治。所以说寒气在下焦时，应该采取平缓的治疗方案，绝不可以用汤散药剂，可以用酒炮制过的白芷、白龙骨祛除病人体内的寒湿，用炮干姜这种大辛大热之性的药物祛除寒水，用黄柏的大寒药性相因相用，起到引药的作用。所以古人说，人即使犯了重罪，也不能赶尽杀绝，为的就是能让他能够继续辅助其主人，这就是原先所考虑的用意，又清泻牙齿中的热气。用柴胡作为本经的引经药，用五分芍药进行引导。担心辛热的药性太过，有损肝经，所以当轻微清泻，用当归身的辛温之性去中和血脉，这样的用药方法就可以称得上很完备了。

二、解读

1. 在这则案例中，李东垣列举了患者寒湿胞中所出现的各种表现，并且一一解释其病因。同时由于下焦有寒不可用汤水，李东垣具体问题具体分析，以丸药来治疗，体现了灵活辨证论治的思维精神。

2. 在这则案例中，李东垣认为治疗寒湿与胞中，也应适当用寒性药，如黄柏作为引经药来使用，体现了其诊病抓住主要矛盾。

3. 由于治寒湿痹必用热药，同时李东垣也担心辛热太过，所以又用当归轻微泻热，体现了身为医者的李东垣思虑周全，十分注意病人状态的职业精神。

三、出处

元・李杲 . 兰室秘藏 [M]. 北京 . 中国中医药出版社，2019.

第四节　三棱针放血治风痰眩晕

一、案例

金元时期是中医理论迅速发展的阶段，涌现出了许多著名医家。李东垣不但在中医药理论的基础上有所发挥，并且对针刺理论也有研究，其师张元素，师弟张壁、王好古都是当时的针灸高手，他们对针灸补泻手法有很深入的研究。在针灸疗法中，刺络放血是李东垣针灸学术思想的重要内容，他的刺络放血疗法是“本于内难”，受《黄帝内经》影响较大，同时尊古扬新，治疗疾病时强调以经脉为主。

李东垣曾经治疗过一位年近七十岁的参政官员的眩晕病。当时正是春季，患者面部红赤，像喝醉酒一样，自觉胸中有内热不能散出，胸口有黏稠的痰，经常出现眩晕，自诉如行在云彩中间，风一吹就有随着云彩飘动的感觉，并且视物不清。

李东垣仔细诊断后发现，患者两手寸脉洪大，而尺脉弦细无力，他认为这是上热下寒的脉象。这类疾病一般应该运用寒凉之品，但是李东垣担心患者年高体弱难以承受，他回忆起老师张元素的教导，“凡治上焦，譬犹鸟集高巅，射而取之”。李东垣取三棱针在患者的印堂穴快速点刺二十余次，流出了很多紫黑色的瘀血。不多时，患者自觉头目清晰，不适症状全都没有了，从那以后再也没有发作过。

李东垣运用三棱针放血治疗风痰眩晕，他认为总的治疗原则是阴病治阳，阳病治阴，这种治疗原则符合《黄帝内经》中“审其阴阳，以别柔刚，阳病治阴，阴病治阳，定其血脉，各受其乡，血实宜决之，气虚宜掣引之”之意。李东垣认为阴虚火旺，火气上腾于天，即头部，六阳不衰反而上冲。此虽是阳亢之故，但实际上是阴火所为，所以不能单独用泻六阳经的办法治疗，而是要着重去阴火。对于上热下寒的眩晕，李东垣认为“必先祛除络脉经隧之血”，祛除血络之瘀滞，引经脉之气下行，天气下降，地气上升，则上热下寒可以解除。对于风痰眩晕，虚火动痰是主要致病因素，李东垣认为主要在头部取穴进行治疗。

李东垣放血使用的工具以三棱针为主，此外也用砭石、火针和长针。三棱针类似于《黄帝内经》九针中的“锋针”，主要用于“泻热出血”，可以点刺、挑刺等，目的是清泻过盛的阳热或瘀血。李东垣善于刺络放血，他在《兰室秘藏》中多次提及使用三棱针：“治目眶岁久赤烂……当以三棱针针刺目眶外以泻湿热。”在《脾胃论》中还记载：“如汗大泄者，津脱也……三里、气冲以三棱针出血。”对于放血疗法，李东垣也用长针、砭石和火针，在《兰室秘藏》和《脾胃论》中都有记载，但无论是哪种方法，皆是本于《黄帝内经》的指导思想。在治疗上，李东垣突出以经脉为本，辨经络气血旺衰，分经论治。李氏独特的脏腑理论和刺络经验值得我们思考和借鉴。

二、解读

李东垣是中医史上一位伟大的医家，他开创“脾胃论”学说，不但对中医中药理论有很深造诣，针灸方面也颇具特色。为了学医他不惜捐尽家资，精诚所至，金石为开，可谓立德。他为医救人无数，上至王公下至平民，可谓立功。他一生勤于著述，如《脾胃论》，开创“补土学派”，可谓立言。李东垣做到了古人说的三不朽之“立德、立功、立言”。

三、出处

1. 江瓘 . 名医类案 [M]. 北京：中国中医药出版社，1996.
2. 田从豁 . 古代针灸医案释按 [M]. 上海：上海中医药大学出版社，1997.

第五节 灸中脘穴疗妇人痞病

一、案例

李东垣在针灸方面具有独到的见解。明代《针灸聚英》提到，当时医家对李东垣《脾胃论》的理论关注度较高，却忽视了对其针灸思想的研究。高武认为，“东垣针法，悉本素难，近医只谈玉龙、金针、标幽等歌赋，而先生之所重教者废而不讲”，所以在他的书中记载了李东垣的针灸经验。总的来说，李东垣的针灸疗法是从《黄帝内经》出发，外感时选穴以俞穴为主，内伤时选穴以募穴为主，从而达到“从阴引阳，从阳引阴”的目的。

李东垣曾经治疗过一位妇人，这个妇人在八月中旬天气比较热的时候，因为劳累、饮食没有规律，并且经常忧思忡忡，得了一种叫“结痞”的疾病。结痞类似现在的一种胃病，中医学认为是饮食劳倦所引起，表现为心腹满闷，甚至胀痛，两肋刺痛，吃东西减少，脉弦而细。柳宗元有诗描述此病：“残骸余魂，百病所集，痞结伏积，不食自饱。”这位妇人患了结痞后，心腹胀满，只能早上吃饭，晚饭吃不下，两肋刺痛不已。到了夜里，浊阴之气不能下降，停留中焦，阻碍气机，导致她胀气更加严重。

李东垣认为，阳气主运化水谷精微，饮食没有规律，又劳累，损害阳气，则会导致脾胃受损。脾胃之中的阳气不能运化水谷精微，水谷精微聚集不散，就会出现胀满，甚至胀痛，不思饮食，尤其在晚上阳气衰弱的时候，更不能进食，食则加剧。对于此病的治疗，李东垣认为应该先灸中脘穴。中脘穴是胃经的募穴，也是任脉、手太阳、手少阳、足阳明经的交会穴，更是八会穴中的“腑会”。此穴居于中焦，能够引胃中阳气生发。阳气得到生发，水谷精微得到运化，结痞自然消散，这是“治病必求于本”的方法。

此外，在艾灸的基础之上，李东垣认为木香顺气散也可以帮助治疗此病。木香顺气散包括木香、砂仁、乌药、香附、青皮、陈皮、半夏、厚朴、枳壳、肉桂、干姜、甘草，其中木香、砂仁、乌药、香附、青皮、陈皮、厚朴、枳壳皆为行气要药；砂仁、干姜、甘草、肉桂能温中开胃，助阳气生发，内外同治，一温一散，胃气恢复，诸症自消。李东垣辨证施治可谓丝丝入扣。

二、解读

李东垣不但精通内科，而且对针灸也十分擅长。李东垣将《黄帝内经》理论和自己的《脾胃论》思想相结合，从脾胃阳气入手治疗疾病，体现了他对中医理论的深入领会，并且能够融会贯通、创新发展，具有革故鼎新的精神。

三、出处

1. 江瓘 . 名医类案 [M]. 北京：中国中医药出版社，1996.

2. 李杲．李东垣医学全书 [M]. 北京：中国中医药出版社，2006.
3. 赵奕．李东垣的针灸学术思想初探 [J]. 新中医，2017，49（10）：162–164.
4. 窦萌，孟滕滕，苏莉．东垣灸法浅析 [J]. 中国民族民间医药杂志，2018（1）：8–9.

第六节　暖房近火摩搓双手治外感风寒

一、案例

寒冬时节，一位姓董的监军因为感受了风寒之气，突然仆倒在地，众人请来李东垣为他诊治。李东垣仔细诊查这位监军的脉象，发现其脉“六脉俱弦甚，按之洪实有力”，查其手痉挛拘急，观其面红赤而发热，问其大便知大便闭塞不通。李东垣认为这是风寒束表初起阶段，四肢者为脾脏所主，所以风寒之邪伤脾则筋肉挛急。患者素来喜爱喝酒，所以导致内有实热，乘风寒袭表入于肠胃之间，故大便闭塞而面赤发热。总的来说，这是“内则手足阳明受邪，外则足太阴脾经受风寒之邪”。

李东垣师承张元素，对经脉辨证用药十分娴熟。他在处方中用桂枝、甘草以温阳散寒，而缓其挛急；再用黄柏之苦寒，以降火滋阴，急救肾水；用升麻、葛根以升阳气，行手足阳明经，不令阳气遏绝；更以桂枝，入手太阳经通阳化气，为引经之用；复以白芍敛阴养血；甘草专补脾气；加人参以补元气，为之辅佐；加当归身去里急而和血润燥，名活血通经汤。其中桂枝二钱，白芍五分，余皆一钱，水二钟半，煎至一钟，趁热服之。

患者内有实热，所以李东垣在方剂中没有用过多的辛热之品，以免加重内热。但是风寒表邪应及时祛除，否则停留经脉过久就会进入脏腑。李东垣想了一个好办法，除了药物治疗外，他还嘱咐患者躺在暖房中，靠近火源，摩搓其双手。人的手上有井穴，是经脉的起止处，用这种方法温暖经脉，所以患者逐渐痊愈。

二、解读

这则案例中，患者外有风寒，内有实热，病症较复杂，用药不能过于温热，也不能过于寒凉。李东垣灵活运用摩搓温热散寒的方法祛除寒邪，取得较好疗效。李东垣没有拘泥一方一法，而是选择内服法与摩搓法合用，体现了他有很高的辨证水平和通权达变的治疗思想。

三、出处

1. 李杲．李东垣医学全书 [M]. 北京：中国中医药出版社，2006.
2. 江瓘．名医类案 [M]. 北京：中国中医药出版社，1996.

第二十六章 罗天益

罗天益（1220—1290），字谦甫，号容斋，元代真定人，其性行敦朴，谦虚诚挚，师承张元素、李东垣一派，又向窦汉卿学针法，是易水学派的主要人物。罗天益1251年回乡行医，以善治疗疮而显名，后随军为元太医，其主要学术思想反映在1281年前后撰写的《卫生宝鉴》一书中。罗天益善用灸法以温补中焦，补充了李杲甘温除热的理论观点，并发展了刘河间热证用灸的理论，继承和发展了金元四大家的针灸学术思想。

第一节 刺血合当归拈痛汤治脚气

一、案例

有一次，罗天益给枢密院的一位官员诊治疾病，这个人四十余岁，体貌魁梧。患者听从征召来到扬州，没有缘由地开始发作脚气病，遍身微微发肿，并且肢体疼痛，不能触摸，尤其足胫部肿胀十分严重，达到不能穿鞋子的程度，出门只能光着脚骑马，行动十分困难。

罗天益想起从前他跟李东垣学习的时候，李东垣曾说过，《黄帝内经》云“饮发于中，跗肿于上”，又云“诸痛为实，血实者宜决之”。所以罗天益根据师父教授的办法，以三棱针数刺其肿，血突然冒出两尺多远，然后渐渐地形成细线流淌在地上，约有半升之多，血的颜色都是黑色。经过刺血后，患处顷刻间肿消痛减，再予当归拈痛汤一两半服之。等到了晚上，患者睡觉就很安稳，第二天再服用药物，逐渐痊愈。

罗天益治病的方法是受到张元素、李东垣几代医家的积淀影响而成，这种刺络放血联合当归拈痛汤的治疗方法李东垣也使用过。李东垣曾经治过一个朝廷官员，四十几岁，身体肥胖，也是脚气发作，表现为浑身红肿，尤其足部肿大。李东垣认为是其人饮酒过多伤及脾阳，不能运化，水谷精微下流所致，也投以当归拈痛汤，并且以三棱针刺趾甲端，出了很多黑血，数日后又予以枳实大黄汤，患者得以痊愈。

脚气病是水湿为患所致，湿邪阻遏气机，气血壅塞不能行于经脉，所以肢体烦痛。《黄帝内经》云“风能胜湿”，所以一方面刺络行瘀，另一方面以风药散湿，诸如羌活、防风；以健脾之品燥湿，诸如苍术、白术、猪苓、泽泻；以当归活血止痛；以人参、葛根、升麻生发阳气，以制约水气。诸药合用，祛湿健脾，活血升阳，所以能够奏效。

二、解读

从这则案例中可以看出，在李东垣、罗天益治疗相同病症的时候，两代医家医学思想一脉相承，在治疗过程中不断完善治疗思路，总结经验，有的放矢。

三、出处

1. 元・罗天益 . 卫生宝鉴 [M]. 北京：人民卫生出版社，1983.
2. 田从豁 . 古代针灸医案释按 [M]. 上海：上海中医药大学出版社，1997.

第二节　灸阳跷申脉合药物治小儿惊痫

一、案例

在元朝时，佛教十分盛行，很多人效仿释迦牟尼以大法付嘱摩诃萨的场景，以右手摩其顶来作为一种受戒的定式。魏敬甫家中有一个四岁的小男孩，家人请僧人给他摩顶授记。摩顶时众位僧人一齐诵念佛咒，小孩因为惧怕便开始抽搐，目露白睛，后背僵硬，喉咙中发出痰鸣的声音，很久才苏醒。从那以后，这个小孩每次遇到穿僧衣的人就会发作，医生给小孩服用了很多朱砂、犀角、龙齿等重镇之品，但是这些症状仍然存在，并且患儿还出现了行动迟缓、思维迟钝的现象。

患儿久治不愈，所以患儿的家人请来了李东垣的高徒罗天益。罗天益诊查小儿的脉象，沉弦而急。便说道："《针经》记载的痫瘈一般分为两种，一种是心脉满大，另一种是肝脉小急。小儿血气未定，神气尚衰，受到惊吓后，导致神无所依，肝气惊动，肝主筋脉，所以导致抽搐。本来小儿血气就很弱，又服用了很多寒凉重坠的药，又进一步损害其阳气，所以走路表现出痴醉的样子。"

罗天益接着提出了本病的治疗方法。首先《内经》记载癫痫眩晕，身体控制不了自己的脚步，应该取天柱穴。因为天柱穴是调节足太阳经的关键位置，为"足太阳膀胱经之脉所发"，是脏腑之气注入经脉的位置，一方面能够疏通气血、平肝潜阳，另一方面能够治疗与膀胱经脉循行相关的疾病，诸如颈痛、腰痛、头痛及神志疾病。

显然罗天益对《黄帝内经》非常熟悉，他指出了《黄帝内经》中另一处对这个疾病的描述："癫痫气疢，不知所苦，两跷主之，男阳女阴。"师爷张元素也曾说过"昼发取阳跷申脉，夜发取阴跷照海，先各灸二七壮"。

经过艾灸天柱和申脉穴，患儿病情得到好转，罗天益又开了沉香天麻汤（沉香、益智仁、甘草、川乌、羌活、独活、天麻、附子、当归、防风、黑附子、生姜），患儿服用三剂便痊愈了。

二、解读

这则案例中，罗天益遇到疑难的疾病，一方面根据熟读的经典《黄帝内经》提出古人对疾病的认识和治疗方法，另一方面又根据自己师承经历，吸收了张元素的理论，并且加以自己的实践经验施以汤药，体现了他通古博今、继往开来、学以致用的医学作风。

三、出处

1. 罗天益 . 卫生宝鉴 [M]. 北京：人民卫生出版社，1983.
2. 江瓘 . 名医类案 [M]. 北京：中国中医药出版社，1996.
3. 田从豁 . 古代针灸医案释按 [M]. 上海：上海中医药大学出版社，1997.

第三节　针灸并用治中风后半身不遂

一、案例

中风是一种常见疾病，针灸治疗中风具有一定优势，罗天益则是善于运用针灸治疗中风的高手。

当时有一位衙门里的书吏叫曹通甫，孤独贫困，家境比较困难。他的妻子萧氏六十多岁，在一年春天得了中风，半身不遂，言语謇涩，说不出话来，并且精神状态也不好，口眼㖞斜，症状和罗天益治疗过的一位患者李仲宽类似。李仲宽在元朝任按察使书史，五十余岁，同样患有半身不遂、言语謇涩、精神不足。

罗天益为萧氏针刺了十二井穴，并且根据经络理论，艾灸了肩井穴、曲池穴等，并且开具了同李仲宽一样的药物，大黄半斤，黑豆三升，用水一斗同煮，豆子熟了就去掉大黄，用新汲水洗净黑豆，每次服用二三合，慢慢地，风热所导致的中风就会解除。他向患者交代了这个病治疗时间长，要好好坚持。患者治病心切，要求给予汤药服用，罗天益说不需要服用汤药，服用这种药就一定能痊愈。等到第二年春天，罗天益在一个名叫张子敬的郎中家又遇到了萧氏，见她其走路非常敏捷，已经像常人一样。

李仲宽服药到了一半，听别人说以通圣散、四物汤、黄连解毒汤配合服用，见效很快，结果放弃了原来治疗方案，导致病情加重，后来已经不能说话了。再请罗天益诊治，罗天益仔细诊治后认为他是没有救了，后来果然没过多久李仲宽就去世了。萧氏虽然贫困没有依靠，但恬淡安静地遵守医嘱，结果痊愈。《黄帝内经》说“用药无据，反为气贼，圣人戒之”，就是这个道理。

罗天益治疗过很多中风患者，公元 1268 年时，罗天益已经是元朝的太医，元朝的太尉忠武史公请罗天益治病。史公年近七十，他自诉春天的时候陪国师到圣安寺，许多人在一个房间内谈话，房间内有一个炭炉在自己的左侧，史公不一会儿就觉得自己脸颊发热，微微出汗，等到国师和诸人出去后，左侧脸颊才微微缓解，后来便出现了口眼㖞斜的中风症状。

罗天益诊断其为肌肤伤热而又被风寒客之，所以脉象浮紧，按之洪缓。罗天益举荐了当时专攻针灸的忽吉甫，在史公的左而面颊灸地仓穴、颊车穴，并以升麻汤加防风、秦艽、白芷、桂枝治之，遂痊愈。

二、解读

1. 罗天益治疗中风时，根据具体问题具体分析，以针灸为主要治疗手段，面对复杂的疾病处以大黄、黑豆的药方，并且明确告知不需服药，没有多年的实践经验和高超的医术是不敢断言的。罗天益没有因为自己身为太医便专断独行，而是积极举荐其他医家，并配合治疗，体现了开放豁达、谦虚好学的品质。

2. 罗天益治疗中风经验丰富，在医案中同时列举了两个患有同样疾病的患者，一个人遵从医嘱按时服药，一个人擅自调整治疗方案，结果一生一死。他通过对比，说明治疗疾病要本着实事求是的态度，遵从医嘱，坚持治疗，才能取得好的疗效。

三、出处

罗天益 . 卫生宝鉴 [M]. 北京：人民卫生出版社，1983.

第四节 灸药并用治虚劳

一、案例

有一年，罗天益在建康道（今江苏南京）为周卿之子进行治疗，周卿是元前期的作曲家，是女真族，他出生在武将之家。当时周卿出任江东建康道按察副使，他的儿子当时二十三岁，得了虚劳病，表现为发热、肌肉消瘦、四肢困倦、喜卧，并且盗汗、大便溏泻，伴有肠鸣不止，不思饮食，觉得自己的舌头感受不到味道，平时也不爱说话，症状时轻时重，大概有半年多，也没有治愈。

后来周卿请了罗天益来诊治。罗天益诊其脉浮数，稍微用力则无，正如浮脉歌诀“脏中积冷营中热，欲得生津要补虚”的描述，治疗以补虚为主。罗天益的治疗方法是先灸中脘穴，中脘穴是胃的募穴，可以引导清气上行经脉，充实腠理气血；次灸气海穴，气海穴能生发元气，滋养百脉，生长肌肉；再灸足三里穴，足三里穴是胃的下合穴，能够助胃气，撤除上热，引气下行阴分；外用甘寒之品，泻火清热，佐以甘味之品来补中益气。他嘱咐患者可以吃粳米、羊肉这种对机体有充实作用的食物，从而固护卫气，又嘱咐患者要谨慎言语、少说话，以免伤气，节制饮食，使之有规律，少生气，拒绝房事，病情就会逐渐减轻。几个月以后，患者的气血得到了平复，又过了两年，这个患者已经恢复得很健壮了。

有人问罗天益：“一般的医生治疗虚劳都用苦寒的药方，你却用甘寒，而且羊肉助热，大家都忌讳用它，你却叫患者多吃，这是什么道理？”罗天益解释说，《黄帝内经》中说，“火微之主，其泻以甘”。《脏气法时论》中说，“心苦缓，急食酸以收之。”以甘泻之，泻热补气，非甘寒不可，如果用苦寒泻下之品，那脾土损伤，不能化生气血津液，则火邪更盛”。此外罗天益还说，“形不足者，温之以气，精不足者，补之以味，劳者温之，损者益之，补可去弱者，人参、羊肉是也，人参补气，羊肉补血，是比较合适的”。

清代有一位医家俞震对这则医案作了评按，他总结后认为罗天益经常运用艾灸中脘穴、气海穴、足三里穴这三个穴治疗疾病。比如，治疗总管史侯儿子的便血、崔姓长子的心脾痛，都是取这几个穴位为主，最后都能够取得很好疗效，对于虚损类疾病有的时候运用艾灸治疗则效佳。

二、解读

这则案例中，罗天益遇到虚劳疾病后认真分析，总结经验，不囿于世人对于羊肉生风动火的观念，对于虚劳疾病认真分析，指出人参补气，羊肉补血，是治疗虚劳疾病的关键。体现了罗天益能够实事求是，审因论治，突破固有思维，推陈出新地思考问题。

三、出处

罗天益 . 卫生宝鉴 [M]. 北京：人民卫生出版社，1983.

第五节　药灸配合治脾胃寒气凝滞

一、案例

罗天益曾经治疗一位患者，该患者三十多岁，向来身体虚弱，左下肋有胀气，不敢吃寒凉的食物，只要脾胃稍微感到寒凉就会腹痛，有时还会呕吐清水，有眩晕、想要昏倒的感觉，眼睛不敢睁开，因为见到人就心烦意乱。罗天益切脉问诊后，发现患者是脾胃寒气凝滞所导致的腹痛，于是让患者服用辛热的汤药并且卧床静养几日，病症自然就会痊愈。果然如罗天益所说，不久患者的病就痊愈了。

到初秋的时候，这个人因为劳逸耕作再加上总食生冷的食物，又生病了，并且情况比之前更加严重，表现为腹部持续疼痛，不自觉地冒冷汗，四肢冰凉，连呼气都是冷的，面色青黄无光泽，不能平卧，只能倚靠在床头坐着。再加上咳嗽，吞咽不利、食道堵塞，服药即吐不能下咽。

没有办法服药该怎么办呢？罗天益转变思维，采用外治法进行治疗。他在患者的腹部放上一张白纸，在纸上将半斤艾绒均匀地铺好，拿来很多藜芦，劈开分成两片，将藜芦一层一层铺在艾绒上，最后再用白纸盖在上面，用温炭火放在熨斗里，放在白纸上进行熨烫，等熨斗凉了就更换新的炭火。等到患者感觉腹中温热，肚皮温暖不再紧绷疼痛时，就用多层丝绵缝制的绷带系在患者腹部，待腹部温热感消失了再把绷带拿下来。

刚开始熨烫的时候，患者腹部感到温热，疼痛便减轻了，随着热度增加，腹痛的症状消失了。到了夜里，患者就可以卧床入睡了。第二天，患者再服用对症的汤药，不久就痊愈了。

二、解读

1. 在当时，罗天益虽然已经是医术高超的名医，为当朝的众多官员治病，有着很高的声望和地位，但他并没有因此而抬高身份，仍悉心为平民治病，始终把治病救人放在第一位。可见罗天益对待患者一视同仁，具有高尚的品格和职业精神。

2. 罗天益在首次为该患者诊治疾病时，确定患者是脾胃寒气凝滞证，采用了内服温热汤药的疗法，起到很好的治疗效果。而后患者又再次发病，并且病情严重而无法内服汤药，罗天益辨证分析，灵活变通地采用外治法为患者进行治疗。他通过艾灸先行以治标，待患者症状缓解再予以内服汤药治本，用辨证的思想做到了标本兼治。即使对于同一种疾病也要针对不同的症状变化，采用不同的治疗方法，审因论治这对临床诊治是极为重要的。

三、出处

1. 元・罗天益 . 卫生宝鉴 [M]. 北京：人民卫生出版社，1983.
2. 江瓘，魏之秀 . 名医类案正续编 [M]. 太原：山西科学技术出版社，2013.

第二十七章 朱丹溪

朱丹溪（1281—1358），字彦修，元代婺州义乌（今浙江义乌赤岸）人。赤岸有一条溪流名为丹溪，朱氏因世居赤岸，被后人尊称为丹溪翁或丹溪先生。丹溪先生中年学医，师从刘完素的再传弟子罗知悌，并博采众方，学习刘完素、张从正、李杲等人的学术思想及治疗经验，根据多年临床经验，创立了有名的“阳常有余，阴常不足”及“相火论”学说。朱丹溪的学术思想对后世医学家产生了深刻影响，对中医学的发展作出了重要贡献。丹溪先生留世的著作较多，有《格致余论》《局方发挥》《金匮钩玄》《本草衍义补遗》《伤寒辨疑》《外科精要发挥》等。《丹溪心法》《丹溪心法附余》等书，系后人整理朱丹溪临床经验而成，其中有些著作遗失。

第一节 催吐配合艾灸治痨瘵咳血

一、案例

朱丹溪曾治疗一位虚劳患者，患者因嗽而咯血发热，肌肤瘦弱，样貌较以往消瘦甚多。此前很多医者为该男子诊治过，并且大多选用补益的药物来为其治疗。然而治疗了多年，患者的疾病不但没见好转，病情还变得更加严重了。

丹溪先生诊脉发现，患者的脉象已经变得往来艰涩、如轻刀刮竹。这位患者之所以长久不愈，是因为他过度贪恋美色而多行房事，并且性情暴躁易怒，导致精气内耗严重。同时患者又食用了很多大补的药物，导致荣卫不能畅通，瘀血在体内积累，肺气愈加壅塞而不能宣发肃降，咳嗽就不能停止，病情自然就越来越严重。丹溪想到，如果用补法进行治疗，就有可能使得肺气更加壅塞；如果采用泻法，肾气就会更加亏损，治疗起来颇为棘手。

如此看来，既不可以单纯采用补法，又不可只使用泻法。治疗肺壅，非用催吐的办法不可，从而泻其实。精血内伤，必须使用补法才可以治疗，从而补其虚。“倒仓法”同时具备泻和补的双重功效，可以在通过催吐泻其实证的同时避免服用汤药泻之太过，保证了催吐的功效大于泻法的功效，同时对第三胸椎下左右各旁开一寸半的双侧肺俞穴进行艾灸，以补其虚。在施灸时，朱丹溪采用了瘢痕灸的方法，使穴位处出现灸疮，在施灸后为其疮面做好防护。之后几日，丹溪先生又这样治疗了共计五次，男子的虚劳症状随之也逐渐痊愈了。

二、解读

1. 丹溪先生在为男子诊断疾病之后，发现了患者疾病的复杂性，并且能够明确自己的诊断思路，清楚地找到致病的根本问题所在。这充分体现了医者在诊治疾病的时候，要具备鉴别疾病的能力，有自己的判断能力，学会独立思考，这也充分体现了丹溪先生的严谨医风。

2. 在治疗疾病的过程中，丹溪先生发现要想治好患者的疾病，既要采用补法又要用泻法，而又不能采用补药和泻药内服的方式进行治疗，他辩证地想到通过“倒仓法”来给患者进行补泻，既达到了治疗疾病的效果，还解决了不能服药的困难。这提示后世医家，当一种治疗方案不可行的时候，就需要用辨证的思维换一种方式进行治疗。

三、出处

1. 田从豁 . 古代针灸医案释案 [M]. 北京：人民军医出版社，2011.

2. 刘颖 . 针灸治病传奇：百则名医医案助您走进针灸 [M]. 北京：人民卫生出版社，2015.

第二节　灸气海穴兼服人参膏治痢后阳脱

一、案例

古时有一个浦江的郑义士，向来身体健康，生病较少。一年夏秋之际，他患上了痢疾，下利滞涩不爽，一天如厕数次。

一天晚上，郑义士突然昏倒，神志不清，不省人事。只见他两目上视，小便失禁直流、大汗不止。见此情形，家人急忙请医术高超的丹溪先生前来诊治，丹溪先生在了解情况后便立刻前来。

丹溪先生为患者诊脉后，发现他脉象虚大、跳动没有规律，便立刻告诉他的家人：“郑义士患此病的原因是阴虚而阳气突然断绝，是生病之后还不注意休息，在饮酒之后又行房事所导致的。痢疾势必耗气伤阴，气阴衰微应当护阴。酒虽然可祛风寒、行血脉，但毕竟是湿热伤阴之品，行房又是生病的禁忌，此两点使阴气大伤而阳气无根，自然就导致了现在的状况。但是请不要担心，我能治愈他的病。”

丹溪先生命其家人赶紧做一份人参膏，随后立刻转身去给患者进行艾灸，将艾绒做成艾炷放在气海穴上施灸。过了一会儿，郑义士的手便可以轻微地动了。就这样，丹溪先生不断地用艾炷为患者施灸，又过了一会儿，郑义士的嘴唇也开始动了起来。等到人参膏做好后，丹溪先生又让家人给郑义士喂了三次人参膏。随着人参膏被慢慢服下，郑义士逐渐苏醒过来，睁开了眼睛，神志也逐渐清醒，有了意识。丹溪先生命家人继续给他喂服人参膏。时隔几日，郑义士的病就痊愈了。

二、解读

丹溪先生了解到郑义士病情凶险之时，并没有担心自己可能治不好郑义士的疾病会有损自己的名誉而拒绝患者家属的请求，而是选择立即动身出诊救治患者。由此可见，丹溪先生对患者生命十分重视，始终把病人的安危放在第一位。这也体现了丹溪先生具有很高的职业道德精神，把济世救人作为自己一生的追求。

三、出处

田从豁 . 古代针灸医案释案 [M]. 北京：人民军医出版社，2011.

第三节　方药合锋针放血治血痢后痛风

一、案例

一个孩子得了痢疾，便血不止，于是家长请了医生为其诊治。医生为孩子开了止泻的药物，小孩喝完药后很快就取得了疗效，没有再出现泄泻。可从此之后，小孩开始出现骨节疼痛，发作时疼痛难忍，不断哀嚎，于是家长带着孩子前去找当时有名的丹溪先生为其诊治。

丹溪先生闻声迎出门外，见孩子痛苦不已，在问过病情之后讲道："这是因为得了痛风，治疗血痢应当选用清热解毒的药物。如果有需要，再加入活血凉血之品，促进肠内湿热之邪与恶血的清除。之前服用的是止血药，虽然止住了泄泻，但是治标不治本。恶血进入经络，加上肠内的湿热之邪，时间久了恶血凝固，未能全部排出体外，瘀血停留在经络，所以会造成剧烈的疼痛。时间久了四肢肯定会变得瘦小萎缩。"丹溪先生向家长说明疾病的情况后，便为患儿写下药方："治疗此病应当用四物汤加上桃仁、红花、牛膝、黄芩、陈皮、生甘草，在煎药的时候加入生姜。并用以黄柏为主的潜行散，加入少量的酒进行服用。"

就这样，孩子连续服药数十剂之后前来复诊，丹溪先生用锋针在孩子的委中穴处进行放血，放出很多黑血之后，孩子就再也没有出现过痛风的症状。

二、解读

1. 丹溪先生在屋内听闻门外有孩童痛苦哀嚎，对孩子心生怜悯，能够做到不拘身份地位地迎出门外，并尽快为孩子诊治疾病。可见丹溪先生医者仁心，在看到患者疾苦时便想要尽快解除病人的病痛。

2. 在诊治疾病时，丹溪先生了解到小孩患有痢疾，而先前的大夫治疗疾病时重在治标，所以才导致了痛风的发生，于是丹溪先生采用方药配合针刺放血，达到标本兼治的效果，最终治好了孩子的疾病。我们应该从中认识到，在为患者诊治疾病时，不能只关注表面的症状，而忽视了疾病的本质，治标不治本，导致发生变证，要治病求本。

三、出处

江瓘，魏之秀 . 名医类案正续编 [M]. 太原：山西科学技术出版社，2013.

第四节　灸药并用“鬼哭穴”治风痫

一、案例

朱丹溪曾治疗一位妇人，这个妇人总生气并嗜酒，导致得了痫病。妇人发病时两目上视，手舞足蹈，筋脉肌肉抽动，喉咙发出隆隆的声音并且口吐涎沫。妇人上述发病的症状停止后，又出现剧烈的腹痛，疼痛从腹部向上蔓延至心脏。伴随疼痛发作，妇人全身出汗，直到精疲力尽，昏睡过去，就这样痫病与疼痛交替发作。朱丹溪认为这是肝受怒邪损伤，导致肝血亏虚而肝气独行，从而脾脏受克，并且此妇人过度饮酒而损伤脾胃，又被肝气伤害所克制，从而导致了疼痛。因为酒的性质善动，在“升降出入”的四个环节当中，如果酒“入内”则会导致疼痛，“出外”则会发为痫病。

一开始，丹溪先生选用竹沥、姜汁、参术膏等多种中药方剂理气化痰，并趁患者疼痛发作的时候用艾炷灸大敦穴、行间穴和中脘穴，但是痫病和疼痛交替发作的现象并没有停止。于是丹溪先生复诊时，在此前治疗上加以调整，予陈皮、芍药、甘草、川乌熬制汤剂，调和石膏、竹沥以备患者服用，然后又对艾灸的穴位进行了一番调整，选用太冲穴、然谷穴、巨阙穴及拇指甲旁肉进行艾灸。

在艾灸大指甲旁肉时，丹溪先生选用了南朝刘宋医家秦承祖的经验穴“鬼哭穴”（经外奇穴，在手拇指桡侧爪甲角处，直对桡侧爪甲角处之皮肤部一穴，每侧拇指计两个穴，左右计四穴），采用秦承祖灸鬼法，用线缠住患者并拢的两个大拇指的指关节，并在两拇指相并的指缝处放上艾炷，点火施灸。灸火烧到两甲角后的皮肉之处，就会起到很好的治疗效果。在艾灸此穴时，患者会说出像鬼怪怒骂巫术者之类的奇怪的话。朱丹溪说：“这是邪气乘虚而入，有时候会出现这些现象，有的时候没有，并无大碍。”到了第三次为妇人诊病的时候，丹溪先生在上面提到的药物基础上加入荆芥、竹沥之类，以防止体内生痰，然后再次艾灸鬼哭穴，其他的症状随之消除，患者就痊愈了。

二、解读

1. 丹溪先生在治疗妇人的痫病时，经过几次的复诊，用到了南朝刘宋医家秦承祖的经验穴——“鬼哭穴”，最终才治好了妇人的疾病。丹溪先生之所以能够熟练运用上这样奇特的治疗方法，离不开勤读医书，博采众长。只有博览群书，学习各医家之长，才能为日后自己诊治疾病打下坚实的理论基础，开创新的诊疗方案，解决临床上更多的疑难杂症。由此可见，丹溪先生具有通古博今、继往开来的重要品质，这也提示我们要博览群书，以备日后的临床应用。

2. 古代的科学发展和对于自然的认识没有现在先进，很多人都信奉鬼神巫术，常认为生病是鬼神作怪，特别是癫痫等神志类疾病。然而丹溪先生秉承科学态度，坚持用医学方法治疗疾病，体现了其实事求是的行医态度与扎实的医学基础。

三、出处

田从豁．古代针灸医案释案 [M]. 北京：人民军医出版社，2011.

第五节　摩腰膏治虚人腰痛

一、案例

一男子姓徐，四十岁，口干、小便频，春末患病，等到夏季才来找丹溪先生诊治。丹溪先生为其诊脉问诊后，判断其病因是痰热而生，是过度饮食肥甘厚味而导致体内生热，于是告诫男子禁止食用肥甘厚味，并且通过“降火以清金，抑肝以补脾”的方法用三消丸、阿金阿魏丸各五粒配合姜汤服下，每日服用六次。又用四物汤加人参、白术、陈皮、生甘草、五味子、麦冬煎服，每日三次，与药丸间隔服用。徐某服用两天后便感觉恢复得很好，小便比之前少了三分之二，口也不干涩了。

但病还没有痊愈，徐某又感觉头晕眼花，腰痛不能坐。在以往的治疗中，丹溪先生根据经验将治疗老人、虚人的腰痛分为肾虚、瘀血、湿热、痰积、闪挫等几大诱因，治疗时也采用不同的方法。如湿热作痛者，宜燥湿行气，用苍术、杜仲、川芎、黄柏之类，宜用子和煨肾散；因痰作痛者，二陈汤加南星，佐以快气药，使痰随气运；瘀血作痛者，宜行血顺气，补阴丸加桃仁、红花之类。又因其血滞于下也，再刺委中穴以出血。腰痛不能立者，刺水沟穴。久患腰痛，必官桂以开之，方止股痛。而寒湿作痛者，摩腰膏治之等等。

针对徐某的病症，丹溪先生用附子尖、乌头尖、南星（各二钱半），雄黄（一钱），樟脑、丁香、干姜、吴茱萸（各一钱半），朱砂（一钱），麝香（五粒大者）制成粉末，然后调制成如龙眼大小的蜜丸，以作摩腰膏使用。每次将一颗摩腰膏用姜汁化开如浓粥状，在火上炖热，放置在手掌中，采用中医推拿的摩法在腰部进行掌摩。等到药物全部粘敷在腰上，用熨热的棉衣包裹住腰部，就会感觉到腰部发热如火，每天这样操作一次。并且仍用四物汤加人参、黄芪，减去川芎，加上牛膝、五味子、炒黄柏、麦冬煎制，同六一散服用。患者服用了这次的汤药之后小便更多了，去掉六一散继续服用，腰痛就逐渐痊愈了。

二、解读

1. 丹溪先生在治疗腰痛时，采用外治法进行治疗。中医推拿手法配合膏药效果甚佳，膏药也在其中起到了关键的作用。由此可见，一名医者不仅需要具备诊治疾病的理论知识与能力，掌握更多的药物制备方法同样重要。丹溪先生就具有这种医学工匠精神。

2. 在这则案例中，丹溪先生用纯中药手工制作的膏药配合中医推拿手法，以起到治疗疾病的效果。这种方法在如今的临床上仍然常见，广受患者的欢迎与认可，被称为“绿色疗法”。这其中也蕴含着中医药在发展的道路上不断迈进，推动中医事业绿色发展的意义。

三、出处

1. 江瓘，魏之秀 . 名医类案正续编 [M]. 太原：山西科学技术出版社，2013.

2. 郭长青，陈幼楠 . 古代经典按摩文献荟萃（下册）[M]. 北京：中国盲文出版社，2012.

第二十八章 葛可久

葛可久（1305—1353），名干孙，平江路（治今江苏吴县）人，元代医学家，世业医，其父葛应雷为名医。葛可久“承家学，术益精，他医不能治者，往求治，多奇验”，因而名遍大江南北。他熟谙刘河间、张从正的理论学说，对于治疗劳损吐血等证有着丰富的经验，著有《十药神书》，其中记载了十个治疗虚劳吐血方，反映了他治痨瘵（肺结核）证治的丰富经验。此外，葛可久尚著有《医学启蒙》等书，已佚。

隔衣针刺女患两乳治痨丹

一、案例

丹溪先生曾经治疗过一位江浙患有痨瘵许久的女子，患者刚刚痊愈，但其两颊之上的红斑始终不能消退。丹溪也没有其他的治疗办法，就对病人的家属说：“这需要请吴县的葛可久进行针灸治疗了，但葛公性格桀骜不驯，不是一般人可以请到的。现在我写一封书信，你带着信找他，他一定会过来诊治的。”女子的家属非常高兴，就租用了一艘船，派信使前去迎接葛公。信使刚见到葛公，看到他在大声与他人对话，便在中庭之中等待。葛公看到使者，瞪大眼睛问使者：“你是什么人？”使者见葛公气盛，便跪在地上将丹溪先生所写书信奉上。葛公看完信后，马上就登上了来接他的船。

到达丹溪先生府上后，丹溪先生向葛公详细讲述了请他来的原因，并介绍了这个女子的病情和症状。丹溪先生将女患者带出来，请葛公诊疗。葛公诊断后说道：“此病，病在胸肺，余邪还未除净，针刺患者的两个乳房，就可以去除脸上的红斑。”病人及家属听了这样的治疗办法后，表示很难接受。他又说：“穿着衣服进行针刺即可，不用撩起衣服。”于是葛可久拿出针具，隔着女子的衣服在其两乳上进行针刺。等到出针的时候，患者脸上的红斑也随之退散了。

女子的家人很是高兴，便赠予葛可久丰厚的礼物。葛先生却笑着说：“我是因为朱先生的邀请才到这里来的，怎么能接受你的报酬呢？所有的礼物我都不要。”

二、解读

1. 女子经过丹溪先生的一番治疗之后，痨瘵基本痊愈，唯独剩下脸部红晕的治疗效果不佳。丹溪先生写信请求当时非常有名气的葛可久前来相助，葛先生在得到消息后不顾路途遥远，即刻启程赶到丹溪先生家中帮助他解决眼前的困难，可见葛先生以诚待人，具有讲信修睦、重情重义的高尚品格。

2. 在葛可久治好女子的痨丹之后，患者家属赠予了葛先生丰厚的礼物，而葛先生全数退回，没有接受患者家属的任何报酬，可见葛先生具有不计名利的奉献精神。

3. 针对女性患者不方便暴露施术部位，葛公采用隔衣进行针刺治疗，体现了葛公“以人为本”的治病理念。

三、出处

1. 元・戴良 . 九灵山房集 [M]. 北京：商务印书馆，1933.
2. 葛可久 . 十药神书 [M]. 北京：人民卫生出版社，1956.

第二十九章 徐文中

徐文中，字用和，元代宣州人。徐文中的岳父是当时一位颇有声望的名医，见徐文中聪慧好学，便将自己的一生所学全部传授予他。没过几年，徐文中已经可以为他人治病，并且在针灸治疗疑难杂症等方面颇有成就。他一生淡泊名利，因不堪官场事务而多次弃官，后四处行医。

暗中下针治愈卧床不起

一、案例

徐文中曾经游历到吴郡一带，当地有一富人患了风湿病，卧床不起，就请徐文中来治疗。徐文中见到患者后，采用了针刺的方法进行治疗，患者的病立刻就好了。因为他高超的医术，徐文中被当地留作郡使。

当时镇南王的王妃生病卧床，连坐起来都十分困难，很多御医对此都束手无策。就在镇南王因为无人能治王妃的病而苦恼时，南台侍御史向镇南王推荐了他久闻大名的名医徐文中。镇南王当即派遣使者到吴郡，请徐文中前来为王妃诊治。

徐文中赶到后，镇南王以很高的礼仪招待他，赏赐他坐在偏殿中。镇南王向他诉说了王妃所患之病症后，便带他去为王妃诊治。徐文中诊断之后，镇南王问道："王妃的病还可以治疗吗？"徐文中答道："我将针刺王妃的身体，如果王妃不能痊愈，您还能留下我吗？"得到镇南王肯定的答复后，徐文中就请王妃把手和脚抬起来，王妃回答说："不能动弹。"徐文中便开始治疗。他用手按压住王妃的合谷穴、曲池穴，随机用针刺入穴位。在此期间，王妃并没有察觉到有针刺入体内。过了一会儿，徐文中再次让王妃举起手脚，王妃还是回答说："并不能抬起来。"又过了一会儿，徐文中说："现在针刺得气，经气已经正常流行于经络之中了，请贵妃您抬手试一下吧！"王妃应声便试着把手一抬，手竟然抬起来了。"再请王妃将脚抬起来。"徐文中接着说道，王妃的脚也奇迹般地抬起来了，镇南王见此情形十分高兴。第二天，王妃就可以正常地坐起来了。

镇南王因此大设宴席，赏赐徐文中。从此徐文中的名声在广陵一带广为流传，百姓都认为他是扁鹊再世。

二、解读

1. 徐文中因为医术高超，多次被当时各地政府聘为官员，但徐文中每次都会因为官场事情繁杂，违背自己济世救人的本心而选择离开，游方行医四十多年。展现出了他淡泊名利，一心济世救人的高尚品格。

2. 徐文中在准备通过针灸为王妃治病而遭到镇南王的质疑时，他仍然使镇南王坚定地相信自己是可以治好王妃的疾病的。这展现了徐文中对自己诊治方案的自信，也体现其具有充分的职业自信。

三、出处

江瓘，魏之秀 . 名医类案正续编 [M]. 太原：山西科学技术出版社，2013.

下篇 明清时期

第一章 李时珍

李时珍（1518—1593），字东璧，蕲州（今湖北省蕲春县）人，晚年自号濒湖山人，明代著名医药学家，曾封太医院吏目，著有《四诊发明》《蕲艾传》《痘疹证治》等。李时珍14岁考中秀才后，继承家学，潜心研究医学。1552年，李时珍开始搜集材料，历时27年编成《本草纲目》一书，收集中药1892种，这部医学巨著系统总结了我国明代以前药物学的巨大成就，西方称此书为“东方医学巨著”，现已被译成韩、日、英、法、德、法等多种文字。李时珍对脉学及奇经八脉也有研究，述有《奇经八脉考》《濒湖脉学》等，被后世尊为“药圣”。

膏摩法治偏风

一、案例

有一个人受风之后，突然半身不遂，手足不能自由活动，于是找到李时珍进行诊治。李时珍经过诊治，认为他所患疾病是偏风，相当于中风的一种。唐代医学家王冰说“随俞左右而偏中之，则为偏风”，偏风表现为手脚不能活动，半身不遂。此病是外感风邪所致，但病程较短，伤及脏腑不深，李时珍决定用内外兼顾的方法为患者治疗，即外则膏摩，内服汤药。

膏摩是用蓖麻油和羊脂、麝香、鲮鲤甲（即穿山甲片）等药物一起煎煮成膏药状，以备按摩时使用，每日施术局部，以膏药按摩数次。麝香能开窍启闭，导邪外出；穿山甲具有通经络、祛风邪的作用；蓖麻油和羊脂作为介质，以祛表邪。李时珍还让患者内服一些搜风化痰和养血的汤药。在连续治疗了一个月后，患者的病症逐渐消退了。到了三个月的时候，患者的病就全好了。

膏摩治疗中风是李时珍常用的方法，在《本草纲目》的蓖麻子条文中，李时珍记载，如果中风口眼㖞斜，以蓖麻子仁捣成膏，左侧患病贴右侧，右侧患病贴左侧，即可以痊愈。

《本草纲目》还记载：蓖麻子七七四十九粒，巴豆十九粒，麝香五分做成药饼，也能治口眼㖞斜。在动物条目中，也有记载用公鸡冠血涂面部，治疗“寝卧而绝”，也就是猝死，或者中风。此外，《本草纲目》也记载有诸如蜘蛛火烧后摩颊车部，治疗口歪；皂荚为末和醋治疗口歪；鳖血调乌头治疗中风口歪等偏方，可见李时珍治疗中风善用膏摩之法。

二、解读

1. 在制作按摩膏时，李时珍以蓖麻油入药进行治疗，促进了瘀血的吸收。蓖麻油是由李时珍首创，他曾在书中讲道：“此药外用治疗偏风、失音口噤、口眼㖞斜、头风七窍诸病奏奇效，但内服不可轻率，毒性巨大。”先生能够通过自己多年的学习经验，创新药物使用方法，并且应用于外治法，取得很好的疗效，这与先生在研究疾病诊治疗法时具有较强的创新思维是密不可分的。我们在学习过程中也应具备创新精神，要勇于创新。正所谓“创新是发展的动力”，只有不断创新，才可以推动时代的发展，同时推动中医药事业的不断发展。

2. 李时珍在记录外治法的同时，也亲自为患者治疗，从而在实践中探索最佳的药物配比和最有效的治疗手法。这体现了李时珍知行合一、理论与实践相结合的临床思维。

三、出处

王庆国 .《本草纲目》(金陵本) 新校注 [M]. 北京：中国中医药出版社，2013.

第二章 张介宾

张介宾（1563—1640），字会卿，号景岳，别号通一子，明代杰出医学家，会稽县（今浙江绍兴）人，祖籍四川绵竹。自幼聪慧，十四岁随京华名医金英（梦石）学医，尽得其传。中年从戎，游于北方，后回乡潜心研究医学，深入研究《素问》《灵枢》三十余载而撰成《类经》32卷。张介宾将《黄帝内经》分门别类，详加阐释，后为增补不足，再撰《类经图翼》《类经附翼》。在医学理论方面，张景岳根据《黄帝内经》“阴平阳秘，精神乃治”理论，提出“阳非有余”及“真阴不足”“人体虚多实少”等理论，主张补益真阴元阳，慎用寒凉和攻伐方药，张介宾临证常用温补方剂，被称为“温补学派”，时人称他为“医术中杰士”“仲景以后，千古一人”，因其善用熟地黄，人称“张熟地”。此外，他还著有《景岳全书》《质疑录》等。

第一节 内外治法通乳散痈

一、案例

产后乳痈（乳腺炎）发生的原因之一，是婴儿在吮吸母乳时，婴儿呼吸导致乳房感受风寒，症状为乳汁不能正常流出，乳房内出现肿物并且伴有局部红、肿、热、痛，如果不及时治疗，大多会发展成痈肿溃脓。遇到乳腺发炎、内有肿物的情况，可马上内服瓜蒌散，并将南星粉末涂抹在乳房上，采用中医推拿手法中的揉法来进行局部按摩，以促使肿物消散吸收。如果是严重的乳痈，则连翘金贝煎的治疗效果更好。

据史书记载，张景岳曾治疗过一位妇人，该女子在生产之后患上了乳痈。张介宾以川白芷、连翘、甘草、当归、赤芍、青皮、荆芥穗各半两，贝母、花粉、桔梗各一钱，瓜蒌半个作为一帖药，水煎后要求患者在半饥半饱的状态下趁热慢慢喝下。如果患者体内有热，就在上述方中加入柴胡、黄芩，饮食上禁止酒、肉、辛辣之品。在内服汤药的同时配合中药外敷，用天南星、寒冰石、皂角、贝母、白芷、草乌、大黄七味药制作外敷膏，鹅毛蘸醋，将膏扫敷在肿痛部位，效果极佳。

张景岳采用内外兼治的方法治疗妇人乳痈，并取得了很好的疗效，也是中医治疗注重运用“内外兼施”方法的体现。

二、解读

1. 本案例讲述了在治疗乳痈时要注意疾病的发展进程，防止疾病的加重，强调了提早干预、及时服药，以免加重病情。这体现了在治疗疾病的时候，医者要做到及时止损，不要等到病情更加严重了再去治疗，遵循“未病先防，已病防变”的治疗原则。我们在生活中也是如此，不良事件发生后应该及时止损，以免事情向更坏的处境发展。

2. 本案例提到了在治疗乳腺疾病时，病情较轻选用瓜蒌散，病情较重就选择连翘金贝煎。根据病程发展的不同阶段和症状，选用不同的药方来进行治疗。这提示我们要做到具体问题具体分析，学会灵活变通，不能固化思想。

三、出处

1. 明・张景岳 . 景岳全书 [M]. 太原：山西科学技术出版社，2006.

2. 郭长青，陈幼楠 . 古代经典按摩文献荟萃（下册）[M]. 北京：中国盲文出版社，2012.

3. 清・魏之秀 . 续名医类案 [M]. 沈阳：辽宁科学技术出版社，1996.

第二节　按捺耳窍治耳聋耳鸣

一、案例

张介宾的一个患者，是一位知府。患者两耳无休止地鸣响，而且间歇性地发作，一旦发作剧烈，两耳甚至有些涩痛，难以忍受，连近在咫尺的声音也听不清楚。患病这三个月来，知府大人被耳鸣折磨得痛苦不堪，寝食难安。他求医无数，却总是缓解不久便复发了，耳鸣反反复复，甚至令他心烦易怒，纳谷不香，连工作都无法集中精力，再这样下去恐怕得丢了自己的乌纱帽。知府大人异常烦闷，但也不知道如何是好。

张介宾居住在会稽。某天，张介宾的仆人左耳突然听不见，右耳出现严重耳鸣。张介宾以中指按捺仆人的耳窍，仆人的耳聋耳鸣很快就好了，这事传遍了会稽城。得知张介宾能疗耳疾，知府大人赶紧去张介宾府上拜访求医，“请景岳先生出手相救，我被耳鸣折磨得苦不堪言，严重影响到我的工作和生活了！”张介宾细细询问后，才得知原来知府大人素来体质壮盛，平时身体健壮，不好生病，谁知道这一次生病就是三个月的耳鸣，十分难受。

“最开始出现耳鸣可有什么诱因？”

“最开始是我没注意，在墙上磕了一下耳朵，也不怎么疼。谁知当天夜里打雷了，雷声轰隆隆的，自那以后就出现了耳鸣。”

“耳鸣声是突然出现的？声音是大还是小呢？”

“突然出现，声音挺大的，断断续续的。”

“您这属于窍闭证，并非是气血的亏虚，而是外窍的闭塞所导致的。”

“那该怎么办？”

“目前看来，中指按捺耳窍可以治疗您的耳鸣。如果不尽快进行导引治疗，恐怕会因此逐渐闭塞，最终耳聋。”

“快帮我治疗吧，麻烦先生了！”

张介宾便让知府大人端坐着，起身为他治疗。张介宾用手中指放入知府大人耳窍中轻轻按压，按了又放，放了又按，时不时又轻轻摇动耳朵，以导引经气，按了差不多几百下。知府大人说道：“我轻松多了，感觉双侧耳朵从未有过的宁静。”“这是导气通闭法，又称作耳膜按摩术，能够预防治疗耳聋耳鸣。凡是因为震伤或闭塞使耳窍受损，而出现暴聋或耳鸣不止的，都可以用中指在耳窍中轻轻按压，随按随放，随放随按，或是轻轻摇动耳朵以引导气机，按几次后，气机必然来到，气机一到，耳窍自然就通畅了。”

“是啊，我前段时间耳鸣耳聋，也是先生给我按压耳窍治好的呢。还好先生及时为我医治，不然可够我难受的了。”来添茶水的仆人说道。

知府大人听了满意地点了点头，“我就是听了这事来求医的。”

经过张介宾的治疗，知府大人的耳鸣果然消失了，自此以后再也没犯过。

张介宾在博采诸家理论的基础上，结合个人的学术理论及临证经验，撰成了《景岳全书》，内容涉及脉神、伤寒、杂症、妇人、小儿、外科、本草方阵等。《景岳全书》丰富和完善了中医基础理论，也对后世中医临床治疗起了积极的作用和影响。

二、解读

1. 这则案例中，张介宾以高超的医术为仆人和前来求医的知府大人治好了耳疾。无论患者贫富，张介宾都一视同仁，尽心治疗，尽显医者仁心。

2. 张介宾作为医家，不仅医术精湛，治病救人，而且博采诸家理论，结合个人临证经验撰书多本，为祖国医学传承发展作出了巨大的贡献。

三、出处

王大淳 . 景岳全书译注 [M]. 北京：中国人民大学出版社，2010.

第三节　手法剥离胎盘治产后胎盘不下

一、案例

严冬，山阴一户农夫的茅草屋外，一名年轻的农夫在门外踱来踱去，屋里是正在生产的妻子。已经过了一个时辰，孩子还没生下来，农夫心里十分焦急。

屋内有一名产婆和一位二十多岁的产妇，在产婆的帮助下，产妇顺利娩出了胎儿。农夫赶紧跑进屋里，紧抱起孩子来。

“为何迟迟见不到胞衣？”产婆内心疑惑道，往常都是胎儿娩出不到一刻钟的时间，胞衣就娩出了，而这一次如此奇特。看着产妇表情痛苦，满头大汗，产婆感觉到不对劲，赶紧吩咐农夫去请张介宾来医治。意识到妻子有性命之忧，农夫赶紧将孩子安置在邻居家里，便飞奔而去。

他一路不歇气地跑到了张介宾的医馆内，一见到张介宾，就上气不接下气地说，“张大夫，救命，我家妻子生完孩子后，胞衣怎么也不下来，恐有性命之忧啊。”

“别着急，我收拾好药箱马上就跟你走。”

张介宾安排好医馆内的病人，带上药箱便立即和农夫一道前去。

到了农夫家，张介宾问产妇，“肚子痛不痛，胀不胀？”

“肚子又痛……又胀……十分难受……”产妇有气无力、断断续续地说道。

张介宾对产婆说，“我知道如何处理了，我来指导您用手法剥离胞衣。”

“行，张大夫，我都听您的。”

“先以手指向上顶产妇的胞底部，使血散开，然后用食指循摸到胞衣上口，攀开一角，使恶露倾泻而出，这样腹中空虚，胞衣自然就落下了。”

张介宾边指导边比划，产婆严格按照张介宾的指导以手法剥离胞衣，产婆如此手法操作后，恶露倾泻，胞衣就顺利下来了。

“现在感觉如何了？”张介宾问产妇。

产妇说：“肚子没那么痛了，也没那么胀了，感觉轻松多了。”

产婆处理好产妇的胞衣，便向张介宾请教：“张大夫，我以前接生从来没遇见过这种情况，您能仔细讲讲吗？我也好记下来，以防下次再遇见。”

张介宾见产婆如此好学，心里也不免多了几分敬佩，于是仔仔细细地给产婆讲解：“产后胞衣不下，有的是因为产妇在产后气血虚衰，无力传送而出现胞衣停搁不出，证候只见无力，不痛不胀，治疗上当补气养血，宜用决津煎、滑治煎、保生无忧散或局方黑神散之类。我方才询问了产妇，她肚子又痛又胀，所以说她是恶露流入胞中胀滞不出。这是因为胎儿产下，脐带必下坠，胞衣在腹中，形状像摊开的树叶，会不断盛聚血水，故胞衣障碍难出。因此我指导你以手法操作使恶露倾泻而出，以使腹中空虚，胞衣自然落下。还有另一个方法，就是用产妇自己的头发搅入喉中，使其呕，那么气上升，血消散，胞衣变软也自然落下。临床凡是胞衣不出的多会死亡，所以得谨慎对待。若血渗入胞衣中，停蓄过久而出现又胀又痛，或是气喘、气急，那么必须使用逐血破血药物，宜赶紧用夺命丹，或是失笑散，热酒调服，瘀血散开，则胀痛自消，胞衣自下。您可记下了？”

“我这年纪大了，您这说一通，我脑子里跟糨糊似的。”产婆拍了拍自己的头，不好意思地说道。

张介宾即刻从兜里拿出来笔，将要点记录下来，递给了产婆。产婆向张介宾说：“谢谢张大夫！”

张介宾点了点头，继续向农夫说道，“接下来得好好照顾她，炖些鸡汤给她喝，注意不要受凉。”

农夫赶紧取来了鸡蛋，对张介宾说：“张大夫，不好意思，家里暂时没钱，等我有钱了就立即给您送过去，现在家里只有这些鸡蛋。”

“不需要付钱，鸡蛋也留下给您家夫人吃吧。”张介宾摆摆手便回医馆去了。

二、解读

1. 张介宾凭借精湛的医术，指导产婆手法剥离胞衣，成功地挽救了产妇的性命。他尊重患者，无论贫富都悉心治疗，有一颗济世救民的仁心。

2. 张介宾虽为名医，却善于与人合作，没有骄傲自大，通过与产婆合作，耐心指导产婆以手法剥离胞衣，最终使产妇得到了救治。当产婆向张介宾请教时，张介宾内心敬佩产婆，并且耐心给产婆讲解，甚至亲笔记下要点递给产婆，说明他乐于分享，德才兼备。

三、出处

1. 明·张介宾 . 景岳全书 [M]. 山西：山西科技出版社，2010.

2. 王大淳 . 景岳全书译注 [M]. 北京：中国人民大学出版社，2010.

第三章 徐用宣

徐用宣，生卒年不详，衢州府（今浙江衢州）人，明代儿科医家，世医出身，晚年贯通医术，尤精于小儿科。徐用宣于永乐年间（1403—1424）搜集小儿诸家方书，以《小儿药证直诀》为本，参附己意，择取良方，著成《袖珍小儿方》，其中第十卷为徐氏家传“秘传看惊掐筋口授心法”，载复式手法两种，即“龙入虎口”与“苍龙摆尾”。

“龙入虎口”“苍龙摆尾”治小儿惊风

一、案例

“发热两天，惊风一次。是这样的吗？”

“是的，我儿三日前受凉后感冒，刚开始出现了恶寒，流清鼻涕，食欲下降，精神慢慢也就不好了。昨儿白天开始发热，额头烫手，无汗，烦躁不眠，大便干，小便黄，昨晚子时突发惊风，两眼上视，四肢抽搐，口吐白沫，没一会儿就缓解了。”

“可曾治疗过？”

“说来惭愧，我和家夫都是小儿推拿医生呢，孩子刚开始感冒时，丈夫就给孩子吃了疏风散寒宣肺的药，还给孩子推拿治疗了。”

“选择了哪些穴位？”

“平肝穴、清肺穴等。”

徐用宣仔细为孩子诊查一番后，继续说道：“思路是正确的，您家孩子面色红赤，唇红而干，颈项强直，手足发凉，烦躁不安，是急惊风，乃外感风寒，郁而化热，热极生风所导致。”

“如何治疗呢？”

“治疗应该清热解表，平肝息风。我将会用徐氏家传‘秘传看惊掐筋口授心法’中的两种复式手法治疗，即‘龙入虎口’与‘苍龙摆尾’。复式操作手法数量少，操作简单，也称作大手法，小儿惊风就是适应证。”

“有劳徐大夫了。”

徐用宣开始着手为小儿医治。他左手托住小儿手背部，右手拇指叉入小儿虎口，使自己的虎口与小儿虎口相交，然后用拇指罗纹面向内或向外直推板门穴，是谓“龙入虎口”。徐用宣又以右手拇指及食指夹住小儿小指，来回地搓揉，是谓“苍龙摆尾”。每穴各推上千次。推拿后小儿安静入睡，热也退了。

第二天，徐用宣继续推拿两次，小儿未再惊风，精神逐渐好转，食量逐渐恢复，大小便也逐渐正常。

“感谢徐大夫妙手回春，挽救了我家小儿的性命！”妇人携着小儿向徐用宣道谢。

“这是我的本分。‘龙入虎口’与‘苍龙摆尾’适用于小儿惊风，您家丈夫若是对此感兴趣，改日来我医馆，我必定传授与他。稚子何辜，多少孩童因此病丧命！我教授与你，你们也好为更多小儿治疗。”

“徐大夫菩萨心肠，我定将此话传与我家丈夫。”

徐用宣于永乐年间著成《袖珍小儿方》，其中第十卷为徐氏家传“秘传看惊掐筋口授心法”，原文记载“医人用手大拇指名曰龙入虎口；用手捻小儿手小指，名曰苍龙摆尾”，即“龙入虎口”与“苍龙摆尾”。徐用宣开创了多穴位多手法联合运用的先河，这是关于小儿推拿复式操作手法的最早记录。

二、解读

1. 这则案例中，徐用宣以复式手法治好了小儿惊风，解除了小儿的病痛。为了能让更多孩子得到及时的救治，徐用宣愿意将家传医术倾囊相授与他人，这体现他有一颗济世救民的仁心。

2. 徐用宣将家传“秘传看惊掐筋口授心法”编进《袖珍小儿方》中，使复式手法得以传承发展。

三、出处

庄应祺 . 补要袖珍小儿方论 [M]. 北京：中国中医药出版社，2015.

第四章 朱 权

朱权（1378—1448），金陵（今南京）人，明太祖朱元璋第十七子，号臞仙、大明奇士，别号玄洲道人、涵虚子、丹丘先生。洪武二十四年册封藩王，逾二年而就藩大宁，号曰宁王，在位58年，卒谥“献”，世称“宁献王”。朱权曾奉命编辑《通鉴博论》二卷，又写成《家训》六篇，《宁国仪范》七十四章，《汉唐秘史》二卷，《史断》一卷，《文谱》八卷，《诗谱》一卷，其他记载、编纂数十种。

点穴合导引治病及保健养生

一、案例

闭目冥心坐，握固静思神。叩齿三十六，两手抱昆仑。左右鸣天鼓，二十四度闻。微摆撼天柱，赤龙搅水浑。漱津三十六，神水满口匀。一口分三咽，龙行虎自奔。闭气搓手热，背摩后精门。尽此一口气，想火烧脐轮。左右辘轳转，两脚放舒伸。叉手双虚托，低头攀足频。以候逆水上，再漱再吞津。如此三度毕，神水九次吞。咽下汩汩响，百脉自调匀。河车搬运迄，发火遍烧身。邪魔不敢近，梦寐不能昏。寒暑不能入，灾病不能迍。子后午前行，造化合乾坤。循环次第转，八卦是良因。

这是玄洲道人朱权记载于《臞仙活人心法》上卷的导引法，是现存较早的八段锦文献。“八段锦导引法”是我国古导引术中动静结合的典范，在我国古代养生史和导引发展史上占据重要地位，后世的养生著作如明代高濂的《遵生八笺》、息斋居士的《摄生要语》及清代冯曦的《颐养诠要》等，皆转相引录，并一直沿用至今。

《明通鉴》记载：“太祖诸子，燕王善战，宁王善谋。”宁王也就是朱权，他自幼聪颖好学，资质在诸多兄弟之上，颇受父皇喜爱。年仅十三岁的朱权被封为宁王，封地为明朝的军事重地大宁。《明史》记载，朱权能征善战，攻于谋略，他统封疆数十城，广千余里，带甲八万，战车六千，所属骑兵皆骁勇善战，在守疆卫国中，建功无数。

然而，朱元璋去世后，“靖难之役”令朱权深陷泥潭，朱棣以一句“事成，当中分天下”为诱饵，毁了朱权的封国，夺了朱权的军队。此时的朱权，虽心中有怨，但能够转而讲求黄老，慕仙学道，过上另一种肆意人生。

“你们有谁知道八段锦？”朱权十分推崇八段锦，他在为弟子讲学时随口问道。

“我知道八幅坐功图，即叩齿集神图法、摇天柱图法、舌搅漱咽图法、摩肾堂图法、单关辘轳图法、双关辘轳图法、托天按顶图法、钩攀图法。”二弟子率先抢答道。

“那么八段锦有何作用呢？”

“八段锦可以减缓衰老，驱除疾病，并使腿脚轻便，也可以充当导引术。”大弟子也不甘示弱。

朱权点点头，说道：“我认为人的身体应当运动。身体运动，脾胃健运，那么水谷精气就能消化，血脉就能输送于躯干四肢，全身气血融合畅通，人也就健康无虞，不会生病了。”朱权十分推崇八段锦，并且传承创新了“八段锦导引法”，后记载于《臞仙活人心法》导引法篇。

“导引法配合点穴手法最是能保健养生，你们可能说出来几种点穴手法？”朱权继续问道。

“师父，我知道。以两掌相摩擦，待手掌擦热后，将手掌置于两眼之上，如此反复三至七次，可以祛风明目补肾，使人眼目自然无障翳。”三弟子回答。

“两手掌擦热后，来回抚摩额部，有养颜防病的作用，谓之修天庭。”五弟子亦抢答道。

“点穴和导引都是道人用来保健与治病的方法。体内之气和顺，肢体动作灵活。人才能长寿。好了，下课！”

朱权晚年学道，托志翀举，尤精于黄老之术，讲求以道养生，以道治心。朱权十分推崇以点穴手法配合导引法治病及保健养生，而且他也躬行实践，一直坚持练八段锦或点穴之类的运动。朱权是朱元璋诸子当中最长寿的，他一辈子先后经历六位帝王，最后寿终正寝，享年六十九岁，可谓十分难得。点穴手法配合导引法的确是古代长寿仙人的法宝。

二、解读

朱权存志于更广阔的天空，寄情于修身炼养之道，研习道典，弘扬道教义理。本则案例中，朱权不仅在讲学时推崇以点穴手法配合导引法治病及保健养生，而且也身体力行，躬身实践，做到了知行合一。

三、出处

1. 明・朱权 . 活人心法 [M]. 北京：中国中医药出版社，2015.
2. 叶明花，蒋力生 . 朱权医学全书 [M]. 北京：中医古籍出版社，2016.
3. 王利敏 . 遵生八笺中的养生细节 [M]. 北京：中国医药科技出版社，2019.

第五章　异远真人

异远真人，生卒年不详，据考证是明朝正德（1506—1521）至嘉靖（1522—1566）年间的僧人（异人指僧人、道人以外的出家人），于嘉靖二年（1523年）著成《跌损妙方》。

点穴、灸法合中药治骨折、脱位

一、案例

明朝正德年间，有一位僧人名为异远真人，他广结贤良，治学严谨，桃李满天下，有很高的医学修养。他详辨跌损部位、原因、新久，能疗目伤、头破等重症，又精于治疗各种跌打损伤，是明代著名的外科医家。据统计，异远真人所著《跌损妙方》中提到的点穴手法包括点、揉、端、推、掇、拿、擒拿、按、拍、叩、捏等法，多配合局部穴位的灸法以及中药的内服法，这些手法大多用于治疗骨折、脱位。

一日，他和弟子骑着马在出诊回来的归途上。两人策马前行，一边走，师徒二人一边探讨着近来接诊过的疑难杂症。正说着，突然，弟子喊道："师父，您看！"弟子勒住马指着远方叫道。只见前方路途当道处聚拢着一群人，熙熙攘攘的。

"师父，不知出了什么事？"

"那我们看看去！"

于是两人快马策鞭前去。半途遇到从事发地回来的人，师父问道："请问，这儿出了什么事？"

"有人打架，牙关骨打落啦！"

"红药和接骨丹还有吧？"师父问弟子。

"在行囊里呢，还没有用完。"

"快！救人要紧。"

待赶到地方，师徒二人跳下马来，拨开围观的人群，他们看到一个弱冠之年的公子双手托着两腮，表情痛苦，口半张不能闭合，唾液外流，含糊不清、咿咿呀呀地理论着。对面另一个公子也在据理力争着，"我还没使大劲儿呢，他牙关骨就落了……"说着，趁乱逃开了。

"能不能行啊？"旁边有些看热闹的围观者起哄道。

师父懒理闲言碎语，马上来到公子身旁，让公子先端正地坐在路边。师父立于公子右侧，将双手拇指伸入公子口腔里，分别放于两侧最后一个磨牙上，将两食指按于下颌角后上方，双拇指缓缓用力向下按压，使口张大，其余各指将下颌骨向后方推送。而后又让徒弟针对舌根跌出的症状给公子灸风府穴、两耳背穴。

师父操作完毕后，公子便可以闭口了，但是说话吐字还欠清晰。弟子这时拿出行囊里的药，让公子先服红药，后服接骨丹。服用完毕后，公子即刻吐字清晰，说话流利了。师父让公子张张口、咬咬牙，评估了他的张口度和牙齿咬合情况后，判断复位成功。围观的人群沸腾了，纷纷鼓掌叫好。公子郑重地向师父鞠躬致谢，围观人群也逐渐散尽。

“公子，回家以后用热毛巾热敷牙关骨，近期内避免过度张口，避免吃硬质食物。好好照顾自己啊，打架斗殴可不是好榜样！”

公子不好意思地摸了摸头：“谨记大夫的话，还不知您尊姓大名，改日必携双亲登门道谢！”

师父从容地对公子说：“我叫异远真人，是个大夫，道谢就不必了。公子，有缘再会。”

言毕，师徒二人便一跃上马，扬鞭长去。两人沿途前行着，一边走，师父一边和弟子交流着。

“像这种牙关骨脱位的患者，若是伴随伤及食道，你可知道该如何治疗？”

“师父，是不是还需得用桑白皮和丝线紧密地缝起来？”

“这一点你倒是讲对了。若是不见好，又当如何治疗呢？”

“呃，弟子不知……”

“若是还不见好，那就再将鸡的嗉囊剖开，去食取膜，贴定，随后在膜外涂上药物护住食道再用药可愈。可是记住了？”

“记下了，师父！”

异远真人的名声传遍了天下，深受人们爱戴，也受到后世医家的敬仰。

二、解读

1. 这则案例中，异远真人和弟子在途中遇到患病的公子时，立即主动前去询问病情，并且凭借高超的医术施以援手，成功地解除了患者的痛苦，体现了医者应有的责任心、仁爱之心。

2. 异远真人作为医家，具有治病救人的坚定理想信念，在面对围观者对其医术的质疑时，也没有退缩，而是继续救治患者。治愈患者后，异远真人面对围观者的赞誉，没有居功自傲，而是仍然保持着谦虚谨慎的品格。

3. 异远真人救治了患者后，在归途中和弟子辨证分析，讨论病情，总结治疗经验，体现了其好学且善于总结的品格。

三、出处

1. 异远真人 . 跌损妙方 [M]. 上海：上海科学技术出版社，2000.

2. 崔淑原 . 明清推拿文献点穴手法的演变及分类研究 [D]. 成都中医药大学，2011.

第六章　龚云林

龚云林（1522—1619），江西金溪人，名廷贤，字子才，号云林山人，别号悟真子，明代临床医家。龚云林师承父（御医龚信）业，值中原疫疠流行，活人无数。中年医名大振，治愈鲁王纪臌胀病而千金不受，赐“医林状元”匾额，誉为“回天国手”。主要著作有《小儿推拿方脉活婴秘旨全书》《古今医鉴》《寿世保元》《万病回春》《鲁府禁方》等。

第一节　掐掌背穴治小儿疾病

一、案例

龚云林的父亲龚信是一位非常有名的大夫，任职于太医院。龚信每天忙于诊治疾病，非常疲惫和劳累，虽然对病人十分有耐心，却忽略了对家人的照顾和关心。龚云林开始无法理解父亲，也无法体会父亲对工作的热爱，甚至慢慢有些抵触当一名医生，于是他从小就立志考科举，而不是学医。后来在屡试不中，科考无望的情况下，龚云林为了谋生，又不得不子承父业，开始了学医之路。越是钻研医术，他就越是能体会到父亲的不易。他想成为和父亲一样的医生，每每父亲出诊，他都会随着父亲一块去，观摩父亲诊治，学着父亲望诊、问诊、把脉、察看舌苔、摸腹……可是还没能等他完全继承父亲的衣钵，他的父亲却猝然离世了。树欲静而风不止，子欲养而亲不待，龚云林又懊又恼，后悔自己没有好好和父亲说说话聊聊天，没有早点向父亲学习治病救人的本领。

还是那间诊室，还是一样的陈设。不一样的是，父亲在，病人就多，门庭若市；父亲不在，病人就少。半年之后，这间诊室的病人越来越稀少，甚至门可罗雀。所以他决意要远离闹市，去寻一处僻静之地好好钻研医术，他带着家里最后的积蓄和父亲生前看的书籍，独自去了云林山。

龚云林在云林山上独自搭建草屋，独自修葺院子，有时候捡回来一些小动物，他也养着做个伴儿。云林山上的日子倒也惬意，龚云林读读医书，治治小动物，这一晃就是八年，也是时候回到家乡，回到父亲的诊室了。这一次，是全新的龚云林。还是那间诊室，还是一样的陈设。不一样的是，病人越来越多了，有时候他的接诊量甚至超过了父亲。一传十，十传百。他在当地有了名气。

一次，鲁王的小儿子深受粪白不变、五谷不消、肚腹泄泻之苦，遍寻名医无人能治。御医们成群结队地进宫又出宫，试过针刺，试过艾灸，也试过了多种汤药，可是鲁王小儿子的症状仍然毫无改善。

“这病怪了，难道我们大家都看错了？”

“不如请龚信的儿子来看看吧！”不知哪位医生说了一句。

御医们面面相觑，大家你看看我，我看看你，谁也没有更好的办法，只能向鲁王推荐了龚云林。

龚云林被请来了。他首先询问了鲁王小儿的主要病情，随后为其诊脉。

诊查一番后，龚云林用大拇指掐了鲁王小儿两手的外劳宫穴。

转过身，面对在场的御医说，“下次再有发作趋势，就掐两手外劳宫穴，如此调治，五日而安。”

掐了外劳宫穴十余次后，鲁王小儿子控制不住地干呕，最终吐了不少胃内容物出来。随后龚云林为鲁王小儿子留下了药方，刚好是五天的剂量。

五日后，鲁王小儿果真痊愈，症状悉数消失。龚云林诸如此类治病的例子，使他声名大噪，也让鲁王对小儿推拿的神效印象深刻。从那以后，龚云林掐掌背穴位的方法治疗小儿疾病就愈加广为流传了：“掌背三节驱风水，靠山剿疟少商同，内外间使兼三穴，一窝风止头疼功，头疼肚痛外劳宫，潮热孩啼不出声，单掐阳池头痛止，威灵穴掐死还生。一掐精灵穴便苏，口歪气喘疾皆除，内间外使平吐泻，外揉八卦遍身疏……”

1604 年，龚云林写出了第一部以“推拿”命名的儿科专著《小儿推拿秘旨》，是现存小儿推拿较早、较完善之作，论述了多种小儿常见病及推拿疗法、常用方等，对后世小儿推拿影响深远。

二、解读

这则案例中，龚云林立志学医较晚，每每父亲出诊，他都会跟着父亲学习。当父亲去世后，龚云林遇到事业瓶颈，他没有怨天尤人，而是不畏艰险，独自去了云林山刻苦学习，花了八年时间努力钻研医术。

三、出处

龚云林．小儿推拿方脉活婴秘旨全书 [M]. 南京：江苏人民出版社，1958.

第二节　掐患儿中指尖诊断预后

一、案例

明代前中期是推拿医学发展的高潮期，太医院重启唐制，重设按摩为医学十三科之一。到了明代后期，由于推拿意外的负面影响及封建礼教的限制，推拿医学再度衰退。隆庆五年，按摩科取消，之后按摩应用对象转向小儿，由此形成了小儿推拿的独特体系，且为小儿点穴推拿疗法的发展提供了良好机会。

龚云林认为小儿“体骨未全，气血未定，脏腑薄弱，汤药难施”，推拿治疗简便、安全、有效、副作用少，易为患儿接受。

在明代，小儿的出生率极高，然而由于医疗条件的限制，小儿死亡率也极高，夭折的孩童数不胜数。死亡原因主要是麻疹、天花、破伤风、痨病等。即便如此，如果恰巧在小儿推拿师治疗时，或者是在推拿治疗结束后孩子死亡，也总是会损害自己的名誉。所以，小儿推拿师临床诊疗时，首先要判断患儿的预后转归，判断患儿是否处于危险状态，及时告知家属。

金溪的一家医馆，以专治小儿病名重一时，这医馆里的龚大夫一双妙手为无数患儿解除病痛。不仅如此，他也擅长判断小儿疾病预后的好坏。

初春，一对夫妻抱着孩子焦急地来到医馆，原来小儿前几日突然出现发热，伴有咳嗽、流涕、流泪等症状，家长刚开始以为是普通感冒，没有当回事，现在患儿昏迷不醒，也不知看了多少医生，服了多少药物，都没有见效。父母急得四处求医，最终找到了龚云林。

龚云林开始为患儿诊治，了解到患儿一周前开始发热，伴随食欲差，有麻疹征象，现在由于麻疹未出，病情转重。龚云林检查后发现患儿昏迷不醒，全身皮肤为黑紫色，呼吸短促，鼻翼微微扇动，切脉见脉象浮数。龚云林用手指掐了病儿的中指尖，患儿有声，龚云林对夫妻俩说：“还好，只要治疗得比较及时，不会有多大的问题，你们放心吧！”

夫妻俩紧张的神情顿时舒展了不少，忙不迭地说：“小儿就拜托您了。”

龚云林认为患儿是疹毒内闭于肺脏，遂清肺穴、清胃穴、平肝穴、退六腑穴、天河水穴，每穴推千余次。两个时辰后，患儿从耳朵后边开始，至额面、颈部、胸腹部、后背部都逐渐出现了不少红色麻疹。麻疹透发出来后，患儿的病情明显好转。第二日早晨和中午，龚云林接着按原法推拿，患儿麻疹渐渐出透。晚上患儿体温明显下降，呼吸恢复均匀，双目能够睁开，皮肤的紫红也逐渐退去。第三天仍按原法推之，第五天一切症状均消失，患儿体温逐渐恢复正常，一周后患儿完全恢复健康。

龚云林嘱咐夫妻俩：“孩子的饮食要注意清淡，忌辛辣刺激的食物，给孩子穿纯棉舒适的衣服。”患儿父母牵着孩子对龚云林感激涕零，丈夫给龚云林塞一个包袱。

“龚大夫您就收下吧，这是我们夫妻俩的心意。”

“这可不行，我可得做好榜样，治病救人是我的本分。”

待夫妻俩走后，三弟子问龚云林：“师父，先前那个患儿也是在初春得的麻疹，你断言他没办法治了，而今天这个得麻疹的患儿，怎么就可以救治了呢？”

“你们谁来讲讲为什么？”

大弟子站出来回答道：“这是因为他们两个虽然是在同一时期患同一种病，然而，由于他们发病前身体素质的差异，疾病在他们二人身上出现不同的转归。先前的患儿麻疹透发艰难，疹毒内闭，不能外透，紫暗成片，说明那个患儿属于逆证，已危不可治；而现在这个患儿经过师父治疗后，麻疹按正常顺序透发了，自初热、透疹直到收没，经过良好，麻疹红润，说明他的预后还是良好的，所以会有两种不同的结果。”

“我懂了，麻疹有顺证和逆证之分。”三弟子兴奋地说。

“你们可还有其他看法？”

“可是后来的患儿也有肺部症状呀？”小徒弟摸了摸头，问道。

二徒弟拍了拍脑门，“你们可有注意到一个小细节？师父接诊时用手指掐了病儿的中指尖。”

龚云林对二徒弟表示赞同：“生死入门何处断，指头中用掐知音！”

留下这么一句话，龚云林转身便离开了。

大弟子反应过来，“用手指掐病儿中指尖，若有声，惊叫者生，无声，不叫者不治，也可用来诊断疾病的预后好坏！”

后来，龚云林在编纂《小儿推拿活婴秘旨全书》时，里边的入门先知诀有这么一句话：“生死入门何处断，指头中用掐知音，此是小儿真妙诀，更于三部看何惊。”就是他开创了手指掐病儿中指尖用来诊断疾病的预后好坏的先河。

二、解读

1. 龚云林作为小儿推拿名家，仍在医疗一线亲自为患者治疗。当患儿父亲给龚云林塞包袱的时候，他毅然决然地拒绝，坚守治病救人本心。

2. 这则案例中，龚云林基于自己丰富的临床经验，开创了手指掐病儿中指尖用来诊断疾病的预后好坏，体现龚云林人文化成的精神。

3. 龚云林的徒弟们在患儿被治愈后，认真讨论疾病的机理，体现了他们的谦虚谨慎。

三、出处

1. 龚云林 . 小儿推拿方脉活婴秘旨全书 [M]. 南京：江苏人民出版社，1958.

2. 崔淑原 . 明清推拿文献点穴手法的演变及分类研究 [D]. 成都中医药大学，2011.

第七章 高 濂

高濂（1573—1620），钱塘（今浙江杭州）人，字深甫，号瑞南道人，明代戏曲作家，能诗文，兼通医理，擅养生，撰《遵生八笺》十九卷，另有诗文集《雅尚斋诗草二集》《芳芷楼词》《牡丹花谱》《兰谱》传世，所作传奇剧本《玉簪记》脍炙南北，其词风清丽和婉，独具一格。

坚持按摩肾俞穴收奇效

一、案例

时冬严寒，钱塘的一座府宅内，高濂正在家里接待一名司农官员张成之。他俩谈话不到半个时辰，高濂就起身小便两三次。

张成之疑惑地问道："你为何小便如此频数？"

"天气寒凉了就应该如此。因为天气寒冷，我们进食量会增多，冬天通过皮肤、呼吸流失的水分又比较少，那肯定就只有通过尿液排泄出去了！"高濂耐心解释道。

张成之说，"不对，我不管是冬天还是夏天，只早晚小便两次。你患有尿频之症。"

"哦？"

"我以前也如你这般尿频，按照我这个办法，定能医治你的尿频之证！"

"可是有什么导引之术？"

"肾俞穴可知？"

"肾俞穴在背部腰椎棘突下旁开 1.5 寸处，左右各一，主治遗精、遗尿、阳痿、泄泻、目眩、耳鸣、腰痛等症。"

"反复按摩肾俞穴就能医治你的尿频之症。"

"其具体做法是？"

"每天临睡觉前端坐于床沿上，双脚下垂，解开衣裳，屏气，舌尖抵上腭，眼睛往上看着头顶，肛门向上提，保持收缩的状态，同时以双手摩擦两侧肾俞穴，约一百二十余次，当然次数越多越好，按摩完了就可以睡觉了。我已经坚持按摩了三十余年，非常见效。"

高濂默默记下来，"你是如何知道这个导引术的呢？"

"我夫人的弟弟告诉我的，他年轻的时候也是被尿频所困扰，后来遇到了高人传授给他导引术。”张成之摸着胡须说道。

自那以后，高濂每日必按照此法按摩两肾俞穴，不出几个月果然见效了，很快就治愈了尿频的毛病。

见到有老年患者被尿频困扰，高濂悉数告诉患者擦肾俞穴。他们按照此法一试，只要是长期坚持下来的，尿频都痊愈了。

高濂觉得此术简便且有效，自此以后专注于研究自身导引术。高濂主张老年人应当经常自身导引，例如每天坚持用手按摩两眉，并以手心、手指按摩两目顴上，再用手指反复拽摩两耳，一天可反复进行多次，这样可以长保耳聪目明。他还提倡每天都摩擦涌泉穴。涌泉穴在足掌心，每天多次反复按摩可防治头痛、头晕等症。

“少婴羸疾，有忧生之嗟，交游湖海，咨访道术，多综霞编云笈，秘典禁方……悟摄生之有道，知人命之可长，剖析玄机，提拈要诀，著为《遵生八笺》。”高濂集明朝养生之大成，著成了我国古代历史上养生学的经典之作——《遵生八笺》。他认为养生不是单纯服用补品或者药物来延年益寿，而是需要在自己的言行举止、作息生活中实践。他尊重敬畏生命、践行简单生活的养生理论和实践对于当今社会的我们有着非常重要的借鉴意义。

二、解读

1. 高濂向张成之学习后，遇到尿频的患者时，便会主动教他们治病保健，说明他谦虚好学，乐于听取他人建议，学习他人之长。

2. 高濂作为医家，得知了擦肾俞穴的神奇疗效，本着自己的探索精神，开始研究导引养生之术，并且以著作记载了自己的养生理论，为人类作出了巨大的贡献。

三、出处

1. 明・高濂 . 遵生八笺 [M]. 北京：中国医药科技出版社，2011.08.
2. 赵立勋 . 遵生八笺校注 [M]. 北京：人民卫生出版社，1994.
3. 周贻谋 . 高濂的颐养之道（四）[J]. 长寿，2003（10）：34–35

第八章 滑 寿

滑寿（1304—1386），许州襄城（今河南许昌）人，字伯仁，晚号撄宁生，元末明初的著名医家。他不仅精通《素问》《难经》，而且融通张仲景、刘完素、李东垣三家学说，著有《读伤寒论钞》《读素问钞》《难经本义》《十四经发挥》《滑氏方脉》《滑寿正人明堂图》等医书。

灸药并用治妇人寒疝

一、案例

襄城有一个产妇，产后七八天，一直没能下地。该产妇在生产后便满腹疼痛，不知找了多少大夫，服了诸多汤药，却仍是无济于事。

一天，名医滑寿偶然路过产妇家，原是想讨一口水解解渴，却听见一位妇人的哭泣声，推门只见一位妇人在床上双手捂着肚子，痛得直打滚，脸色极差。产妇的丈夫正在床旁哄着婴儿。

丈夫起身，“请问你是？”

“我是一名大夫，路过想讨口水喝。”

丈夫即刻取水去了。

见妇人这般，滑寿即刻关切地询问妇人，“你这样多少天了？何时开始的？”

“自生产后便是如此，约有七八天了。”妇人有气无力地回答道。

“刚开始是怎么样的？”

这时，丈夫取水回来了，他回答道：“刚开始她手脚发凉，慢慢就感觉从肚脐眼下到心窝都胀满疼痛，这几天还经常呕吐，压根吃不了什么东西。”

“最痛的地方是哪儿？”滑寿问道。

“两侧的胁肋处，痛得最是厉害。”妇人断断续续地答道。

滑寿为妇人看了舌象，又摸了妇人的脉象。他感到手下的脉象沉紧而不调畅，就对丈夫说：“她的脉是寒脉，病是寒疝。”

“大夫，寒疝严重吗？能治疗吗？”

“你妻子的寒疝是产后血虚，复感寒邪，结聚于腹中而导致。我一定竭尽所能为她治疗！”

“内人的病就麻烦您了！”

“家中可有艾绒？”

“有的。”

待丈夫取来艾绒，滑寿将艾绒捏成艾炷后，分别在妇人的章门、中脘、气海穴施灸。

“前几日请来的大夫也是艾灸了，却没有任何疗效，真的能行吗？”丈夫狐疑道。

滑寿边灸边解释道：“寒疝，亟宜攻其下。脏会章门、腑会中脘、气海为强壮、保健要穴。灸这些穴位，为的是温元驱寒。”

灸了大约十余壮，妇人脸色明显好转，她说：“我感觉肚子咕咕响，疼痛缓解了，觉得轻松多了。”

滑寿说：“说明第一步治疗对了，还得继续服药巩固治疗。”说罢，他开了处方：元胡、桂枝、川椒、茯苓、小茴香、木香、青皮等。

“需要服用多久呢，大夫？”

“十日一剂，服些时日便可痊愈。”

开完处方，滑寿便准备离去，这时丈夫提醒道：“大夫，水还没喝呢。”

“哦，对，竟忘了这事情。”滑寿一拍脑门儿。

“一定得按照处方抓药，你家夫人只是暂时缓解了。”

丈夫按照滑寿的要求抓了药，妇人服了一段时间的药物，果真痊愈，再也没有复发过。

二、解读

1. 这则案例中，滑寿遇到患病的妇人，立即主动前去询问病情，凭借高超的医术施以援手，成功地为妇人解除了病痛的折磨，体现了医者应有的责任心、仁爱之心。这与当今社会中，遇见病情危重或摔倒的患者，旁人视若无睹、冷若冰霜的现象，形成了鲜明的对比。

2. 滑寿作为医家，具有治病救人的坚定理想信念，在面对患者丈夫对其诊疗和医术的质疑时，也没有退缩，不卑不亢地表达了救治患者的决心。

3. 滑寿为了喝水敲了产妇家的门，最后治疗了产妇却忘记了喝水。说明在自身利益和患者利益二者之间，滑寿更重视患者的利益。

三、出处

1. 清・张廷玉 . 明史・列传 [M]. 北京：中华书局，1974.

2. 明・江瓘 . 名医类案 [M]. 上海浦江教育出版社，2013.

3. 茅晓 . 论元末名医滑寿临证治验特色 [J]. 上海中医药杂志，2003（3）：52–53.

第九章　黄子浓

黄子浓，江西豫章人，生卒年不详，元末明初的著名医家，擅用灸法，为术精诣，家学渊源，上通天文，下知地理。

下病上取灸百会治富商泄泻

一、案例

黄子浓与滑寿是同时代的医家，他善于观察自然，擅长将人与自然联系起来，支持人与自然一体观。他将天人相应的观点用在临床诊疗上，治法往往出人意表。

邻县住着一个富翁，不知为什么总是腹泻。作为富翁，请医生看病并不是难事，而他请过不少名医，也吃了不少药，试过了各种偏方，多年来腹泻症状却毫无改善。

听闻黄子浓医术精湛，富翁便吩咐下人请黄子浓登门治病。黄子浓为他治疗了十几天，可是效果并不明显。黄子浓很不好意思，心里也很是惭愧，于是就请辞回家了。

“不好意思，没能治好你的病，待我回家研究研究，你还得多熬些天，下次再来为你治疗。”

黄子浓回家后很是郁闷，“不行，我还得好好地琢磨琢磨，想方设法给他治好！”黄子浓心有不甘，他一定要治好这个病人。他相信古籍中定有解决之道，于是每天在家查阅腹泻相关的医案，翻阅各种古籍。

一日，他翻看周文王姬昌所作《易经》，读到乾卦“天行健，君子以自强不息，地势坤，君子以厚德载物”的时候，思考到“天何以不坠，地何以不陷”，黄子浓脑海中突然灵光一现，悟出了富翁的病因：如果天上的气运行不畅，那地上的气就无法升腾了。富翁的泻泄病，应该是气不上举造成的。他还以“弄碗珠底”的实例来进一步说明：天之气运转不息，故阁得地在中间未达，如弄碗珠底，只恁运转不住，故在空中不坠，少有息则坠矣。

想到这里，黄子浓准备将这些东西记下来，他快步走到书桌前，手持毛笔想写字，偏偏砚台里的墨汁已用尽了。他拿起水滴（汲水工具）从水盆汲水，准备往砚台里注水以便磨墨。他用大拇指按住水滴的上孔，水滴就装满了，松开按压的手指，水滴里的水就哗啦一下全部流到砚台里了。这一系列的汲水动作，是他研墨时重复过无数次的，这一次却让他颇有感悟。在黄子浓看来，水滴汲水、滴水的物理现象，与乾卦天行健所要表达的意思，是如此的一致，这令他豁然开朗。黄子浓立即吩咐下人备好马车，迫不及待地往富翁家赶去。

见到富翁，黄子浓说："不好意思，上次没能治好你的病，今天我悟出了些道理，想再为你治疗一次！"

"感谢大夫惦记着我，老朽的病就麻烦大夫了！"

黄子浓选取两耳尖连线的中心点处——百会穴，在富翁的百会穴上灸了十余壮，果然止住了泄泻。

富翁问黄子浓："腹泻病在下，为何取头顶的百会穴呢？"

"这叫下病上取。"黄子浓说。

"灸百会穴治疗腹泻为何会有如此神奇的效果呢？"

黄子浓回答道："这是由于百会穴是督脉的经穴，居于颠顶。督脉总督人体一身的阳气，督脉运行不正常，元阳之气就会失常，甚至下陷，就可能出现腹泻症状。百会穴又名曰三阳五会，是诸阳脉相交会的地方，灸百会既能增强督阳之气，又能使脾阳之气得以正常升发，泄泻也就因此而止住了。"

"我的这个腹泻，别人治了多年也没有见好，我以为我的这个病没有指望了呢。感谢你妙手回春！"

二、解读

1. 这则案例中，黄子浓无法治好富翁腹泻病时，没有言辞闪烁，而是以诚待人，坦诚地向富翁说明自己的治疗无效。黄子浓离开前表示自己会继续研究，后来也履行了诺言，成功为富翁解除了病痛。

2. 黄子浓在家研究治法时，善于密切观察自然界的变化，并将人体与自然密切地联系起来，将天人关系用于指导疾病的治疗。

三、出处

明・俞弁续撰. 续医说 [M]. 上海：上海科学技术出版社，1984.

第十章 周汉卿

周汉卿，生卒年不详，浙江松阳人，明初名医。周汉卿自幼勤奋好学，对内科和外科都很擅长，尤以针灸技术最为神奇，擅长运用普通针刺、刺血、火针、长针等来治疗疾病。在他的行医生涯中，有许多用针灸治疗疑难杂症的案例，虽然他并没有给后世留下医学专著，但他的行医事迹在史书当中多有记载。

第一节 针拨刮除治眼翳

一、案例

当时，在华川有一个叫陈明远的人失明已经有十年了，经多方诊治都没有效果。他心灰意冷，认为自己下半辈子将永远活在黑暗中。

在一次偶然的机会下，陈明远遇到了松阳的周汉卿，于是请周汉卿为他诊病。周汉卿为他仔细检查后说："这个病是因为你的眼睛蒙上了眼翳，遮蔽了眼睛的视线，而使眼睛完全看不见，只要去除了眼翳，你就能看清楚了。"陈明远听后欣喜若狂，请周汉卿为他进行治疗。周汉卿说："治疗这种病要把针刺进你的眼睛里，你能忍受吗？"陈明远毫不犹豫地回答道："我可以忍受，请立刻为我治疗。"

周汉卿随即用针从陈明远的眼角进针，刺到眼睛后面，将眼睛后部浑浊的眼翳拨开，压到下面，使它不再挡住视线，然后将针取出。陈明远睁开眼睛，瞬间就能看见东西了，他激动地称赞说："真是位神医啊！"

周汉卿为陈明远治疗所用的技术便是针灸当中的"金针拨翳"法，这种技术看似简单，但对医者的要求极高，因在眼部操作，容易对人体造成伤害，是很多医家难以完成的治疗技术。周汉卿熟练运用这种技术为陈明远治疗眼疾，可见其针刺水平高超。这种针刺技术经过不断的实践与发展，已成为针灸治疗白内障的特色疗法。

二、解读

1. 在此案例中，病人失明十年，寻求多方诊治，但都没有效果。周汉卿用"金针拨翳"的高超治疗手法治愈患者，体现了周汉卿超越常人的针刺水平和追求卓越的行医素质及济世救民、解救含灵之苦的崇高品质。

三、出处

清·张廷玉 . 明史·列传 [M]. 北京：中华书局，1974.

第二节　铍刀配合火针治瘰疬

一、案例

在钱塘有一户王姓人家，这家主人的女儿患了瘰疬，病情十分严重，在颈部和腋下形成了很多孔窍，细细数来共有十九个。这些孔窍绵延成片，都已经溃破，流出白色的脓液。王家请了很多大夫前来为她诊治，但这些大夫都束手无策，没能控制住病情。慢慢地，这种病影响到了王小姐的四肢，她的右手开始拘挛而无法活动。随着病情的进展，王小姐逐渐出现了发热的症状，浑身滚烫。王家人觉得情况不容乐观，这样发展下去可能活不了多久了，于是开始为她准备后事，吩咐仆人去订制棺材，准备寿衣等物件。

一天，王家的仆人正在一家铺子里置办东西。店铺掌柜询问起王家小姐的病情，得知并无好转之后，向王家的仆人推荐刚好途经钱塘的周汉卿为其诊治。

仆人回去之后向王老爷汇报了置办东西的情况，又提起了店铺掌柜推荐的名医周汉卿，王老爷当即指派仆人去请周汉卿。

没多久周汉卿就被请来了，他仔细地观察王小姐瘰疬发作的位置，审视了一会儿，便从随身携带的医箱中取出一把小刀来。

“先生，你拿这刀是要做什么？”王老爷不太明白，连忙问道。

“王老爷，你看这个瘘，是不是十九个当中最大的一个？”

“是的。”

“这是母疬，是她发病的源头，我现在要把它剔掉。”

周汉卿手里拿着的并不是我们常见的刀具，而是针灸器具当中的铍刀。铍刀也叫铍针，这种器具的下端呈剑形，两面有刃，在进行治疗的时候用来刺破痈疽，排除脓血。

周汉卿首先处理母疬，他把铍刀刺入这个母疬当中，将还在流脓的母疬剔了下来。大的母疬没费力气就剔了下来，但是余下的十几个小的瘰疬，都是后来长出来的，形成的时间不长，基底还连着肉，不能直接剔下来。

周汉卿收起铍刀，又拿出针来，借用火焰将针烧红，刺向小的瘰疬。每刺一个瘰疬，就有一道烟雾从进针的地方升起，并发出“滋”的响声。没用多久，周汉卿就对这些小的瘰疬都施行了火针。

“好了！”周汉卿剔除母疬，又以火针焠刺所有小的瘰疬后，宣布治疗结束。

“这样就好了吗？”王老爷问。

“我为她的治疗就到这里了，至于接下来能不能好转，就要看她的造化了。”

“您看小女能保住命吗？”

“从我为她施行火针的感觉来看，还是有希望的。

“还请先生说得明白一些。”

“刚才我施行火针，针尖碰触到生肉时，她感觉到了疼痛。”

“原来如此，在用火针治疗的时候，我看见她好像抖动了一下。”王老爷说。周汉卿点点头，说：“知疼痛者生。痛，说明神气还在。如果失去疼痛的感觉，那就难以治疗了。”

几天过后，周汉卿前来复诊时，王家小姐的十九个疮口都已经结痂了。又过了几天，痂皮脱落，痂皮下的肌肤已如常人。

二、解读

周汉卿在为王家女子治疗的过程中，对于母疬所采取的方法是将其剔除，对于其他小的瘰疬则采用火针进行治疗。周汉卿对于不同的症状采用不同的治疗方法，体现了辩证分析的思想，也符合中医的辨证论治的诊疗特点。

三、出处

清・张廷玉 . 明史・列传 [M]. 北京：中华书局，1974.

第十一章 陆 岳

陆岳，生卒年不详，字养愚，乌程（今湖州）人，少时习儒，后精于医学，明嘉靖中名重江南，远至闽粤。陆岳生平与董浔阳、茅鹿门、朱远斋最称莫逆，著成《红炉点雪》八卷。

第一节 灸药并用治丁慕云中风

一、案例

这天丁慕云的家人来请陆岳前去为丁慕云治疗，陆岳随即背起医箱前往丁慕云家中为其诊治。陆岳还没走到丁慕云的房间，就听到丁慕云的家人说道："他一直念叨自己身上麻，精神也不好了。"

陆岳走进丁慕云的房间，只见丁慕云躺在床上，意识昏沉，浑身是汗，嘴里一直嚷着"好麻呀，太麻了！"陆岳问道："哪里麻？"丁慕云却没有回答他，仍是一个劲地嚷着。他的家人说道："他是左半身麻木，而且手脚抬不起来，具体麻木的位置，他自己也说不清。"

"他怎么会出这么多汗？"陆岳仔细观察了丁慕云之后问道。

"刚发病的时候他服用了十剂小续命汤，但是没有效果。之前请的大夫说这是风证，应该大量发汗，小续命汤里有补气血的药物，发不了大汗。就把药方中的人参和白芍去掉了，加大了发汗药的剂量。可是吃了这药之后虽然发了大汗，但是接着就出现了浑身游走疼痛，左半边的手脚还是抬不起来，整个人的精神也不好了。"

陆岳听到他的家人这样回答，于是伸手去为丁慕云诊脉。诊脉之后说："他的两手冰冷，阳脉弦细而数，阴脉迟涩而空。虽然他的病属于风证，但是也要考虑其他的因素。古人云，麻者气虚，木者血虚，手足不仁者脾虚，俱此三虚者，只需要调养气血，就能把风症除掉。可是之前的大夫重用了风药，反而把补气养血的药物去掉了，因此没有很好的效果。医圣张仲景说过：夏天宜于发汗，以应阳气在外也。春月阳气较弱，初出地下，这个时候大力发汗，是要伤及卫气的，卫气失守，营血不随，所以就会产生遍身游走疼痛、昏厥逆冷的病症，这都是气血将绝的表现。"

"那慕云这种情况还有救吗？"丁慕云的家人问。

"事到如今，也只有根据他的情况来处理了。对于这种气血两虚，阳气虚衰的人，应该急用大剂量的十全大补汤来治疗。"陆岳随即开好了药方，嘱咐丁慕云的家人赶紧去煎药。

不多时，药便煎好了，给丁慕云服下没多久，他就睁开了眼睛，看到了围在床边的家人。

看到丁慕云醒来，他的家人十分高兴。陆岳说："现在看来他是醒了，但是仅仅依靠吃药来治疗的话不能完全治愈他的病，他还有可能中风。"

"那怎么办？还请先生救救他。"丁慕云的家人急忙说道。

"别担心，我为他施行艾灸，扶助正气，就可以避免这种情况。"陆岳接着给丁慕云灸了风池、百会、肩井、曲池、间使、足三里等穴，每穴灸了五六壮。然后结束了这次的治疗。

几天后，丁家人又请陆岳来复诊，这时，丁慕云的症状已经消除。陆岳问丁慕云："最近几天感觉怎么样？"丁慕云回答说："感谢先生救命之恩，我现在饮食逐渐好转，只是大便有些干结，不容易排出。还觉得胸膈痞闷，微微有热。"

陆岳说："这是由于出汗太多伤及津液，所以大便解不下来，胃脘不舒，我给你开一些我的润字丸试一试。"

丁慕云服用了陆岳的润字丸后，大便解了出来，但还是有些干燥。陆岳又以八珍汤为基础开方，其中当归的剂量加倍，再加上麦冬、知母以润燥，佐以少量的槟榔、木香、豆蔻仁以调其气。经过这番调养，丁慕云终于大便通畅了，一个月后便痊愈了。

二、解读

1. 陆岳在为丁慕云诊治的过程中，对于之前大夫的治疗方法和方药没有盲目赞同，而是根据患者的具体情况来进行分析，针对此前治疗存在的问题来进行调整和治疗，体现了陆岳在诊疗当中实事求是的思想。

2. 陆岳在为丁慕云诊治的过程中始终保持严谨科学的态度，充分考虑到季节因素以及丁慕云个人的具体情况，选择合理有效的治疗方案，体现了因时制宜、因人制宜的原则。

三、出处

清·魏之琇. 续名医类案 [M]. 北京：人民卫生出版社，1957.

第二节　灸药并用治愈邹春元中风

一、案例

邹春元还未满五十岁，突发中风，出现了耳聋鼻塞、二便不通、四肢不遂的症状，瘫卧在床上，神志不清，也不能说话。他的家人围在床边照看他，请来的医生也在为他进行诊治。

突然，邹春元发出了一阵含含糊糊的声音。家人凑在近前，只听见他说："婆婆，原来您在这里，我到处找你找不到，这些年我一直在想你。哎，伯伯也在这儿！"旁边的一个妇人听到之后脸色大变，一边轻轻摇晃他，一边说："春元，你快醒醒，胡说什么呢。"

一旁的大夫一时间没有搞清楚状况，就问那个妇人："他在说什么？"

"他是在和那些已经去世的亲人说话。"妇人回答说，"这都已经灌过牛黄了，怎么还是没有一点好转。"

"是啊！"这位医生也是一筹莫展，"脱阳者见鬼，脱阴者目盲。他目无所视，与看不见的故人说话，乃阴阳俱脱。张洁古说，中腑者影响四肢，中脏者九窍不利。如今，他的手足不随和，五官不利，大小便都不通，上窍下窍都表现出闭塞的征象，是脏腑皆为风所中。况且，他六脉弦数而没有规律，《脉诀》上说，中风如果出现迟浮的脉则有转好的希望，要是出现急、实、大而且数的脉，那可就凶多吉少了。他现在的情况是脉症俱危，难治啊！我才疏学浅，实在没什么好办法。这样，我先开个方子，权且一试，你们还是另请高明吧。"

说完，那位医生开了一个大补的药方，方中有人参、熟地、肉桂、附子等药，然后就离开了。

邹春元的家人一边煎药，一边派人去请陆岳来诊治。陆岳很快来到邹春元家，他首先进行了诊脉，邹春元的脉象果然像之前大夫说的那样极其急数，不过那是浮按取得的，稍加按压，则感觉到脉来有些和缓，这说明病人尚有胃气。不过两尺脉重按觉得有些空虚。

诊脉结束，陆岳又看了那位大夫开的药方，说："这方子阴阳兼补，确实是治本之法，可是，现在他的上下九窍都已闭塞，恐怕这个方子难以奏效。当务之急还是为他通利二便，使浊阴下降，这样，清阳之气就能够上升，然后再为他施行补法来治疗。《黄帝内经》所谓急则先治标，而后治其本。他现在的情况有些危急，恐怕来不及缓补，先将这已经煎好的汤药与他灌服。"

家人听了陆岳的话，便将已经煎好的药给邹春元灌饮。可是，接连饮下几剂汤液，都停于胃脘，不再往下。陆岳用两手在邹春元的脘腹部揉按，揉至肚子发出了声响，可灌的药就是下不去。

陆岳再次为邹春元切脉，发现脉象仍然和之前一样。于是他取出几十粒自家制作的神佑丸，嘱咐邹春元的家人用淡姜汤给他冲服下去。

邹春元服下神佑丸后，陆岳马上为他灸百会穴，接着又给他灸关元穴，这样使阳气上升而不下降。关元穴灸了两壮之后，邹春元就醒了过来，他睁开眼睛，紧蹙双眉。

"痛不痛？"陆岳一边为他灸治一边问。

邹春元点了点头。

"坚持一下，只要能坚持到灸七壮，你就能好转了。"

邹春元又点了点头。

等到第七壮快要灸完的时候，邹春元突然抬起手指着自己的肚子，嘴里说着："快快快，我要排便。”这下邹春元的大小便都通畅了，没一会儿就泻了两次，泻下不少秽浊之物。

陆岳看他泻得差不多了，又让他的家人把之前的药方中的人参加倍，再次煎煮给他服下。这个时候，邹春元又要排便了，但是精神还是不太好，人有些昏昏沉沉的。等他排便结束，陆岳嘱咐他的家人赶紧将煮好的药物缓缓服下。

经过这次的治疗，邹春元的症状逐渐好转，可是却留下了手足震颤、半身不遂的后遗症。于是陆岳在大补气血的方药中，佐以祛风顺气消痰之品秦艽、全蝎、僵蚕、乌药、南星、半夏等，这样持续调治了一年有余，邹春元才得以痊愈。

邹春元的病情起初是以气血不足为本，九窍闭塞为标。陆岳为其治疗先通利二便，是急则治其标。之后出现的风证也是以气血不足为本，而此时这些症状为标，在治疗的时候以补养气血为本，同时佐用风药，是缓治其本。

二、解读

陆岳在为邹春元诊治的过程中，采用先通利以缓解当前危急症状，待患者症状好转之后，再进一步调养的治疗方式，体现了中医学“急则治其标，缓则治其本”的思想。

三、出处

清・魏之琇 . 续名医类案 [M]. 北京：人民卫生出版社，1957.

第十二章 虞天民

虞抟（1438—1517），字天民，自号华溪恒德老人，今浙江义乌市廿三里镇华溪村人，明代中期著名医学家。虞抟医术高超，善于用药，还常常运用一些其他的治疗方法与中药配合。《金华府志》载："义乌以医名者，代不乏人，丹溪之后，唯抟为最。"虞抟与朱丹溪、现代名医陈无咎（号黄溪），合称义乌医家"三溪"。

灸药并用治大寒证腹痛兼下焦燥屎

一、案例

冬季的一天，虞抟刚刚为一个患者结束治疗，就听到外面传来呻吟声。不一会儿，一个壮年男子就被几个人用床板抬了进来。只见这个男子用手捂着肚子，不断呻吟着，表情十分痛苦。虞抟将他安置在床上之后问道："他这腹痛是什么时候发作的？"家人回答说："从发作到现在已经两个昼夜了。"

"两昼夜间疼痛有无好转？"

"一直疼，从发作到现在不见好转。"

"这种情况因何出现？"

"前些日子他下水捕鱼，回来觉得腹中饥饿，吃了些冷粥，想不到就成了这个样子。"

"发作这么长时间了，为什么现在才来诊治？"

"他发病之后我们就请了大夫给他诊治，可是没见好。"

"是怎么治疗的，吃了什么药？"

"给他服用了大黄丸和大承气汤，服药之后泻下了一些粪水，可是之后肚子疼痛更加严重了。我们不敢耽搁，前来向您求治。"

虞抟觉得可能是患者服用的药不对证，因此不见好转，又不便在患者面前评价同行，于是给患者进行了脉诊。其实在看到患者的状态的时候，虞抟心里已经有了初步的判断，脉诊更加证实了他的想法。他向患者的家属说："根据我的脉诊，他的六脉都沉伏而实，这是大寒之证的脉象。而且他的下焦还有燥屎。"

"还请先生为他治疗。"

"我先给他开一剂药，然后再给他艾灸一下，这样能缓解他的症状。"

虞抟为患者开了一剂丁附治中汤以温胃，在患者服药之后又为他灸了气海穴，这样内外温通来止患者的腹痛。

施灸结束后虞抟问患者："你感觉怎么样？"

"我觉得好多了。"

"疼痛缓解了多少？"

"缓解了大概有一半。"

"好，这样你体内的寒气已经祛除得差不多了，接下来可以为你清除宿便了。"

"现在就清吗？"

"不用着急，我给你开些药，你明天开始早晚各一次，一次五粒，用生姜汁送服。用不了多久就可以痊愈了。"

虞抟给他开出的是用巴豆、沉香、木香做成的如绿豆大小的药丸。男子回去后，按虞抟所交代的方法，共服用了六七次，解下一些黑便，肚腹就再也不痛了。

虞抟对于灸法的运用颇有心得，他在《医学正传》中写道："虚者灸之，使火气以助元阳也；实者灸之，使实邪随火气而发散也；寒者灸之，使其气复温也；热者灸之，引郁热之气所发，火就燥之义也。"在他看来，灸法可以治疗虚实寒热各种证候。

二、解读

虞抟在为患者诊治的过程中，根据患者的具体情况分步治疗，首先采用艾灸配合中药的方法祛除患者体内的寒气，然后通过方药来解决患者的下焦不通的症状，符合患者的身体情况，体现了循序渐进的思想。

三、出处

明・虞抟．医学正传 [M]. 北京：中医古籍出版社，2002.

第十三章 万密斋

万密斋（1499—1582），原名万全，号密斋，史称“医圣”，生于罗田（今属湖北）大河岸，是我国明代与李时珍齐名的著名医学家。他治学严谨，医德高尚，在儿科、妇科、痘诊科方面享有盛誉，在养生保健理论和实践方面独树一帜，被康熙皇帝嘉封为“医圣”，著有《万密斋医学全书》《养生四要》等，为“中华养生第一人”。

第一节 灸治使惊风抽搐小儿“起死回生”

一、案例

万密斋最初承父命随巨儒张玉泉、胡柳溪学习律法、史纲。不久后父亲万筐去世，万密斋决心继承家学，于是苦攻医学，因其颇有天赋，加之刻苦钻研，最终成为一代名医。

万密斋有着非凡的医学才能，这在他刚开始学习医术的时候就有所体现。

万密斋随父习医，初出茅庐，就遇到一个两岁大的小儿惊风，突然发搐而死。病儿家属派人来请万密斋，说是孩子惊风。万密斋上门时，病儿全家正围着病儿痛哭，原来孩子突然出现了抽搐的症状，此时气息已绝。万密斋见状，忙上前诊视。经过观察和判断，万密斋对病儿的情况有了初步的了解。他安慰病儿的家属孩子还有生还的希望。

然而病儿的父亲难以相信，询问孩子明明气息已绝，为何还能生还。

万密斋解释道：“小孩面色未脱，手足未冷，是痰气壅结所致，而非真死。我用小艾粒给他艾灸一下试试。”

说罢，万密斋就用艾绒制作成麦粒大小的小艾粒，给病儿进行艾灸。当灸火刚刚燃及皮肉时，孩子疼醒了，哇哇大哭起来。见状，孩子父母挂满泪珠的脸上露出了笑容，激动地向万密斋表示感谢。

接着，万密斋为孩子开了家传的治惊方，嘱咐病儿父母用薄荷煎汤给孩子送服。没过多久，小儿解下黄色的涎液，抽搐也止住了。

万密斋对孩子的父母说：“如今孩子的情况已经得到了控制，没有什么大碍了，如果再有什么情况，可以再来找我。”

孩子的父亲问道：“刚才您用的都是些什么药？怎么会有这样神奇的效果？”

万密斋说：“其实，就是十五粒雄黄解毒丸和二十五粒凉惊丸，这两种药分别起到利痰和清热的作用，我不过是将这两种药合在一起用罢了。”

二、解读

1. 万密斋在行医之初遇到危急的情况，能够临危不乱、精确诊断并用合理的方法为病儿诊治，最终将其治愈。体现了医者临危不乱、从容果断的精神。

2. 万密斋在诊治中风假死小儿的过程中，用药不拘泥于成法，将雄黄解毒丸与凉惊丸合用，取得了很好的治疗效果。体现了医者勇于创新的思想。

三、出处

明・万全 . 幼科发挥 [M]. 北京：中国中医药出版社，2007.

第二节　针刺涌泉治小儿惊风

一、案例

万密斋作为儿科大家，对儿科的疾病有着独到的见解和高超的医术水平，并且善于运用针灸和中药结合治疗疾病。

万密斋曾经为一个四岁的孩子治疗，这是一个患有惊风的孩子，前来就诊的时候四肢抽搐，喉咙里还发出鸣响。万密斋见孩子病情危急，急忙为他诊治。在诊治过程中，孩子突然意识昏迷，没有了声音。万密斋当即取出一根毫针，刺在了孩子的涌泉穴上。孩子立刻就醒了过来，发出了哭声。

小儿清醒之后，惊风就止住了，没有再继续发作。

不过，万密斋经过对孩子的诊治，觉得他的病没有那么简单。他对孩子的父亲说：“孩子的惊风虽然停了下来，但尚未用豁痰的药，倘若不及早治疗，恐怕还是要发病的。”

孩子的父母听了万密斋的话，不太相信，抱着孩子离开了。

还不到半年，孩子突发痰迷心窍，饮食便溺一概不知，时而昏厥倒地，果然患了痫病。孩子家人没有办法，只好再次来请万密斋诊治。孩子的父亲对万密斋说：“都是我们不好，没能听信先生的忠告，才导致孩子的病发展成这个样子，请您不要和我一般见识，再给孩子诊治。我们一定听从先生的话。”

万密斋问道：“孩子发病的时候有什么征兆？”

孩子父亲回答道：“孩子每次说感到头晕时，就快要发病了。”

万密斋对孩子的父亲说：“这样，我给你们开些钱氏安神丸，这种药须配上胆草服用。孩子已经说了，他在发病前有头晕的前兆，一旦出现这种情况，你就赶紧掐他两手的合谷穴。”

“是，先生，我一定照办。”

孩子的父母给孩子服了万密斋开出的方药，又按照万密斋所交代的措施予以预防，经过一番调治，孩子就痊愈了，再也没有发作过。

二、解读

万密斋在为这个孩子诊治的过程中，提醒孩子家人以后的注意事项以及处理措施，但家人不予认同，导致孩子病情出现变化。在孩子家人再次带孩子前来就诊的时候，万密斋并未因为之前孩子家人对自己的不认同而耿耿于怀，认真为孩子诊治，最终治愈了这个孩子，体现了医者的职业道德。

三、出处

明·万全.幼科发挥[M].北京：中国中医药出版社，2007.

第三节　方药合三角灸治小儿睾丸肿痛偏坠

一、案例

有一个朱姓人家的孩子出现了睾丸肿痛的症状，持续了一年多都没能消退，后来发展成偏坠疝气。孩子的父亲带他来向万密斋求治，他问万密斋："我家孩子睾丸肿痛，都一年多了也不见好转，该怎么办？可不能因为这个病断了我家的香火。"

万密斋安慰道："足厥阴肝经之脉环绕阴器，肝病多因怒而起，小儿性急，多有哭闹的时候，常有此病，这个病又名气卵。这个病很常见，但是并不影响生育，与人的寿命也没有关系。你不必担心。"

"可他一哭起来，就胀得好大，看起来就非常疼，我真怕哪天会胀破。"

"不会的，这种情况是可以治愈的。"

"能治？"

"是，能治。但是不能急于求成。"

"那就拜托您了！"

"好！我这就给你开个方。"

万密斋开的药方里有川楝肉、小茴香、青皮、山萸、木香、当归、川芎、海藻、三棱、莪术等药物。其中，三棱、莪术这两味药与黑牵牛放在一起炒，炒后去牵牛不用。诸药共为细末，和神曲为丸，温酒送服。

除了用药外，万密斋还嘱咐孩子的家人回去后给孩子灸脐旁穴。灸药同治，孩子的病很快就痊愈了。

脐旁穴，即疝气穴。灸脐旁穴亦名三角灸，出自《世医得效方》，可以治疗疝气偏坠。具体定位方法是：量患者口角，以两口角间直线距离为三角形一个边的边长，用木条做一等边三角形，再将三角形的一个角置于肚脐的中央（三角形另两个角在肚脐下方），三角形下边两角对应的位置就是疝气穴。灸法：左侧睾丸偏坠灸右，右侧睾丸偏坠灸左，也可两边同时灸。《世医得效方》提出这个方法的时候，还没有明确的穴位名称，《刺灸心法》将此穴列为奇穴，名疝气穴，《针灸集成》又称它为脐旁穴，今人称之为三角灸。

二、解读

万密斋在为这个小儿诊治过程中，对于孩子父亲的问题都认真回答，详细告知孩子父亲具体的情况，体现了实事求是的态度。

三、出处

清・魏之琇 . 续名医类案 [M]. 北京：人民卫生出版社，1957.

第十四章 赵良仁

赵良仁（1304—1373），字以德，号云居，出生于中国浙江，浦江县人，元末明初中医名家。赵良仁少习儒，通经史，后从朱丹溪习医，尽得师传，治病多有效，闻名浙中，其子友昌、友同亦有医名。赵良仁著有《金匮方衍义》《医学宗旨》《丹溪药要或问》，后两种已佚。

刺血法治头风连及左目瘇痛

一、案例

赵良仁师承朱丹溪，医术精湛，名动浙中，很多人都慕名前来找他诊治。一次，一个书生因为头痛连及左眼前来求诊，赵良仁给他运用针刺放血的方法来治疗。

“哎哟！这是怎么回事，我怎么流了这么多血！”书生看见地上的血，发出了惊叫。

“不要惊慌，这是铍针刺法，是金代名医张戴人的针灸绝学，是治疗目赤肿痛、头面风肿的特色疗法。只要放出血来，很快就能痊愈的。你的这种症状，正适合用这种方法。”

“我记得你的老师是朱丹溪先生啊，你为何如此推崇张戴人呢？”

“你这样的观点就太狭隘了。从医者应该勤求古训，博采众方，不能囿于一家之言。我的老师是朱丹溪不错，但我师父当初曾经随刘完素先生的二传弟子罗知悌学习医术。罗知悌不仅学习刘完素先生的医术，还吸纳学习张从中、李东垣的学术思想。罗知悌指导我师父医学理论，还在实践上多有指点，这才使得师父的医术有了长足的进步。可以说师父的医术也是集众家之长所形成的思想。”赵良仁回答道。

赵良仁自从学会铍针刺血法之后，在临床上经常运用，每次都有很好的效果。这次给这个书生也放了不少血，他觉得应该很快就会见效。“感觉如何，是否有好转？”赵良仁问道。

书生摇摇头，还是一副痛苦的模样，显然症状还是没有缓解。

“奇怪了，没错呀！我是用的戴人的治疗方法，在百会、上星等穴位放血，怎么这次就没有用呢？以前可都是针刺之后就好了啊！”赵良仁遇到了难题，他苦苦地思索着。

“在头部放血的治疗方法应该是没有错的，难道是这个书生他的病位和别人不一样。”他一边想，一边用手触摸着病者的头，从正中的督脉向左侧旁开，准备沿头部的太阳经、少阳经逐一按压寻探。

“哇！好痛。”当赵良仁在患者头部左侧足太阳经所过的地方，发际处与督脉的上星正对的位置按压时，病人叫了起来。

“原来如此，看来他的病位在这里。”这时，赵良仁心中有了底。

“是这里吗？”赵良仁又重按了一下。

“啊！别按了，痛得受不了。”病人在回答的时候，赵良仁右手已迅疾地将针刺向病所，随针而出的又是不少血。

“这里还痛吗？”赵良仁又按压了原来的痛处，问道。

“咦？刚才还疼得要命的，怎么现在就不疼了呢？”病人感到奇怪。

“头还痛吗？”赵良仁又问道。

“已经好多了，我觉得轻松了不少。”

“眼睛睁开，睁大一点，看看怎么样？’

“现在我的左眼已经不痛了，看东西也已经清楚了不少。到底是名医，名不虚传，果然医术高超。”

“承蒙夸奖。我这是盛名之下，其实难副，不过是会一点粗浅的医术罢了。”赵良仁道。

赵良仁对这一病案感触颇深，在日后的记述中写道：通过这一病案，我清楚地认识到，针刺的治疗必须切中病痛的所在位置，药物的应用要针对病邪，才可能治愈。前人所立的方法，不过是一种常规的方法而已。赵良仁若是死守张戴人的法子，用固定的穴位，不加变通，哪里还能治好这个患者。

二、解读

赵良仁在行医过程中，不仅应用其老师朱丹溪先生的医学理论，还博采众长，学习其他医家的思想和理论，将其融入自己的实践当中。在这个案例中，赵良仁应用张戴人的针刺方法治疗疾病，正体现了这种终身学习的思想。

三、出处

清·魏之琇 . 续名医类案 [M]. 北京：人民卫生出版社，1957.

第十五章 楼 英

楼英（1320—1389），字全善，一名公爽，浙江萧山人，明代医学家。楼英自幼聪颖，读书甚多，尤善医理、易理，其所著《医学纲目》四十卷，简明扼要，提纲挈领，颇有创见，另有《参同契药物火候论释》《仙岩心法》《阴阳秘诀》未见行世。

手足部刺血治妇人头痛

一、案例

洪武十年（1377年），明太祖朱元璋患病，召民间名医，46岁的楼英经临淮（今安徽凤阳带）县丞孟恪推荐，前往京都（南京）给明太祖朱元璋治病。明太祖病愈后，见他医术高明，非常赏识他，命他留在太医院任职。但是楼英不堪忍受官场应酬，以年老体弱为由，上表辞谢，明太祖下诏“赐归”。楼英回到民间后，又做回了自己的本职工作，一边继续行医，一边著书立说。

一次行医诊病时，一位老妇人面色痛苦地前来就诊，原来她患有严重的头痛，难以忍受。

“你这头痛有多久了？”楼英问道。

“一年多。”老妇人回答。

“这段时间以来疼痛不止还是时时发作？”

“最开始发病的时候是断断续续的疼，中间还有段时间没有发作。后来就是经常头痛了，几乎没有不疼的时候。”正说着，老妇人忽然眼睛一眨，皱起了眉头，感觉头上又是一阵疼痛，疼得她用手捂住了额头。

“之前是否经过诊治？”

“请过很多人来诊治。”

“当时是怎样给你治疗的？”

“当时给我开了药，还针灸过，也放了血。”

楼英听到之前放过血，心头一阵疑惑。他本来准备用刺血的方法来为老妇人治头痛，没想到这一招倒是被人先用过，而且看起来应该是没有什么效果。

楼英有些急切地问道：“当时那个大夫给你放血的时候是刺的哪里？”

“当时刺了头顶还有额头前面，一共刺下去一二十针，出了不少血。”

“从放血的部位来看，那名大夫用的是秦鸣鹤、张从正治疗头目诸疾的方法。难道这刺络放血的路子行不通？”楼英心中一边思考着，一边说：“让我诊一下脉。”老妇人将手伸了过来，楼英的手指刚触碰到她的寸口，就不由得向后一缩，老妇人的手太凉了。他赶紧顺着手腕向肘的方向摸去，还好寸口之上的皮肤是暖的。

“把鞋子脱掉，我来看一下。”楼英向老妇人说道。

妇人脱去鞋袜，楼英摸了摸她的脚，和手一样的凉，再向上摸，至踝以上就不再凉了。

他暗暗地舒了一口气，心想：“好险，如果她是真头痛，那可就没得救了，还好手臂与小腿都是温的，没有凉过肘膝关节。”

楼英又问：“头痛发作的时候是整个脑袋都疼吗？”

“不是，我感觉就是这里，脑壳痛。”老妇人说着，两只手举了起来，指着她头疼的地方。

“既然不是真头痛，怎么在头上刺血无效呢？”楼英看到老妇人指的位置，心中思考着，想到了《灵枢·厥病》中的“头痛不可刺者，大痹为恶，日作者，可令少愈，不可已”，是说头痛治疗不易取效者，可能是严重的痹症酿成的头痛，如果天天发作，针刺后也只能略有好转，但只是临时的效果，不能根治。

“这样看来，她这是痹症，不是简单的头痛，难怪刺血疗法没有效果。这样的话，我得先找到痹阻所在的位置。”楼英心中思考着。

“再让我看看你的手脚。”

老妇人伸出了她那有些发冷的手和脚，楼英仔细观察老妇人的四肢，果然有所发现。

“你看，这些位置的血络都已经变成黑色的了，再这样发展下去，血液就不能流动了。”楼英指着老妇人手脚处的脉络道。

“这也太可怕了，该怎么来治疗呢？”

“不要怕，我给你放血，把这些血液放出来就好了。”

楼英拿出锋针，在老妇人手足血络紫黑之处刺入，锋针拔出后，如墨汁样的黑血从针孔中流出，一共流出了数盏之多。

刺血之后，楼英又顺着经脉的循行找到了受病的经脉，用针灸的方法予以治疗。楼英通过这两种方法的治疗，不仅疏通了老妇人四肢的血脉，同时也治好了她持续了一年多的头痛病。

二、解读

1. 明太祖赏识楼英，命其在太医院任职，但楼英不贪恋皇城的繁华，请辞回乡，并坚持在民间行医，体现了他淡泊名利的思想。

2. 楼英在诊病过程中根据患者的具体情况，顺应《黄帝内经》的论述来选择合适的治疗方法，体现了其深厚的医学功底。正是因为有这种积累，楼英才有了高超的医术。

3. 楼英在治疗过程中，进行了充分的问诊，在病人之前的治疗中得到经验，更好地进行辨证论治，避免了像前一个医者的误治情况。充分体现了楼英在行医过程中实事求是、认真负责的态度。

三、出处

清・魏之琇 . 续名医类案 [M]. 北京：人民卫生出版社，1957.

第十六章 凌 云

凌云，字汉章，号卧岩，归安（今浙江省吴兴）人，是明代久负盛名的医家，以针灸医术精湛著称，擅长于取穴和刺法的研究，有“长桑、越人之流”之美誉。

第一节 针刺治愈患者寒湿积滞咳嗽

一、案例

有一位与凌云同乡的人，发病咳嗽五天，其间不能进食，家属请了众多的大夫到家中医治，病情未好转，却一天比一天严重。家属听闻凌云医术精湛，于是请求凌云到家中医治。

诊病前，家属问凌云道：“大夫，您看他现在情况如何？”

凌云答曰：“他这病情本是寒湿积滞，可是之前请的大夫都认为是虚证而投以补剂，现在寒湿不但没有祛除，反而加重了。”

家属慌道：“那该怎么办？”

凌云答曰：“他的这个病症，可以通过针刺的方法来治疗，选择的穴位在头顶。我认为以他现在的身体状况，针刺时必然会晕厥，不过不用担心，过后会苏醒过来的。为防止他晕厥时跌倒在地，你们几个家属要站在他的周围，牵拉着他的头发。”

凌云给这个病人扎完针之后，预备留一会儿针。突然，家属喊道：“不好了，他晕倒了！”只见病人晕厥向后倒去，幸亏凌云事先交代，病人才不至于摔倒在地。家属见状，以为病人病情变得严重，号啕大哭起来。

凌云摸了摸病人的脉，沉着地说：“各位不用害怕，他这种情况只是晕针而已，没有大碍。他五天都没有进食，身体非常衰弱，虽说之前的医生给他用了补药，但寒湿之邪未祛前是补不进的。这样的身体状况，肯定要晕针的。”

话音刚落，患者慢慢地睁开了双眼，凌云随即又在病人身上继续针刺。这一行针，使刚恢复面色的患者脸上又失去了血色，只见他呼吸急促面色苍白，接连咳嗽起来。

凌云吩咐道：“快拿痰盂来！”

病人“哇”的一声，吐出了许多黏痰。凌云继续行针，病人断断续续地呕出近一痰盂的黏痰水液。

凌云道：“积滞的寒痰差不多祛除了，让他好好休息，两日后我再来复诊看看。”

家属疑惑道："那他应该如何调养呢？"

凌云嘱咐道："他不会再咳嗽了，胃口也会慢慢好起来，刚开始喂他吃一些软烂的食物，少食，以免损伤脾胃。"

众家属纷纷向凌云道谢。

两日后，凌云对病人进行复诊。患者自上次施针之后没有再咳嗽，每日少量进食软烂稀饭。凌云又给他开了些调理的方子，以便他早日恢复。

二、解读

1. 这则案例中，凌云详细地了解病人病情，在病人被其他众多医生误诊时，仍准确坚定地表述自己的诊断，说明凌云不仅医术高超，并且具备职业自信。

2. 治愈寒湿积滞咳嗽的患者后，凌云面对人们的赞誉和感谢，没有居功自傲，仍然保持着谦虚谨慎的品格。

三、出处

1. 清・张廷玉 . 明史・列传 [M]. 北京：中华书局，1974.

2. 郭世余 . 中国针灸史 [M]. 天津：天津科学技术出版社，1989.

第二节　改泻法为补法，治愈患者吐舌不收

一、案例

凌云医术高超且为人慷慨仗义，只要有患者来请，无论风雨他都亲赴其所，碰到拿不出诊费的患者，还免费为其看病，所以乡里的人们都喜欢请他看病。每日清晨打开医馆大门，门外来就诊的患者达数十人，有时多达上百人。

凌云的兄长也懂医术，有时他会同凌云一起诊治病人，互相讨论病例。

这天有一位壮年男子走进诊室，只见他舌头一直吐着不能收回，难以言语，只能发出"啊啊"的声音，引得旁观的人连连发笑。

凌云道："请这位患者及家属留在室内，其他病人及家属到外面等候，不得喧哗。"

凌云问陪男子前来的人："他这是怎么了？"

陪同家属道："他之前得了场不重但也不轻的病，治疗之后差不多好了，但就在这场病之后却得了一个怪症，舌头在最外面一直伸着，收不回去。"

凌云和兄长问清楚病情，观察了病人的面色、舌色、苔色，诊了诊脉，凌云的兄长开口道："病后出现这种状况，是身体尚未恢复完全，近女色太早所致。"

凌云转过身问患者："是这样吗？"

患者点点头。

凌云的兄长接着道："舌者心之苗，肾水竭不能制心火，病在阴虚。其穴在左股太阳，当以阳攻阴。"

凌云点点头，附和着说：“有道理。”

凌云的兄长持针向患者左侧大腿的太阳经穴刺去，过了很久，患者吐着的长舌的症状仍然未见好转。凌云的兄长很疑惑，心想：“我没扎错穴位啊。”

“病属阴虚，以阳攻阴是没有错的，但是不能只是一味用泻法，知泻而不知补，你在同样的穴位施以补法试试。”凌云说。

凌云的兄长听了弟弟的话改变了手法，补了几次，患者的舌头慢慢地缩了回去。

众家属感激涕零，纷纷向凌云道谢。

二、解读

1. 本则案例中，面对新来求诊的患者，凌云及兄长一同对其进行望、闻、问、切，二人团结协作，充分运用自己的医术及经验，成功将患者的疑难杂症治好。

2. 实践是认识的来源，是认识发展的根本动力，是检验认识正确与否的唯一标准。本则案例中，凌云的兄长也正是用实践检验了凌云所说的“知泻而知补”的妙用，改变了自己对于疾病治疗方法的认识。

三、出处

1. 清·张廷玉 . 明史·列传 [M]. 北京：中华书局，1974..
2. 清·魏之琇 . 续名医类案 [M]. 太原：山西科学技术出版社，2013.
3. 郭世余 . 中国针灸史 [M]. 天津：天津科学技术出版社，1989.

第三节　针刺“救活”徐叔元儿媳并令其顺利产下婴儿

一、案例

有一天，凌云要赶往常熟，因路途遥远，落脚在东海汤礼家，清晨刚刚起床，就听到一阵阵异常凄厉的哀哭声。

凌云问道：“发生什么事情了？”

汤礼说：“可能是隔壁的徐叔元家发生了什么变故，我去看一看吧。”

“我也跟着一同去吧，说不定有用得上我的地方。”凌云说着，快步跟上汤礼前往邻居徐叔元家。

只见徐叔元家中不论是主人还是仆人，个个泪流满面。徐夫人见汤礼前来忙迎了上来，伤心地哭着：“儿媳妇要生了，全家都等着抱孩子呢。谁知道快天亮了，儿媳妇难产，就去世了。可怜的儿媳妇啊，我的孙子啊！”

凌云急忙问：“你儿媳妇现在人在哪里？”

“已经入棺了。人都死了，不宜久放，打算之后就送去下葬。”

“且慢，此事也许有转机，可否带我去看个究竟？”凌云在旁道。

徐叔元问汤礼：“这位是？”

汤礼介绍道："这位是我的朋友，归安有名的医生凌云先生。"

"原来是凌云先生啊，久仰大名，久仰大名。"徐叔元作揖道。

凌云客气道："不敢当，不敢当。"

"请随我来。"徐叔元带领二人来到棺木前面。

"快把棺材打开。"徐叔元对儿子说道。

徐叔元的儿子不可置信："父亲您说什么？开棺？"

"对，你没听错，我说开棺。"

徐叔元的儿子虽然疑惑，但还是照着父亲的话做了。

棺盖被掀开，凌云用手触摸产妇的前胸，惊呼道："还有温度！"

在场的人们都很惊讶，屏息凝气。

凌云取出随身带的针具，在产妇的身上扎了几针。周围的人都紧张得不敢喘气，可针刺之后产妇并没有什么反应。

时间一点点过去，终于，产妇动了一下。

凌云见状一边行针一边说道："快，准备接生！"

"接生婆快来！"徐叔元的夫人催促一旁站立的接生婆上前做接生的准备。就在褪下产妇裤子的一瞬间，一个婴儿在产妇剧烈抽搐之下呱呱坠地。

众人都惊呼："啊，真的生了！"

孩子生出来后，产妇也从濒死的状态下苏醒过来，凌云给她开了些调理的方子。数日后，产妇痊愈。

二、解读

1. 这则案例中，凌云遇到被误认为已经死亡的产妇，立即主动前去询问情况，凭借高超的医术施以援手，成功地挽救了徐叔元儿媳及孙子的两条性命，体现了医者应有的责任心、仁爱之心。面对来势汹汹的新冠肺炎疫情，在防控一线的"逆行者们"充分体现了如凌云一般的责任心与仁爱之心，他们救人于水火，无私奉献，为全国人民连接了通往健康的道路。

2. 生命无论显赫与卑微、高贵与低贱、强大与弱小，都是神圣的，值得我们去敬重。凌云面对已入棺的病人，没有轻易放弃，而是用自己高超的针灸技术，将两条生命从死亡的幽谷中拉了回来，体现了他对生命的尊重。

三、出处

1. 清・张廷玉 . 明史・列传 [M]. 北京：中华书局，1974.

2. 清・魏之琇 . 续名医类案 [M]. 太原：山西科学技术出版社，2013.

3. 郭世余 . 中国针灸史 [M]. 天津：天津科学技术出版社，1989.

第十七章 薛立斋

薛己，字新甫，号立斋。明代吴县（今江苏苏州）人，出身医学世家，父亲是当时任职太医院的名医。薛立斋子承父业，通达内外妇儿各科，尤其擅于治疗疮疡外科疾病。他精通灸法，并将隔蒜灸、附子饼灸、隔姜灸、豆豉饼灸等不同灸法施于外科各复杂难治之症中，足见明代灸法的盛行。薛立斋的外科灸法在继承唐朝孙思邈、金元时期李东垣等疗疽、发背灸法的基础上，又有所发展。

第一节 刺血合中药治鼻疮

一、案例

明世宗嘉靖二十年，薛立斋到四明游行，拜访了以前结识的朋友屠寿卿。

屠寿卿见到薛立斋很高兴："立斋，哪阵风把你给吹来了？你的到来使蔽舍蓬荜生辉啊！"

薛立斋说道："寿卿，真是许久未见。我这次出来游历，到了四明，就先到你这来了。"

屠寿卿把薛立斋迎进门内，"承蒙兄台的关爱，快请进吧。"

二人在大厅落座后，叙起了家常。说话间，薛立斋注意到了屠寿卿的一个动作，很是诧异："寿卿，你怎么说几句话就用手遮一下嘴，以前未见你有如此习惯啊。"

"被你看见了。近来不知怎么回事，门牙像是被人用棒子敲打了一样，疼得不得了。正好你今天过来了，帮我诊一诊到底是怎么回事吧。"屠寿卿表情很痛苦地说道。

薛立斋说道："你张嘴我看看。"

屠寿卿张开嘴巴。

"牙齿没有什么问题。这就很奇怪了，我给你诊诊脉。"

薛立斋摸着脉，面容有些严肃地说道："寿卿，你的脉象洪大而弦，将会爆发疮毒。这疮毒来势凶猛，不赶紧医治的话，随时都有可能威胁你的性命。"

屠寿卿听后吓得脸色苍白，急忙问："疮毒？在哪个地方爆发？"

薛立斋说："什么疮毒还不好说，只有让它发出来才能知道，可能发在头面部。"

屠寿卿慌忙说："你一定要住些时日，帮我渡过这个难关啊！"

"那是自然。你不要慌张，我先给你开几味药，在病发之前，需要服些清凉之剂，防止疮毒来得过于凶猛。”薛立斋安慰他道。

“那简直太好了！”屠寿卿说。

薛立斋开了药方递给屠寿卿：“我给你开了方子，是清胃散的加减方，另外加了连翘、白芷、银花。你马上派人去抓药，回来煎好药马上服下。”

“好，我这就派人去。”

屠寿卿很快就服下了煎好的药，过了不久，疼痛就止住了。到了夜里，屠寿卿的鼻子长出了一个脓包，果然是生疮了，面部也被牵扯得肿了起来。

薛立斋在前面药方的基础上，加了犀角让屠寿卿服下，但病势仍然没有被止住，病疮逐渐发至两颊，口臭也变得厉害，脉象越来越洪大，有了恶寒发热的症状。

薛立斋说道：“疮毒发展到这个地步，只用清热解毒的药已经不能治好了。”

屠寿卿被吓得一时说不出话来，半晌才说道：“那应该怎么办啊？”

“还有个办法，就是针刺患处，将患处放出血来。”薛立斋说道。

屠寿卿惊讶地说道：“放血？”

“是，你没听错，这是唯一的办法了。如果你不愿意放血，后果会很严重的。”

“那就听你的，放血吧，一定要将我治好。”

薛立斋用粗而锋利的针，对准屠寿卿的患处扎下去，刺后稍加晃动，拔出针，针孔流出了很多紫色的血。放血后，薛立斋配了些犀角等解毒清热药让他服下。

屠寿卿的症状一点也没有缓解，反而疼痛更加厉害，他哭出声来：“立斋，我是不是没救了？你这唯一的方法也用过了，我的症状还是没有一点减轻。”

薛立斋安慰他道：“这唯一的方法才用了一次，你怎么就知道没救了呢？就算是神仙下凡，一次也未必就有用。来，我再给你放放血。”

薛立斋针刺了鼻子上的疙瘩和唇上，又吩咐屠寿卿张大嘴巴。屠寿卿听话地张大嘴巴，薛立斋看准口内赤脉，一针下去，放出毒血，对屠寿卿说：“好了，你再连续服用我前日给你开的药，过几日就会康复了。”

屠寿卿连续服用了几剂药后，果然肿痛皆消。

二、解读

这则案例中，薛立斋观察入微，注意到了屠寿卿的异常。他及时对病情做出判断，诊疗严谨，急病人之所急，想病人之所想，把病人放在第一位，体现了其医心仁、医道和、医术精、医德诚，即“仁和精诚”。在患者服药，疮毒更严重后，薛立斋懂得变通，不死守常规，运用放血的疗法使患者症状有所缓解，体现了“通权达变”的治疗原则。

三、出处

1. 清・魏之琇 . 续名医类案 [M]. 太原：山西科学技术出版社，2013.

2. 李兵 . 二十五史艺文经籍志考补萃编续刊 .[J]. 汉籍与汉学，2020（2）：188.

3. 尤侗 . 二十五史艺文经籍志考补萃编续刊 .[M]. 北京：清华大学出版社，2020.

4. 张琳叶 . 中医临床丛书・名医类案 [M]. 北京：人民卫生出版社，2020

5. 宋・陈自明.《外科精要》[M]. 北京：中国医药科技出版社，2019.

第二节 刺血少商及喉部治喉痹

一、案例

有一天，于知县突然觉得咽部疼痛、干燥、红肿灼热还伴有全身发热，于是向薛立斋求治。

薛立斋望闻问切之后，说道："你得的是喉痹，是手少阴经、足少阴经两条经的病。心火、相火互动为虐，症状最为严重，只有对肿痛的患处用针灸针放血，才能防止恶化。"

于知县一听说要在患处针刺放血，害怕得连连摆手："扎针放血？刺喉咙？不行不行，有没有其他办法？"

薛立斋道："不针的话，恐怕病情还会继续恶化的。"

于知县还是拒绝道："先用点药再说吧！"

"还挺固执，这样吧于知县，我先给你开一剂凉膈散调治一下，看看有无效果。"薛立斋无奈说道。

"好，好，先看一看疗效。"

薛立斋调好了凉膈散，让于知县张口服下，岂料于知县咽部紧锁，喝下去的药又从鼻孔中流出来了。见此状况，于知县才愿意接受针刺放血。等薛立斋拿出针来欲刺之时，于知县的病情已经变严重了，他牙关紧闭，根本无法张开口使薛立斋刺向患处。

"于知县的病情急转直下，若不处理好，他将无可救药。"薛立斋向于知县的家人解释道。

在紧急时刻，薛立斋格外清醒，他持针刺向于知县的双手少商穴，刺后用手挤压出黑血，于知县的嘴巴张开了。薛立斋见状，迅速将针刺向他喉部臃肿处，于知县顿时感觉口中流出咸咸的液体。

薛立斋说："把口里的血水吐出来！"

于知县听后"哇"的一声，吐出来一滩血水。

薛立斋问："感觉怎么样？"

于知县说道："喉咙貌似是轻松了些。"

"那把剩下的凉膈散再喝下去。"

"还喝？"于知县对于刚才的药液反流的事心有余悸。

"不要紧，你尽管喝，不会出现刚才的情况了。"薛立斋说。

于知县喝下了凉膈散，这次药液顺畅地流了下去，没有反流。薛立斋又以金锁匙为他吹喉，肿痛顿时消减。

薛立斋打趣于知县道："这下不怕针了吧？"

"不怕了，真是惭愧啊！"

之后，薛立斋处方人参败毒散加黄芩、黄连、玄参、牛蒡，嘱咐于知县每日煎服。于知县连服四天之后，全身的症状都消失了。

二、解读

1. 这则案例中，薛立斋以丰富的临床经验、敏锐的观察力，在喉咙这个危险的区域进行放血治疗，并结合手指少商穴放血，成功地治愈了于知县的喉痹。这体现了薛立斋医术高超、勇于挑战，并且具备职业自信。

2. 当于知县拒绝接受薛立斋的治疗方案时，薛立斋没有放弃治疗，而是经过深思熟虑，改进治疗方法，坚定地执行自己的诊疗方案。这体现了薛立斋迎难而上、刻苦钻研、追求卓越的医者之风。

三、出处

1. 清・魏之琇 . 续名医类案 [M]. 太原：山西科学技术出版社，2013.
2. 尤侗 . 二十五史艺文经籍志考补萃编续刊 [M]. 北京：清华大学出版社，2020.
3. 张琳叶 . 中医临床丛书・名医类案 [M]. 北京：人民卫生出版社，2020
4. 宋・陈自明《外科精要》[M]. 北京：中国医药科技出版社，2019.

第三节　针药并用治少年疥疮

一、案例

夏日的一天，一对父子慕名前来找薛立斋诊病。

“这孩子是怎么了？”薛立斋看着面前的少年问道。

少年的父亲回答道：“他浑身生了疥疮，尤其是两条腿，发得特别多。”

薛立斋让孩子撩起衣服看了看，疥疮呈暗红色，疥发处有不少抓痕。

薛立斋问：“大概说一下孩子发病以来的情况吧。”

父亲叙述了孩子生病的过程：“自从进入夏天，他就经常觉得口渴，不停地喝水，我这才发现他嘴唇干燥，还有些发热。与此同时，他在身上不停地抓挠，说自己很痒，我才发现他生了疥疮。到了夜深人静的时候他痒得更加厉害了，之后腿上又生了疥疮，我和他母亲觉得不能再任他的疥疮发展下去了，就带他来找您看病了。”

“我来给你把把脉。”薛立斋说。

孩子把手放在脉诊包上。

薛立斋问道：“感觉喉咙里有痰吗？”他将食指、中指、无名指搭在孩子的脉上，同时看了看孩子的舌苔。

孩子的父亲替孩子回答道：“有的，他以前很少有痰，自从病了之后痰变多了。”

薛立斋搭了一会儿脉之后，说“他的脉洪数有力，与口渴发热唇燥的症状相对应。疥是肾疳也，疮是骨疸也，皆是肾虚的症状。”

薛立斋吩咐道："来，把衣服脱掉，裤子撩起来。"

薛立斋为他施针，针到患处，有脓液涌出，伴有很浓的腥臭味。这对父子闻到腥臭味很不好意思。"疥疮本就是这样。"薛立斋说，"火旺之际，必患瘵疾。你们要多加注意，有什么情况及时告诉我。"

孩子的父亲说："是！薛大夫，他的疥疮什么时候能痊愈呢？"

"等到他的瘙痒症状消失，红斑丘疹消退，疥疮疤痕消失了或者即使有疤痕也不红不痒，就代表治好了。但是，疥疮疤痕得消退会比较慢，要想好得快些就尽量别去抓挠。"薛立斋说道，"我再给你开点十全大补汤、六味地黄丸滋补身体，使疥疮早点消退。"

这对父子回家之后，遵从薛立斋的医嘱用药，十几日疮疥就痊愈了，且正如薛立斋所说，疥消的同时，瘵疾的症状显现了出来。薛立斋依然用之前的药调理而愈。

第二年的春天，这对父子又来拜访薛立斋。

孩子父亲对薛立斋说道："去年在您这看病，病愈后，我和他母亲给他准备婚事，冬天孩子完婚了。谁知道到了春天，他旧疾复发。看他身体一天天地消瘦，我很是担忧，就叫他与媳妇分开就寝。"

薛立斋说道："冬不藏精，春必病温。虚痨之病刚好些，这房事之劳，怎么能不使虚痨之疾乘虚而入呢！千万不可以掉以轻心。"

薛立斋嘱咐少年及其父不可轻视，仍予以六味地黄丸，少年疗养了一年才得以痊愈。

二、解读

1. 这则案例中，薛立斋耐心向患者及其家属解释病情，正确引导其配合治疗。在为患者治疗的过程中，任何差错都可能导致医疗事故或使患者发生危险，本着急患者之所急、想患者之所想的医德医风，构建和谐的医患关系，是每一个医生必备的道德品质。

2. 当患者及其父亲为针刺出的腥臭脓液而不好意思时，薛立斋没有露出任何嫌弃之色，而是细心地为他们讲解病因及病情，坚持继续治疗，体现了薛立斋崇德精术、敬业济世的大医风范。

三、出处

1. 清・魏之琇 . 续名医类案 [M]. 太原：山西科学技术出版社，2013.
2. 尤侗 . 二十五史艺文经籍志考补萃编续刊 [M]. 北京：清华大学出版社，2020.
3. 张琳叶 . 中医临床丛书・名医类案 [M]. 北京：人民卫生出版社，2020
4. 宋・陈自明 .《外科精要》[M]. 北京：中国医药科技出版社，2019.
5. 张载义 . 灸火烟云 [M]. 北京：中国中医药出版社，2016.

第四节 骑竹马穴隔蒜灸合方药治张锦衣发背

一、案例

明朝时期，薛立斋是太医院里很有名的一名医生，他出身于医学世家，对外科疮疡的治疗很是精通。在疮疡的治疗中，他运用汪机的方法，广泛应用针灸，有大量的临床实践经验。

一次他被请去给一名锦衣卫看病，薛立斋一见年逾四十的张锦衣，就判断出他患了“发背”。“发背”就是后背上长了一个痈疽，许多平民百姓都因它失去性命。

薛立斋为其诊脉，发现患者脉洪而数，心中一惊：“此病来势如此凶猛！《黄帝内经》有云，‘诸痛痒疮，皆属于心’，疮疡等症都是心经阻滞所致。心主血脉，如果心气不足，血液的运行就会受到很大影响，血流缓慢则导致血液瘀阻，才会长出这种疮疡。”

薛立斋决定用灸骑竹马穴这个妙招。他嘱咐张锦衣裸露着上身，坐在桌子旁，用胳膊肘顶着桌子，拿出一根绳子从胳膊的肘横纹开始，拉直到中指尖指甲，在绳子上做好标记，又让张锦衣骑在竹竿上，左右两侧各站着一个扶着他的人，竹竿两头两个人向上抬竿。

“抬高点，再高点儿。”薛立斋在一旁指挥着把张锦衣抬高。看到张锦衣两脚尖离地一寸多时，喊道：“就抬到这，停住吧！”众锦衣卫都摸不着头脑，但为了给张锦衣诊病只得照做。

薛立斋把刚才做了记号的绳子拿了过来，绳的一端贴在张锦衣的尾骶骨与竹竿交界处，沿绳子向上，到绳子有标记处停止，在脊背上做个记号，再于此点向左右两侧各旁开一寸，用指甲做了两个十字的标记。

“竹竿可以放下了。”薛立斋说道，“张锦衣你下来，在床上趴下来。”

薛立斋切了两枚紫皮蒜片，放在了刚才做了标记的两个地方，跟众人解释道：“这两个穴位叫骑竹马穴，是心脉所过的地方，最早记载于闻人耆年的《备急灸法》，主治痈疽疔疮瘰疬，急灸以泻心火，隔蒜灸能拔心火之毒。为他选骑竹马穴，是因为这两个穴位恰巧离他的病变部位很近，治疗效果一定显著。”

薛立斋在蒜片上放好了艾炷，将其点燃，一共灸了六七壮，同时还在后背的病变部位，放上一个三枚铜钱厚的紫皮蒜片，并在上面放上艾炷施以艾灸。

施以隔蒜灸后，薛立斋又给张锦衣开了几副托里消毒散。张锦衣服了几次药后，这个可以夺人性命的疮痈就好了。

“真没想到，起病如此急迫的发背，病情又异常凶险，这样治疗快速地就好了。”弟子为薛立斋高超的医术而感叹道。

二、解读

此案例中，薛立斋从小精读大量古籍和医案，面对发病急迫、病势凶猛的疮疡病患者，及时根据曾读过的医书确定治疗方向，并对病情做出正确的判断，以“泻心经火”为治疗大法，说明他善于总结前人经验，结合实际情况辨证施治。

2. 张锦衣得了发背这种在古代很要命的外科病，薛立斋使用不常用的骑竹马穴治疗，使病人很快恢复了健康。不难看出，薛立斋求实务实，求知善读，热爱医生这一职业，有着丰富的临床经验和精辟见解，对艾灸的造诣颇深。

三、出处

1. 清·魏之琇 . 续名医类案 [M]. 太原：山西科学技术出版社，2013.
2. 尤侗 . 二十五史艺文经籍志考补萃编续刊 [M]. 北京：清华大学出版社，2020.
3. 张琳叶 . 中医临床丛书·名医类案 [M]. 北京：人民卫生出版社，2020
4. 宋·陈自明《外科精要》[M]. 北京：中国医药科技出版社，2019.
5. 李彦奇 . 薛立斋绝招治“发背”[J]. 家庭中医药，2014，21（4）：9.

第五节　灸药并用治疗阴疮

一、案例

自从上次薛立斋成功治愈张锦衣后，他的徒弟更加地崇敬他了，总向薛立斋讨教治疗痈疮疥疔的方法，请他讲些遇到过的医案。

薛立斋为徒弟讲解道：“这疮疡，是有阴阳和虚实之分的，上次遇到的是阳疮，如果遇到阴疮，治疗就不会那么顺利了。”

徒弟问：“那应该怎么区分是阴还是阳呢？”

薛立斋解释：“常规情况下，久溃不愈的疮疡，都有是阴疮的可能性，再结合切脉、患病情况，做进一步的分析治疗。”

“有三个案例，为师为你讲解一下，你仔细听着。”薛立斋又说，“有一位曹大人，是我在句容认识的，他大腿根部患肿毒半个多月，有许多形状像粟的毒头，里面疼痛异常，像针扎一样，可是一点也发不起来。他和他家人急得茶饭不思，诊脉结果是有结象。这种情况其实是元气不足的表现，痈疽蓄于内，非得用灸法不可。我为他施灸二十余壮，并给他开了几剂六君子汤加藿香、当归。他喝了药之后，疮慢慢地就发出来了，之前的疼痛也消失了，脉也没有结象了，只是疮表面有些发紫，疮肉还没有熟，正气还有些虚。接下来我就要补他体内的阳气，于是我就用桑枝给他艾灸，以便补他体内缺失的阳气，解散体内的毒气，在之前的药方基础上加了黄芪、人参、当归、肉桂等中药。他服用了之后，疮疡的表面颜色变红了，脓液也排出来了，疮肉也开始腐烂，把腐肉去除之后，他的疮病就好了，一共经历了两个多月的时间。”

他的徒弟听了，心情有些激动，为师傅所讲的新医案陷入深思。

“刚给你讲的只是阴疮中较轻的一例，下面为你讲的就不是简单的了。”薛立斋接着说，“有一位妇人，在右侧的乳房上长了几个核瘤，一年余未见消减，且有早上发冷，晚上发热的特点，吃东西也尝不出味道。女人所患的名叫乳岩，是久郁气滞、七情伤肝的结果，这是血气枯槁的症状，应使用解郁结、调补气血的药物治疗。所以我给她开了益气养荣汤，一共吃了百余剂，她的气血一点点地恢复了，又给她施以用木香饼隔饼灸，一年后乳核完全消失了。”

“那之后她又复发了吗？”徒弟问。

“那之后就再也没有复发过，可见灸法对于这类病症的奇效啊！”薛立斋说。徒弟连连认同点头：“师傅，那还有一个病例是怎样的呢？”

薛立斋接着说：“还有一个啊，也是一个妇人，她患的痈是长在腿上的，已经患病许久了，看过许多大夫都没有效果，后来找到了我。我看她疮口紫暗内陷，流出的脓液是清稀的，我认为属于虚证，可这位妇人很执拗，坚持认为自己不是虚证，要一直服用攻里的方药，因为之前给她诊断的大夫没有一个说她是虚证，她认为我的诊断有误。后来她虚证的表象逐渐显现出来，才又找到了我。我给她用附子饼灸，开了十全大补汤的方剂。先后共服了一百余剂药才痊愈。”

“师傅，以上这几个案例都是阴疮吧？阴疮有什么特点呢？”徒弟问道。

薛立斋说：“凡是疮面很久不能收敛的，都可能是阴疮，应该首先考虑阴疮的可能，再结合脉象、舌象、病人的状况做进一步的诊断。”

徒弟听后若有所思：“师傅，我发现您治疗疮疡都是用艾灸结合中药的方法，这种治疗方法真是疗效出众啊。而且阴疮大多是元气虚弱所致，所以要加上补剂。幸亏他们最终接受了您的治疗，不然的话，后果不堪设想啊！”

薛立斋点点头：“对，这种疮疡，因被误诊误治而丢掉性命的事例不在少数，你若碰到一定要当心，引以为戒！”

二、解读

1. 薛立斋在临证时遇到任何疑问，都反复推敲，善于运用辩证的思维去认识问题，用全面的、联系的、发展的观点来分析病情，反对片面地、孤立地、静止地看问题。由片面到全面，由现象到本质，必然有一个反复实践和认识的过程。

2. 薛立斋用精湛的医术，成功诊断、治疗经常被误诊误治的阴疮，守护一方百姓安康，救助百姓的性命，以仁者之心，崇德敬业。

三、出处

1. 清・魏之琇 . 续名医类案 [M]. 太原：山西科学技术出版社，2013.

2. 尤侗 . 二十五史艺文经籍志考补萃编续刊 [M]. 北京：清华大学出版社，2020.

3. 张琳叶 . 中医临床丛书・名医类案 [M]. 北京：人民卫生出版社，2020

4. 宋・陈自明 .《外科精要》[M]. 北京：中国医药科技出版社，2019.

第十八章 杨继洲

杨继洲，名济时，祖居浙江三衢县，明代嘉靖至万历年间人，出生于医学世家，历任楚王府良医、太医院御医。他弃儒业医，在明世宗时“侍内廷”，“万历中”为医官。杨继洲是明朝著名的针灸学家，其所著《针灸大成》是刺法的代表作，以《素问》《难经》为主，又肖铜人像绘图，立说亦颇详赅。《针灸大成》是经络学说在针灸治疗上的总结，促进了针灸治疗学的发展，对国外的医学也有一定的影响。

第一节 针刺环跳结合手法治瘫痪

一、案例

嘉靖四十年辛酉岁，有位太监名叫夏中贵，得了瘫痪卧病在床不能走路，甚至不能穿鞋。得瘫痪的人很多是伴有脚肿的，这个夏中贵就是如此。

夏中贵先找了个叫何鹤松的医生——这个何大夫的名字听起来很有些仙风道骨的意思，仿佛是个高人。结果夏太监的病很不给鹤松医生面子，治疗了许久也未有好转的迹象。再有能耐的医生也不是万能的，有其所擅长的，也有其不足的。比如名医许叔微治疗妇人伤寒热入血室，只有针刺才能治疗，但他不擅长用针，请其他针家刺期门穴治好了。而何鹤松却全然没有这样的自觉，从来不思考是否自己是诊断上出现了问题或治疗方法上是否有不妥。

治不好不要紧，夏太监也是个有身份的人，不能总瘫在床上，心想那就换医生吧，不能一直拖着了，于是想办法约请了杨继洲。杨继洲一看夏太监的病，说：“很简单的病嘛，扎一针就能治好了。”

夏中贵不可置信地说：“什么？一针？你莫不是在开玩笑吧？”旁边站着观望的人都心中嘀咕：“何医生还在旁边站着呢，人家治了这么久没治好的病，你却说一针就能扎好？太扫何先生脸面了吧？”

不过看杨大夫也是太医院工作的，总不会拿病人开玩笑，反正也治了这么长时间，那就让杨大夫试试吧。于是夏中贵也抱着试试的态度，让杨继洲给自己扎针。

只见杨继洲用三寸长的银针扎了夏中贵的环跳穴。环跳穴是“马丹阳天星十二穴”之一，也是足少阳胆经的穴位，可以治疗冷风和湿痹，以及瘫痪、半身不遂、坐骨神经痛等病。根据针灸缪刺法的理论，环跳穴还能治疗肩周炎和上臂痛，临床若使用得当，效果很好。缪刺法就是“上病针下，下病针上，左病针右，右病针左”的意思。《黄帝内经》有云：“缪刺刺络。”意思是缪刺法适用于病邪在络脉的疾病。古人认为，针灸环跳穴对某些病可以起到“顷刻病除”的功效。

杨继洲为夏中贵行了行针，过了不久取出针对他说：“你起来，下床走走看看。”

夏中贵不敢相信自己的耳朵：“杨大夫你说下床走走？”

杨继洲点头鼓励他：“你试一试。”

夏太监动了动脚和腿，脚能动了，腿能动了，下床穿上了鞋子，摇摇晃晃地大着胆子往前迈步，腿也没觉得无力，还真就没事儿了。夏太监高兴地叫道：“太好了，不用瘫着了，我又能走路了！”

只有失而复得，才感到健康的尤其珍贵啊！对于杨继洲的针灸奇效，夏太监非常感激，以厚礼赠予杨继洲，但杨继洲都拒绝了。

可惜好景不长，没过几年，夏中贵又病了，还是瘫痪在床。脑出血或脑梗死引起的瘫痪在治好后的几年内，有时还会有二次甚至三次的发病，而且这种病是发作一次，难治一次。估计夏中贵这次还是饮食上没注意，大鱼大肉吃太多造成的。

不巧的是，杨大夫正在皇宫里给皇帝看病，抽不出时间来。夏太监再厉害，也不敢跟皇帝抢大夫。没办法，还是找那位名字“听上去很美”的何鹤松大夫吧，毕竟这个何大夫好找，不用进宫给皇帝看病。

这位何鹤松大夫不仅医术不怎么样，连人品也不怎么样，爱说别人特别是那些比他医术高明的同行们的坏话。

何鹤松大夫就趁给夏太监看病的机会，在他面前说杨继洲的坏话。夏太监和何鹤松接触的次数多了，很快就相信了何鹤松的话，竟然再也不找杨大夫看病了。这下何鹤松大夫就把夏太监给“垄断”了，夏太监的病情就这样让鹤松大夫给耽误了。

二、解读

杨继洲为夏太监治疗之后，面对夏太监的厚礼不为所动，认为医治病人是自身职责，不应贪图富贵。中华民族精神注重伦理道德建设、塑造理想人格，杨继洲“严以律己，清介自守”的大丈夫人格受人景仰。

三、出处

明・杨继洲．针灸大成 [M]. 太原：山西科学技术出版社，2017.

第二节　针刺内关治愈武选王会泉爱妾

一、案例

龙庆五年（1571 年），武选王会泉的爱妾患上了奇怪的病症，她双眼紧闭，整个人气息奄奄，每天只能进食一点米汤，病情让人焦虑。

王会泉先后找来了几位医生上门为爱妾看病，可是这些医生看过后都摇摇头，叹息着说："她的这个病没有办法治。"王会泉听了焦急万分，他家境殷实，不在乎钱财，可是再有钱，找不到有能力为爱妾治病的人又有什么用呢？好在他和这几个医生的关系不错，就对他们道："你们帮我好好想想，看能不能找到一个有办法给我这爱妾治病的医生。"众人听后回答："好，我们留意着，一旦有消息就通知你。"

半个月过后，这几个医生来了，和他们一起来的还有杨继洲。

看到杨继洲，王会泉愁云密布的脸上马上露出了笑容。

"是杨太医，他大多呆在京城，我们也没想到这两天能碰上他，见到他我们就和他约好，今天到你这里来会诊。"

一阵寒暄过后，众医生转向杨继洲说道："济时君，你看，病人不吃不喝已经半个多月了，像这样眼睛一直闭着，也有很长时间了。我们几个都给她看过，只是没办法给她治疗。"

"让我先给她诊诊脉，看看能不能给她做治疗。"杨继洲走上前来，为病人诊脉。不一会儿，杨继洲转过脸来，众人问道："怎么样？"

"六脉似有似无。"

"可以用针吗？"

"可以用针。"杨继洲点点头，之后问道："诸位，今天的皇历……"有人掐指算了算，确定了当天的干支，告诉了杨继洲。杨继洲知道后一声叹息后说道："几个好用的穴位，正值今时的人神。《黄帝虾蟆经》说，神所藏行，不可犯伤。"人神是古代针灸宜忌的一种说法，意指人神按时巡行人体各部，其所在的部位，忌用针灸。

"那可怎么办？"

"唉！这规矩是人定下来的，是为了更好地选取穴位，提高疗效，避免意外现象的发生。但病人现在的情况是不能再耽搁了，必须想办法把她唤醒，我们得想一个变通的办法。手臂上的一对穴位可以试一试。"说着，杨继洲取出针来，在这个妇人的内关穴上刺下。杨继洲在内关穴上施行了少许的手法，运针后没有多久，患者就睁开了双眼。

王会泉见爱妾的嘴唇在微微地蠕动着，就转过身来，吩咐下人："快去拿些稀粥来！"下人端来米粥，给病人喂食，那妇人竟然吃了下去。家人见她胃口已开，就又给她喂了些牛乳。又过了一会儿，妇人坐了起来，像没有发过病似的。

杨继洲仅用了两针就治好了妇人的这个怪病，在场的医生都感到惊奇，他们好奇地问道："妇人得的是什么病？"杨继洲笑了笑说："妇人实为气怒所伤。"

"气怒所伤，还请您详细说来。"

"《黄帝内经》上说，天地之气，恒常则安，异变则病，恒常为六气，异变则为六淫之邪。六淫之邪克于外，是人们发病的外因，而七情所伤则是发病的内在因素。当情志交战于人的机体之中时，圣人能够把握好内在的七情，如持至宝，而不至于太过或者不足，庸人则没有能力把握住内在的七情，他们在七情上无所节制，使平和之气受到侵扰，而导致疾病发生。这就是黄帝与岐伯所论的，诸痛皆生于气，百病皆生于气……"

二、解读

1. 这则案例中，杨继洲想要为王会泉爱妾针刺却受到人神的限制时，他并没有因此而放弃治疗，而是勇于创新，以人为本，体现他的创新思维和为民情怀。

2. 杨继洲作为医家，具有博极医源、精勤不倦地治病救人的坚定理想信念。其他医家面对王会泉爱妾的疾病未找到合适的治愈方法，杨继洲却能巧妙地利用针刺治疗，可见其医学理论基础之雄厚，临床经验之充实。

三、出处

1. 明・杨继洲 . 针灸大成 [M]. 太原：山西科学技术出版社，2017.

2. 张载义 . 针方奇谭 [M]. 北京：中国中医药出版社，2016.

第三节　指导张少泉针药并用治癫痫

一、案例

万历五年（1577 年）的夏天，张少泉的夫人突发癫痫。张少泉是宫中的锦衣卫，与太医杨继洲相熟。这次夫人发病，他又将杨继洲请了过来。

“太医，你看我夫人这个样子，她头目晕眩，眼睛昏花。”张少泉领着杨继洲走进内室后，对杨继洲说。杨继洲看到床上的妇人手足牵引，不时地抽动，喉中发出异样的叫声。经过了解后，杨继洲知道张少泉夫人的病程已有二十多年了，其间汤药、针灸都用过，均未见效。

了解病情后，杨继洲思考了一会儿，上前去为张少泉的夫人诊脉。诊后，他对张少泉说：“从脉象上看，病邪进入了经络，使她的手足牵引徐动，眼前发黑，视物昏花，病邪入心则会抽搐惊叫。对于她的病，必须依理取穴，才能保证治疗的效果。不过宫中事务繁多，我无暇在此久留。你也掌握了我的一些针刺治疗的方法，可按照我说的法子给你夫人刺治，如能起效，再以健脾化痰药物调理。”

“还请您明示。”

“你给她针取鸠尾穴、中脘穴，为的是快其脾胃；取肩髃穴、曲池穴，以理其经络，疏其痰气，使气血流通。这样，惊痫就有可能安定下来。”张少泉按照杨继洲所说的，为他的夫人针刺有关经穴。第二天，张少泉夫人的痫症发作就止住了。张少泉按照吩咐，每日以化痰健脾的药物为夫人进行调理。

那么，张少泉为何会扎针，而且还掌握了杨继洲的治疗手法呢？这要从张少泉的岳丈蔡都尉说起。隆庆三年（1569 年）时，蔡都尉的长子蔡碧川患痰火，服了好些药都没能见效。后来，杨继洲由知县钱诚斋举荐，去为他诊治，在针刺了他的肺俞等穴之后，蔡碧川的痰火就好了。后来蔡都尉的女儿患风痫，非常危急，蔡都尉的女婿，也就是张少泉，与蔡都尉的儿子蔡秀山邀杨继洲前往救治。杨继洲针刺病人的内关穴，使蔡都尉的女儿得以苏醒。为了感谢杨继洲，蔡都尉赠以厚礼，杨继洲却推辞不受。蔡都尉便将女儿许配给杨继洲的儿子杨承祯，杨继洲与蔡都尉成了亲家，为了使蔡家女儿少受风痫的折磨，蔡都尉的女婿张少泉决定读些医书，杨继洲也教了他一些针灸技能。

二、解读

1. 这则案例中，杨继洲遇到反复癫痫却没有改善的张会泉夫人时，立即进行诊治并提出指导意见，成功地挽救了张会泉夫人的生命，体现了医者应有的责任心，仁爱之心。

2. 当杨继洲成功为蔡都尉的女儿治疗疾病，蔡都尉赠以厚礼时，杨继洲并未因钱财动心，说明杨继洲不仅医术高超，而且还严于律己，清介自守。

三、出处

1. 明・杨继洲 . 针灸大成 [M]. 太原：山西科学技术出版社，2017.

2. 张载义 . 针方奇谭 [M]. 北京：中国中医药出版社，2016.

第四节　以孙真人治邪十三针之法治神志病

一、案例

杨继洲治疗神志病颇有绝招，碰到邪秽怪病也能灵活地予以应对。

万历三年（1575 年），通州李户候的夫人患怪病，胡言乱语，声音怪诞，时而话语怪异，使人啼笑皆非，时而冒出惊怵之语，令人毛骨悚然。

原来，与张少泉夫人的癫痫不同，她的病是平时心境不爽，长期郁积在心，久而迸发而成。李户候的夫人躺在床上喃喃自语，见李户候走近，突然提高了嗓门，兴奋起来，说话的腔调犹似男声。她怪里怪气地说道："喔喔！你们还不快点向我跪拜。"

"唉！你看她那个样子。"李户候见夫人这样，无奈地摇了摇头。杨继洲取出针来，以孙真人治邪十三针之法，针刺李夫人身上的相应穴位。通过一番手法的治疗之后，杨继洲问道："再说一遍，你是何方妖孽，何时为害？"李夫人胡言乱语地回答了一番。

杨继洲吼道："快快离去！"

话毕，李夫人没了言语，她闭上双眼，瘫软在床上。

过了一会儿，李夫人醒了。杨继洲和李户候与她对话，一切恢复正常，她言语如同往常，精神复归于常态。

孙真人十三针，是古代用来治疗癫狂等神志病症的十三个经验效穴，古人认为此等病症是鬼邪作祟，就以"鬼"为名，称为十三鬼穴。其实，这些穴位都是身体相当敏感的部位。十三穴的名称分别是"鬼宫"人中、"鬼信"少商、"鬼垒"隐白、"鬼心"大陵、"鬼路"间使、"鬼枕"风府、"鬼床"颊车、"鬼市"承浆、"鬼窟"劳宫、"鬼堂"上星，"鬼臣"曲池、"鬼封"舌下中缝。另外，还有"鬼藏"，是男女有别的两个穴位，在会阴区，男子为会阴穴，当阴囊根部与肛门连线的中点，女子为玉门头，当阴蒂头处。

二、解读

1. 实践是认识的来源，是认识发展的根本动力，是检验认识正确与否的唯一标准。本则案例中，杨继洲也正是用实践检验了自己对于疾病的认识，以及对于诊断和治疗方法的判断。

2. 杨继洲熟练掌握并成功运用十三鬼穴治疗疾病，为优秀针灸文化的传承做出较大贡献。我们也需要传承经典中医文化，加以创新，从而更好地处理临床疾患，为患者减轻痛苦。

三、出处

1. 明・杨继洲 . 针灸大成 [M]. 太原：山西科学技术出版社，2017.

2. 张载义 . 针方奇谭 [M]. 北京：中国中医药出版社，2016.

第五节　针灸并用治疗面疾

一、案例

万历八年（1580 年），杨继洲曾三下扬州。其中有一次，杨继洲在扬州拜会了黄缜庵。黄缜庵是杨继洲昔日在京的好友。

好友相见，两人谈及各自家中的情况，黄镇庵说道，“三子患有面疾，已经几年了，也不见好转，我们全家都为此忧虑。昨天烧香抽得一签，上面说：‘元兀尘埃久待时，幽窗寂寞有谁知，运逢宝剑人相顾，利遂名成总有期。’识签的人解释说：‘宝者珍贵之物，剑者锋利之物，必逢珍贵之人，可愈。’哪知今天与君相会，知济时公善针，我儿有希望了。”

“数年的面疾，治疗起来是有些难度，让我试试看吧。”杨继洲说。

杨继洲仔细地诊察黄缜庵三子的病情，选择了巨髎、合谷等穴予以针刺，同时灸足三里穴以顾护正气。按照这种方法进行针灸调理，没过多久，黄缜庵三子的面部疾患就被治好了。

当时，正值工匠们为杨继洲雕版刻字制图时期，黄缜庵得知杨继洲需要支付大量钱财给工匠，就慷慨解囊，解决了杨继洲资金短缺的困境。

二、解读

这则案例中，杨继洲知道黄缜庵三子患有面疾且日久不愈时，及时予以治疗，并未有丝毫的犹豫，体现了其为天地立心，为生民立命的大医情怀。

三、出处

1. 明・杨继洲 . 针灸大成 [M]. 太原：山西科学技术出版社，2017.
2. 张载义 . 针方奇谭 [M]. 北京：中国中医药出版社，2016.

第六节　针刺环跳、绝骨治受风腿痛

一、案例

万历八年（1580 年）的夏天，工部郎许鸿宇两腿受风疼痛，病程长达一个月之久，不管是白天还是黑夜，他都疼得没法下地，就这样卧床卧了一个多月。许鸿宇是朝廷官员，太医院也不缺少名医，而且两腿受风也不是多么要紧的病，可就是这么个小病，却怎么也看不好，医生请了不少，奈何都缓解不了他的疼痛。

一天，一个供职于宝源局、管理钱币铸造的官员王公，前来看望他。“大人，我看您病了这么久，至今也没有看到多少好转的迹象，您何不改用针灸试一试？”王公对许鸿宇说。

“针灸？你看我这两条腿，从大腿到脚底，没有一处不痛的，何况那细细的小针，只在身上扎下那么一点点的地方，我这整个下半身，难道靠那一两针就能治好？”许鸿宇不相信针灸，他还想继续用药。正因为许鸿宇怀疑针灸，给他看病的一些名医，也就没有使用针灸。

王公见状道：“您知道李义河大人吧？”许鸿宇说：“那我怎么能不知道，李大人官至工部尚书，是我的上司。”王公继续说道：“六年前的秋天，李大人和您一样患两腿疼痛，虽说没有您痛得厉害，但是他的腿已经痛了十来年，所有药物都不起作用。后来，宰相推荐杨继洲去给他治病，杨继洲切过脉后，判断李大人是风湿入于筋骨，便知药力不能治好，只有用针，才有可能治愈。”

“那后来呢？”

“杨继洲当即给他针了风市、阴市等穴，李大人的腿痛就再也没有发过。后来，李大人被提拔为工部尚书。”听完王公所说，许鸿宇请来了杨继洲。

对于许鸿宇的不解，杨继洲说：“治病必求其本，得其本穴会归之处，痛可立止。就是说，针灸取穴，虽则寥寥数针，所刺之处，往往都是经脉会聚之处，神气游行出入之场所。针刺这些地方，就能激发经气，经脉通畅，自然疼痛也就随之解除了。一旦止住疼痛，你就能练习行走。十来天的工夫，你就能像往常一样，到工部办事去了。”

许鸿宇听杨继洲说得中肯，就接受了杨继洲的治疗。杨继洲给他针刺了环跳穴、绝骨穴，果然像王公说的那样，疼痛随针而愈。十来天的工夫，许鸿宇就感到腿上有了力量，一切随即恢复如常。

《素问・缪刺论》说：“邪客于足少阳之络，令人留于中枢痛，髀不可举，刺枢中以毫针，寒则久留针。”意思是说，邪气侵袭足少阳的络脉，留滞于髀枢，就会造成髀枢的疼痛，髋关节不能抬举，要纠正这种情况，可以用毫针针刺髀枢中的环跳穴，如果是寒邪为病，针刺留针的时间就需要长一些。

杨继洲所说的本穴就是环跳穴。环跳常与绝骨配伍，有祛风湿、利腰腿、舒筋脉的作用，通治下肢诸疾。《标幽赋》曰："悬钟、环跳，华佗刺躄足而立行。"杨继洲所用正是此法。

二、解读

1. 这则案例中，许鸿宇腿痛日久，太医院的诸位名医均束手无策，杨继洲却能凭借高超的医术施以援手，成功缓解了许鸿宇的疼痛，一方面体现其医术高超却低调行事，另一方面体现了医者应有的仁爱之心。

2. 杨继洲作为医家，具有治病救人的坚定理想信念，在遇到许鸿宇对其诊疗和医术的质疑时，也没有退缩，不卑不亢地表达救治患者的决心。

3. 实践是认识的来源，是认识发展的根本动力，是检验认识正确与否的唯一标准。本则案例中，杨继洲也正是用实践检验了自己的对于疾病的认识，以及对于诊断和治疗方法的准确判断。

三、出处

1. 明・杨继洲．针灸大成 [M]. 太原：山西科学技术出版社，2017.
2. 张载义．针方奇谭 [M]. 北京：中国中医药出版社，2016.

第七节　针刺治手臂不举、背部怕冷

一、案例

杨继洲非常重视辨证，除临床常用的脏腑辨证外，他还特别强调经络辨证，以探明经络，详辨营卫，查清表里。在治疗上则虚则补之，实则泻之，寒则温之，或通其气血而维其真元。

嘉靖三十四年（1555 年），杨继洲受腾柯山之邀，到建宁府（今福建建瓯）为他的母亲诊治疾病。腾柯山母亲手臂举不起来，听起来不是很严重的病，之前也看了很多医生，可就是没有起到多大的作用。

杨继洲问腾母："除了手臂举不起来外，你还有哪里不舒服？"腾母道："我背部非常怕冷，一点凉气都受不了，就是盛夏酷暑也脱不了棉袄，整个人困倦得要裹着衣服蜷着才行，唯恐身上的一点热气散发掉。"

听过腾母的叙述，杨继洲意识到她的病有些特殊，就给她诊脉，诊得脉象沉滑，杨继洲顿时胸有成竹，于是对她说："你之所以有这些寒象，实际上是痰邪滞留于经络所致。"

"痰邪？可先前的医生怎么都说是虚冷之疾。"

“是啊！看你怕冷的样子，如果不是这脉象的反映，谁能不说是虚冷之疾！”

“怪不得治疗这么多时候都没能奏效，原来是痰惹的祸，那该怎么办?

“这样吧，我先给你扎几针，先解除这不舒服的症状，然后再用药，以杜绝病症再次发作。”

“扎哪里？”腾柯山问。

“背部、手臂和小腿上。”

“哟！扎背上要脱衣服，那不更冷吗？”腾母担心道。

“其实现在天气并不冷，只是你感觉冷。上衣也用不着脱，衣扣解开，将衣服向后掀一掀就行了。你不就是怕冷才要治疗的吗？你针后再体会一下，会有好转的。”杨继洲解释道。听完杨继洲的缘由，腾母同意了。

杨继洲为她针刺了肺俞、曲池、足三里等穴。同时对腾柯山道：“令堂所患，是痰在经络的表寒里实之证。背恶寒为外邪侵入所致，因为肺主表，所以肺表最先受邪。肺俞为肺之精气集聚之所在，针刺肺俞以便于驱散外邪。肺与大肠相表里，曲池为大肠经的合穴，针曲池助肺气疏散，针足三里健脾化痰平气。”

针后当天，腾母就感觉到身体轻松了些，手也能举起来一点，不那么怕冷了，棉袄脱下来也没事。杨继洲给她开了些除湿化痰的方药，不久腾母就痊愈了，她后来一直健康，没有再发病。

二、解读

1. 这则案例中，腾母的疾病虽然不是很严重，但是杨继洲没有掉以轻心，而是仔细诊脉，辨证论治，体现其精益求精的认真精神和一丝不苟的严肃态度。医者圣心，现代医生在诊治病人的过程中也应该多一份责任心，为病人着想。

2. 辨证论治是中医学认识疾病和治疗疾病的基本原则，是中医学对疾病进行辨析判断和处理的一种特殊方法，同时也是中医学的基本特点之一。杨继洲面对疾病时，根据脉象来具体问题具体分析，从而把握腾母身体的主要矛盾，通过治疗使腾母重新建立起新的阴阳协调的动态平衡。

三、出处

1. 明・杨继洲 . 针灸大成 [M]. 太原：山西科学技术出版社，2017.

2. 张载义 . 灸火烟云 [M]. 北京：中国中医药出版社，2016.

第八节　针灸并用治手臂难举

一、案例

杨继洲在针、灸、药的选择应用上，是根据疾病的需要而区别对待的。隆庆六年（1572 年）的夏天，户部尚书王疏翁患了手臂难以伸展的病。王疏翁平素身体强健，很少发病，他对杨继洲说："我既没有跌倒过，又没有被撞击过，也没有意外的扭伤，可这胳膊不知怎么的，就不容易伸展开了。"

杨继洲说："从外表上看，是看不出什么原因，不过看你这体形，很可能与湿痰有关，你还是让我给你诊一下脉，看一看舌，以确定你的病因。"王疏翁听后，伸出了他的手，同时张开口，伸出舌头。杨继洲观察了他的舌质、舌苔后，将手指搭上他的寸口，片刻后说道："你这是湿痰流注经络之中，郁而化火，导致痰火炽盛。"

"什么？我这是痰火炽盛？"

"是的，只要针刺一下臂膀，就能化解其中的湿痰。你把衣服脱下来，我先给你扎上一针。"

杨继洲为他针刺了肩髃穴，疏通相表里的手太阴与手阳明两经的经气，意在逐湿化痰。针后，又为他灸肺俞穴。杨继洲将艾绒捻成艾炷，正要点火，王疏翁发话了："我说太医，你这么做我不能理解，说我是痰火炽盛，还要给我用火。"

杨继洲停下了手中的动作，说道："尚书，你这就不明白了，艾灸并不是只能治疗寒证，你的湿痰是阴邪，灸肺俞是为了温肺。正本才能清源。"

"祛湿痰要灸肺俞，我还是不太明白。"

"你患臂痛，既没有跌倒过，又没有被撞击过，也没有意外的损伤，这就是说你的病因排除了不内外因，可能的因素，不是外邪，就是内因。从你的身体状况和四诊的结果来看，确实是湿痰的原因造成的。你臂痛的位置介于手太阴与手阳明之间，手太阴、手阳明两经脉与肺分别有着属络的相互关系。肺主气、司呼吸、主宣发肃降，肺气的宣发肃降运动推动和调节全身水液的输布和排泄，《素问・经脉别论》称作'通调水道'。肺气的宣发肃降功能失常，则可能导致水饮内停，或者聚而成痰。针刺肩髃穴，虽然已经疏通了相表里的手太阴与手阳明两经的经气，但是，由于肺气的功能未能完全恢复，因此，还不一定能够杜绝湿痰随经络流注于臂膀。肺俞是肺脏经气输注之处，肺属阴，湿痰是阴邪，从背阳之处取肺俞还有从阳引阴之意。灸了肺俞，肺气的宣发肃降功能恢复了正常，湿痰这种阴邪不再产生，也就不会郁而化火，从而导致痰火炽盛了。"

"原来如此！太医高明，你尽管灸吧。"

杨继洲将手中的艾炷放在王疏翁背部的肺俞穴上，点燃施灸。灸后不久，王疏翁的手臂就能举起来了。

二、解读

1. 这则案例中，杨继洲为王疏翁治疗时，一直很有耐心，不厌其烦地为王疏翁解答他存在的疑惑，对待王疏翁如亲人一般，减轻了患者心理上的压力，体现杨继洲高尚的医德、认真的态度以及无私为民的情怀。

2. 杨继洲作为医家，具有治病救人的坚定理想信念，在遇到王疏翁对其诊疗和医术的质疑时，也没有退缩，不卑不亢地表达救治患者的决心。

三、出处

1. 明・杨继洲 . 针灸大成 [M]. 太原：山西科学技术出版社，2017.

2. 张载义 . 灸火烟云 [M]. 北京：中国中医药出版社，2016.

第九节 针灸并用治痢疾痞块

一、案例

万历二年（1574 年）的夏天，熊可山员外患痢疾，不仅如此，他还有身热咳嗽的症状，最终导致吐血不止。工部正郎隗月潭与熊员外的关系甚好，抱着一线希望找到杨继洲，对他说：“杨太医，我的好友熊可山员外身患重病，我想请你为他诊治。”

“他所患何病？”杨继洲问道。

“他一开始上吐下泻，过了几天，在肚脐的位置出现一个积块，痛得要死。请了不少医生，都说脉气将绝，无可救药了。”

“绕脐处形成积块，疼痛欲死，脉气将危绝，表明预后情况确实不妙。”杨继洲思索着。见杨继洲没有回话，隗月潭有些急了，他说：“熊员外是我最要好的朋友，请杨太医看在我的薄面上一定要帮帮他啊！”

杨继洲听后说：“我只是在思索熊员外的病情，隗大人放心，我一定会去的。”

杨继洲跟着隗月潭来到了熊可山员外的住处。此时的熊员外已经痛昏了过去。杨继洲诊察发现，熊员外虽然气若游丝，然而胸部尚暖，或许还有希望。他掀开熊员外的衣襟，看到脐中有一块突起犹如拳头那么大。

“看来，还是先治气，理顺气机。”杨继洲说着，急忙掏出针来，在肚脐下一寸半的位置，针刺气海穴，针刺后，又在这个穴位上灸了起来。

一壮、两壮……十壮、二十壮、三十壮，熊员外一点反应都没有。家人看在眼里，急在心里，有人忍不住哭了起来。可杨继洲并没有放弃，他继续耐心地灸着。就在灸到五十壮的时候，熊员外的眼睛睁开了。熊员外醒了，家人们破涕为笑，他们发现员外肚脐上的包块也消失了。

“还痛吗？”

“不痛了。”熊员外低声回答道。

"气散了，当然不会痛了。"隗月潭说。他也懂得些医理。

解决了疼痛的问题后，杨继洲就着手治痢，治咳嗽吐血。一段时间后熊员外的病就痊愈了。

二、解读

1. 这则案例中，杨继洲遇到身患重病、无医能治的熊员外时，没有丝毫的畏惧，凭借高超的医术施以援手，成功地挽救了熊员外的生命，体现了医者应有的责任心、仁爱之心及强烈的为民情怀。

2. 急则治其标，缓则治其本。熊员外身患痢疾且腹部有痞块，杨继洲能准确判断先去其痞块，解除威胁患者生命的疾病，再治其痢疾，很好地体现了中医学治标与治本的应用，也是杨继洲运用中医思维辨证分析的结果。

三、出处

1. 明・杨继洲 . 针灸大成 [M]. 太原：山西科学技术出版社，2017.

2. 张载义 . 灸火烟云 [M]. 北京：中国中医药出版社，2016.

第十节　针刺治痞块

一、案例

隆庆二年（1568 年），吏部观政李具麓胃脘旁结一痞块，犹如茶杯反罩其上，多方医治无效，就请杨继洲前来治疗。杨继洲见李具麓形体羸瘦，胃旁又有一突起，就对李具麓说："有形之气结于内，难以用药物祛除，你这样的病症，必须用针灸的方法。"

杨继洲选取了痞块的中央，以盘针之法针刺，操作完毕，再艾灸食仓（中脘旁开一寸半）、中脘两穴，没过几天痞块就消了。

万历七年（1579 年），杨继洲途经临潼关，见到老朋友宋宪付。

"真想不到，能在这儿见到你。你怎么会到这里来？"旧友相逢，格外亲切，宋宪付一边打量老友，一边问道。"刚好有些事务要办，路经此地，知道你在这里，特来与你一聚。多年未见，宋兄一向可好？"说到家事，宋宪付的脸上现出愁容："就在去年，大儿子得了痞疾，近来因乡试试落选而抑郁，致使痞证加重，请医生看过，用的药都没有效果，不知如何是好。"

杨继洲说："你那公子年轻气盛，功名受挫，必致肝气郁阻，肝郁又克制脾土，使脾胃功能大大地减弱，气机不能正常地上下出入，就会结聚在一定的位置，药物会有一定的作用，不过效果要慢些，如果愿意使用针灸，我相信它很快就能消散。"

听说针灸效果来得快，宋宪付忙将杨继洲请到家里。杨继洲见宋宪付的儿子躺在床上，无精打采，一脸郁色。他上前为其诊脉，果然脉如弓弦。他取出针，刺入宋公子的两胁下。宋宪付见状，问道："这……"

“这是肝经的章门穴，它是八会穴中的脏会，又是脾经募穴。肝经与胆经的交会穴。”杨继洲一边说，一边在两根针上施以操作手法。

过了一会儿，杨继洲取下了这两根针，说：“好了。”

“不用灸了？”

“用不着灸。他年纪轻轻，原本体质就不错，只是情志因素引起肝气郁滞，属于实证。他发病的时间还不算太久，如果能够较快地从落榜的阴影中走出来，那么对身体就不会有太大的伤害。”正如杨继洲所预料的那样，宋宪付的儿子经针刺后，饮食渐进，形体清爽，很快腹块就消失了。

以上两个案例都是痞疾。前案患者年老体弱，杨氏除直接针刺痞块外，还灸了食仓、中脘，以温通培补胃气。后案乃是青壮年少之辈，因郁闷不舒、肝气郁结所致，形证俱实，因此杨继洲以针刺章门穴来疏肝理气。

二、解读

1. 这则案例中，杨继洲在为宋宪付的儿子诊治时，能够耐心地为宋宪付讲解。医生的一言一行会影响病人的心情，耐心的讲解是对病人负责，体现了杨继洲尊重患者、关爱生命的职业道德。

2. 杨继洲作为医家，在面对疾病时能热心、认真地为患者治疗，是向上向善的完美体现。职场中的人都应该有热心、有干劲，医生更需如此，才能更好地服务患者，认真才会治好病，热心才会用心对待每一个患者和家属。

3. 同样是痞块，杨继洲却选取不同的方法治疗，体现了中医思维中的辨证论治、同病异治。医生要及时根据患者实际情况选择合适的治疗方案，对患者认真负责，如此才能更好地治病救人，为更多人缓解痛苦。

三、出处

1. 明·杨继洲 . 针灸大成 [M]. 太原：山西科学技术出版社，2017.
2. 张载义 . 灸火烟云 [M]. 北京：中国中医药出版社，2016.

第十一节 针灸并用治肝郁气滞呃逆

一、案例

隆庆六年（1572 年），虞绍东患病，请杨继洲诊治。虞绍东是行人司官员，掌传旨、册封、抚谕等事。到了病榻前，杨继洲被眼前的景象惊呆了。平时身体还算硬朗的虞绍东，此时蜷曲着身体，形体极度瘦弱，面无人色，气息短促。

“虞大人，我来看你了！”杨继洲轻声地问候道。“杨太医！”虞绍东见到杨继洲，刚想支撑起身体，突然，他的胃膈剧烈地收缩痉挛起来，一阵阵气体直冲咽喉，发出“咯咯”的鸣响。

“虞大人，你这……”

“唉！这呃打了好多天了。我这脾胃也算是完了，你看我这样怎么能吃得下饭。都服了这么多的药了，也压不下这上逆之气。”杨继洲道：“你这呃逆，是肝郁气滞的症状。没想到把你折磨成这个样子。不过也没必要这么悲观，你发病打嗝的时间还不算太长，如果病程持久，形体大衰，再突发呃逆，不停地打嗝，那可就不是好兆头了。”说到这，杨继洲话锋一转，说：“还有，这诊疗上的事，不是一次两次就能把握准确的，把手伸出来，让我诊诊脉再说。”

虞绍东伸出手，杨继洲诊脉后说道：“六脉沉涩，乃气虚血流迟滞之象。要想使你的脉气充实，必先保养其源，以充实元气。针、灸、药三种方法都可以使用。其中，可能针灸的作用来得快一些，如果针灸的作用还不到位，再考虑配合药物。”

“那好，都交给你了。”

“我先给你灸刺。我要选取的穴位，是补中益气的要穴，只针不灸恐怕达不到益气养血的效果。”杨继洲确定了他认为的最佳治疗时间段，一到时间就开始为虞绍东针灸。杨继洲选取膻中、气海两个穴位，以调膈气，充养气血。膻中穴，他行了六阴数，气海穴，他行了九阳数，都是结合着提插、捻转和阴阳象数来行针。实施了一段时间的针刺手法后，他取出了针，又在膻中穴上燃起了艾炷。在膻中灸了七壮之后，杨继洲又要给他灸气海。他放上艾炷，刚要点燃，虞绍东发话了，他有些不解：“我这病就是胸膈间气机不畅，为什么还要选择肚腹上的气海穴呢？”

杨继洲回答道：“膻中为气之会穴，取膻中属就近取穴，有利于膈间气机的调节。与气海穴相应，膻中可视为上气海，气海穴则可视为下气海。下气海为气血化生之处，取气海，意欲保养其生气之源，生气之源得以维护，人的元气就能得到补充，那么脉息就会自然而然地充盛起来。”说罢，他点燃了艾炷，烟雾又升腾了起来。同样，气海穴灸了七壮。“好了，今天就治到这里。”杨继洲除掉虞绍东身上的余灰，说道。

“哎？”虞绍东起来后说：“我好像这会儿没怎么打嗝？”

“是稳定下来了，但愿不要再发。”

虞绍东的呃逆从杨继洲治疗的那天起，就不再发作了。后来，虞绍东任扬州府太守。万历八年（1580 年），杨继洲经过扬州见到虞绍东，他已经完全复原了，看上去形体丰厚，体格强健。

二、解读

1. 这则案例中，杨继洲知道虞绍东是行人司官员，为他诊病时，并没有因为其地位的尊贵而有所不同，而是一视同仁地对待，体现了杨继洲淡泊名利，眼里只有疾病和病人，并无高低上下之分。

2. 在诊治疾病的过程中，杨继洲总是很耐心的回答病人提出的问题并且予以解答，并未有丝毫的烦躁与不情愿，体现其医者仁心，为当代医者在人文关怀与职业素养方面做了榜样。

三、出处

1. 明・杨继洲 . 针灸大成 [M]. 太原：山西科学技术出版社，2017.
2. 张载义 . 灸火烟云 [M]. 北京：中国中医药出版社，2016.

第十二节 艾灸治项核肿痛

一、案例

嘉庆三年（1569 年），尚书王西翁的女儿颈项部患核，肿痛不已。王尚书请了几位太医给女儿治病，吃药、外敷等治疗方法都未见效。万般情急之下，王尚书找到了杨继洲。

杨继洲应王尚书之邀，来到他家。杨继洲询问过病情后，仔细地观察患者的脖颈，用手触摸、感受核肿的软硬度与活动度。

王尚书忍不住问道："如何？"

"从目前的发展情况来看，还算可以。"杨继洲说着，就拿出几根针，在核肿附近及所涉及的经穴进行针刺，刺后不久，肿核就消了一些。杨继洲解释道："针灸治疗这种核肿，单靠针刺难以根除，明天可能还会继续长出来，有效的方法是火针和艾炷灸。"

"火针？"王西翁看了看女儿娇弱的样子，有些担心。

"我不用火针，我给她用艾灸。"

说着，杨继洲掏出艾绒，搓捏成大些的艾炷，置于患者的核肿部位处，点燃后，一壮、两壮……不停地换着艾炷，等灸到十多壮的时候，杨继洲停下了手中的动作，清理掉未燃尽的艾炷与残灰。经过这么一番治疗，王小姐的项核真的就消下去了，再也没有复发。

"小女的病多亏了杨太医啊！"

"王大人不必客气，也是你女儿的运道好，我也没想到病情会好转得这么快。"

事后，杨继洲对王西翁说："令爱真是幸运。可不要小看这个核肿，它位于颈项部。颈项乃横肉之地，经脉会聚之所，这个地方生核肿，十分凶险，若随意灸刺，则有可能引发流窜，势难阻挡。所以医生治疗这个病，都是慎之又慎，不敢轻易为之。"

二、解读

1. 这则案例中，杨继洲凭借丰富的临床经验、敏锐的观察力、对疾病的诊断能力和高超的医术，在颈部危险区域进行治疗，并成功地治愈了尚书王西翁的女儿颈部肿核，体现了杨继洲医术高超、勇于挑战，并且具备职业自信。

2. 杨继洲耐心地和患者及家属沟通，正确地引导其配合治疗。在救治过程中，任何的差错都可能会导致医疗事故或使患者发生危险。本着为患者处处着想的医德医风，构建和谐的医患关系，是我们每一个医生必备的道德品质。

三、出处

1. 明・杨继洲 . 针灸大成 [M]. 太原：山西科学技术出版社，2017.

2. 张载义 . 灸火烟云 [M]. 北京：中国中医药出版社，2016.

3. 李俊伟，张翼宇 . 医学类专业课程思政教学案例集 [M]. 北京：中国中医药出版社，2020.

第十三节　按时取穴治胸前突起

一、案例

隆庆六年（1572 年），钱诚翁与杨继洲偶遇。谈话间，钱诚翁提到一个病人："听说四川陈相公的长孙胸前长出个疙瘩，请了不少医生看过，都不清楚是什么病，都说这个病用药物也治不好。"

钱诚翁接着说道："今天见到了你，我忽然想到，可否请你给那孩子一治。"

"好吧，我试试。"

杨继洲来到陈相公的家里，发现孩子确如钱诚翁所言，胸前突起异常。诊疗过后，杨继洲作出判断，说："这是浊结于肺经而得不到疏散，时间越久，结得越高。必须早点使用针灸来进行治疗，疏调肺之经气，我觉得针灸的疗效还是可以的。如果说药没有用，也不是绝对的，要看你怎么用，有没有用对药物。"

"现在针灸吗？"

"现在不针，等我选择好日子就来针灸。有些病要按时取穴，当然按时取穴也不能过于拘泥，要根据疾病的类型、发病的轻重缓急来决定。这孩子的病，一来，不是太急，如果是急病，就容不得我等待时间了；二来，他的病有些奇特，恐怕一般的治疗难以奏效，所以，我想根据气血流注的规律，选择最好的时段来施术。"

"原来是这样，杨太医高明！"

过了几天，杨继洲对陈相公说："请把孩子的上衣解开，让他平躺在床上，现在给他针灸，取胸前的俞府、膻中两穴。虽说这两个穴位不是肺经穴，但它们位于肺胸部，又靠近病位，并且膻中穴又是八会穴中气之会穴。"说完，杨继洲就在此二穴上将针扎了进去。针刺进去后，杨继洲手持针柄，施行手法。

见陈相公不解地望着自己行针，杨继洲道："他的病因是浊痰内结，属实证，因此我给他施用泻的手法，行六阴数。"行完六阴之数，稍稍留针之后，杨继洲取下这两根针，又在这两个穴位上各灸五壮。针灸结束后，他取出药膏，将其贴于患处。经过杨继洲针、灸、药三方面的合治，孩子胸前拔出了不少痰疙瘩，胸脯也平复了下来。

二、解读

1. 这则案例中，杨继洲针灸治疗疾病很注意选穴的时间。对于有些疾病，他是以脏腑气血的运行周期，适时地选取穴位。他收载的《标幽赋》《子午流注针经》《灵龟八法》《飞腾八法》等，都与按时取穴有关，可见杨继洲对时间选穴的重视，并抱着严谨的科学态度。

2. 杨继洲刻苦钻研，锲而不舍，反复精读大量经典书籍，细细揣摩，并结合自己的临床经验，撰写出针灸专著《针灸大成》，实现了针灸学术上的再一次升华，对后人影响深远，意义重大。

三、出处

1. 明・杨继洲 . 针灸大成 [M]. 太原：山西科学技术出版社，2017.

2. 张载义 . 灸火烟云 [M]. 北京：中国中医药出版社，2016.

3. 李俊伟，张翼宇 . 医学类专业课程思政教学案例集 [M]. 北京：中国中医药出版社，2020.

第十四节　针足三阴治产后晕厥足肿

一、案例

隆庆三年（1569 年）的一个夏日，杨继洲出诊回来刚刚坐定，就接到消息说，李渐庵夫人患产后血厥，请他火速去救治。

杨继洲还未来得及喝上一口水，就立即出发，赶往李渐庵的宅邸。来到内室，杨继洲看到李夫人躺在床上，面色苍白，她生产时因失血过多而晕过去，此时依然神昏不醒。杨继洲发现，夫人的双脚已经肿大得像大腿一样粗了，说明她的病情是非常危险的。不过，他还是静下心来，先为李夫人诊脉。

“怎么样？”李渐庵看到杨继洲一脸严肃，不禁有些恐慌，急切地问道。

“寸口脉芤而歇止。夫人的厥逆，必得于产后恶露未尽，并兼有风邪乘袭。这样一来，阴阳邪正激搏，以至于不知人事。”杨继洲看出了他的担忧，说道：“下肢肿胀，病势虽然危重，但只要针灸足三阴经的相关经穴，就可以转危为安。”

杨继洲为李夫人针刺了足三阴经的相关经穴，取三阴交穴、太溪穴、太冲穴等，并施用了一些手法。针刺后大约一顿饭的工夫，李夫人醒了。李渐庵再看看夫人的双脚，发现肿势已经消退了，这令他十分惊讶。

杨继洲对他解释道：“夫人是产后恶露未尽导致晕厥腿肿。妇科病与肝、脾、肾经脉关系最为密切，针刺足三阴经穴为的是疏通经脉，起到活血化瘀的作用，瘀阻消除，血流复于常态，肿胀之处自然会趋于正常。”

“噢！原来是这样。”

“是的。不过一般来说，双侧脚肿比单侧脚肿要好些，如果只是单侧脚肿，肿到膝盖以下的要比肿到膝盖以上的病症好治。如果夫人是单侧肿胀，并且肿胀到大腿，我治起来恐怕也没有什么把握了。”

二、解读

1. 这则案例中，杨继洲刚刚坐诊回来，还没来得及喝一口水，就立即出发诊治患者，可见他始终保持着对生命的敬畏，认为人命攸关，绝不怠慢，同时将医者的使命感、责任感表现得淋漓尽致。

2. 李渐庵夫人产后失血导致晕厥，病势虽危，但杨继洲只取了足三阴经穴进行针刺，并未给予其他治疗方法，病人就恢复了健康。不难看出，杨继洲有着丰富的临床经验和精辟的见解，对针灸造诣颇深，内外妇儿各科无不知晓。

三、出处

1. 明・杨继洲 . 针灸大成 [M]. 太原：山西科学技术出版社，2017.

2. 张载义 . 灸火烟云 [M]. 北京：中国中医药出版社，2016.

3. 李俊伟，张翼宇 . 医学类专业课程思政教学案例集 [M]. 北京：中国中医药出版社，2020.

第十五节　针药并用治血崩变证

一、案例

万历七年（1579 年）的一天，杨继洲应张靖宸之请，急匆匆地赶到张家。张靖宸的夫人面无血色，躺在床上。

杨继洲摸了摸她的额头，感到有些发烫，于是问她：“你哪里不舒服？”

“全身骨节疼痛。”张夫人回答道。

“血崩以来，她的热就没能退下来，而且烦躁不已。”张靖宸补充道。

张靖宸的夫人血崩不止，病势危急。之前几位医生治后，张夫人不但身热未能降下来，反而增加他症。杨继洲诊过脉后，说道：“脉数而中止，必是外感误用了凉药，该辛散发表的，结果病邪被阻遏于内，不得外泄，所以会出现身热、骨痛、烦躁等症状。现在必须尽快矫正，马上给她服用羌活汤，以解身热。”

说罢，他开出羌活汤方交与张靖宸，嘱其快快取药煎服。张夫人服了羌活汤后，身热渐渐地退了下来，骨节的疼痛也减轻了许多，随着热退，经血也止住了，病情有所好转。杨继洲不敢掉以轻心，对张靖宸说：“尊夫人的病是好转了，但经历过先前的误治，恐怕元气难以恢复，唯恐病情反复。”

听说这话，张靖宸慌了，忙问：“那怎么办？”

杨继洲说：“不必紧张，只要好好调补，就能保证元气的恢复。艾灸具有扶阳固脱、补益元气的作用，可用于虚损疾病。像尊夫人这样的病，我看最好选择在膏肓穴、足三里穴进行艾灸。”

杨继洲在张夫人背部肩骨内侧缘取穴，说：“这是膏肓穴，是治疗病后虚损最好的穴位。大病后的患者艾灸膏肓穴，可以起到扶阳固卫、济阴安营、调和全身气血的作用，从而使身体恢复强壮。杨继洲在张夫人的膏肓穴上灸了五六壮之后，又在足三里穴上灸了五六壮。

之后，张夫人的病就完全好了。事后，杨继洲叹道：“医生用药，必须凭借脉理，若将外感误当内伤，补其实或者泻其虚，不足而益有余，哪能不伤害人的生命。”

二、解读

1. 这则案例中，妇人血崩，外感误用凉药导致病邪结滞于内，耽误了些时日，也没能止住血。杨继洲以辛散发表之药予以矫正，解除表证并止血。在行医过程中，杨继洲始终坚持实事求是、认真严苛的态度，对于前面医家的失治误治，抱着客观的态度及时纠正，凭借高超的医术，结合自己的临床经验，成功地救治了张夫人，体现了医者穷本探原的精神和严谨的科学态度。

2. 张夫人失血时间较长，已导致气血虚损，元气难以自然恢复。杨继洲考虑到患者预后不佳，本着治病必求于本的态度，加以艾灸来固扶正气，体现了他治病融会贯通、有条理、有思路，展现了他精湛的医术和追寻真理的态度。

三、出处

1. 明・杨继洲 . 针灸大成 [M]. 太原：山西科学技术出版社，2017.

2. 张载义 . 灸火烟云 [M]. 北京：中国中医药出版社，2016.

3. 李俊伟，张翼宇 . 医学类专业课程思政教学案例集 [M]. 北京：中国中医药出版社，2020.

第十九章 张景岳

张景岳（1563—1640），名介宾，字会卿，号景岳，别号通一子，原籍四川绵竹，后徙居浙江会稽（今绍兴）。

张景岳在医学理论方面，根据《黄帝内经》的“阴平阳秘，精神乃治”，提出“阳非有余”及“真阴不足”“人体虚多实少”等理论，主张补益真阴元阳，慎用寒凉和攻伐方药，临证常用温补方剂，被称为“温补学派”。他钻研《素问》《灵枢》30年，结合自己的临床经验撰成《类经》。《类经》以类分门，详加注释，条理井然，便于寻览。张景岳著有《类经》《类经图翼》《类经附翼》《景岳全书》《质疑录》等中医学经典著作，时人称他为“医术中杰士”“仲景以后，千古一人”，其学术思想对后世影响很大。

艾灸合方药治患者胁肋胀痛后误治变证

一、案例

一天，张景岳的女儿从婆家匆匆地回到娘家，上气不接下气地说：“我小叔子左侧胸肋胀痛不止，两天前一次饭后，他的胁肋突然疼痛难忍，就自己到药铺吃了些行气化滞的药，服药后效果并不明显，他又改用吐法。可是吐后，就觉得有气向上冲，现在胸膈胀痛，堵得很厉害，还开始呕吐。”

“照你这么说，他发病后，用了两种药，不见好转，病情反而变得更加复杂难治。快准备一下，我和你一块到亲家家去。”

张景岳和女儿赶到亲家家里。一番诊查后，他认为所发的症状是气滞导致的，考虑到一般的理气药物不会有太大的作用，于是改用行气破滞的药。患者服药后呕吐和疼痛渐止，可是在左乳胸之下，却结聚成一个块，胀实拒按，胃与腹部犹如被一道屏障隔开了，上下不能通达，而且在每天夜里的戌、亥、子、丑之时，更是胀不可忍。

因患者不再呕吐，张景岳觉得这时可以用下法了，大黄、芒硝、三棱、莪术、巴豆等药以及萝卜子、朴硝、大蒜、橘叶等法，都试过了，却丝毫没有效果，反而愈攻愈胀，张景岳疑其为脾气受伤，又不能用补法。到此时，病人已经汤水不入二十余日，张景岳也有些茫然了，该怎么办呢？难道就这样看着病人一天天衰弱下去吗？万般无奈之下，他试着用手揉按其患处。

病人突然叫了一声：“你刚刚按的，就在肋下一点，痛得连胸腹部都感觉到了。”

“哪里？是不是这里？”张景岳细细触按，他的手指触及之处，正当章门穴位置。章门穴既为脾募，又为脏之会，且当乳下肋间，正属虚里大络，乃胃气所出之道路。张景岳想，日轻夜重，本不是有形的积块，而按这个地方能影响另一个地方，则说明病在气分无疑。用汤药以治气病，并不是不好，只是不如艾灸。艾灸散气，往往是仅用药物所不及的。

于是，张景岳制作神香散，嘱咐病人日服三四次，同时用艾炷为他灸章门穴，共灸了十四壮。张景岳灸章门穴，为的是逐散其结滞的胃气。果不其然，三天未到，患者的胀痛就慢慢地平息了，饮食也渐渐地增加了。

二、解读

1. 本则案例中，面对患者复杂的病情变化，张景岳也迷茫了。治疗疾病要根据病情变化，反复调整治疗方案才能取效。科学的真正突破在于对以往习以为常的概念结论有了新的认识，追求真理的路途是漫长的，需要我们知行合一，躬身实践，不断地探索。

2. 张景岳在束手无策的情况下，试着用手揉按患处。临证的偶然机遇，使他找到了一个行之有效的方法。这说明医者要百折不挠、敢于开创、勇于创新，用科学的方法和思维去认识事物，才能为医学事业的进步做出贡献。

三、出处

1. 明·张介宾 . 景岳全书 [M]. 北京：中医古籍出版社，2021.

2. 张载义 . 灸火烟云 [M]. 北京：中国中医药出版社，2016.

3. 李俊伟，张翼宇 . 医学类专业课程思政教学案例集 [M]. 北京：中国中医药出版社，2020.

第二十章 李中梓

李中梓（1588—1655），字士材，又字念莪，别号尽凡居士，明华亭（今上海松江）人。李中梓深入钻研医学名家的著作，博采众长，精于脉诊和辨证，对中草药的药性反复研究，处方灵活，治病常有奇效。他所论述的医理深入浅出，著作大多通俗易懂，如《内经知要》《医宗必读》等，深受中医初学者的喜爱。

艾灸合方药治气血虚损晕厥

一、案例

周复庵，吴门人，年约五十，平素嗜酒如命，家人多次劝诫，他都听不进去。一天，他像往常一样，就餐时喝了不少酒，酒后不久，他就感到头痛，还发起热来。周复庵躺在床上，紧闭着双眼。守在床边的周夫人在他的脸上拍打了两下，见丈夫没有反应，妇人有些慌乱，她连摇带推，可丈夫就是不醒来。

头痛发热本是临床上最为常见的病症。可是，周复庵请医生看过，服药后就汗出不已，继而昏睡不起。见病情不好反而加重，家里赶紧请来了李中梓。

来到周家，李中梓诊视一番后，问道："刚开始发病是什么情形？"

周夫人道："刚开始发病时，他只是说头疼，我摸了他的额头，感觉到他有发热了。"

李中梓道："喝了这么多酒，再经冷风一吹，能不发病吗？可他现在昏睡，周身不停地出大汗，这可是阳气大伤的表现，是中间又发生了什么事吗？"

周夫人哭道："我们开始请的医生说，他的头痛发热，属于表证，给点羌活汤发散一下，汗出来就会好的。羌活汤服下后，汗是出来了，但这汗一出，却再也止不住了，流出的汗液湿透了他的衣服，他的头突然向旁边一歪，就昏死了过去。"

李中梓明白了："原来是这样，此乃发散过度，阳气大伤，要尽快地固扶阳气。"

"那就请您赶快给他开药吧！"周夫人焦急道。

李中梓走到周复庵面前，扳动他的下颌，但他牙关紧闭，根本就扳不动。李中梓对周复庵的夫人说："恐怕他现在根本吃不下药。"

"这可怎么好？"周夫人一难过，眼泪掉了下来。

"夫人不要着急，他牙关紧闭，暂时不能用药，我们再想其他办法。艾灸的方法可以回阳救逆，促使他苏醒。”李中梓说道。

说罢，李中梓拿出一些艾绒，揉搓成许多艾炷，他先取过一壮艾炷，放置于患者腹部关元穴上，点燃艾炷。李中梓灸关元穴，仅灸到十壮，就发现周复庵的身体动了，有了知觉。又过了一会儿，周复庵醒了。李中梓见他醒了，可以服药了，就开出四君子汤加生姜、桂枝，令其家人煎煮，让周复庵内服，一日三剂。

周复庵服了三天药，感到身体轻松了许多。三天后，由于家事纠纷，周复庵心里有些不痛快，又身心疲劳，再一次出现昏厥。李中梓看到这次他的牙关还不是太紧，就令其家人以人参一两、熟附二钱、煨姜十片煎汤给他灌下。徐徐饮服些许药液后，周复庵睁开了双眼，但还没说上两句话，就又晕了过去。李中梓嘱续服前方。周复庵共服下三两人参，还是没能够止住昏厥的发作，一天之内竟昏厥七次。第二天，李中梓改用羊肉羹、糯米粥以养血补气，这天周复庵昏厥的次数已减至两三次。继续服食药膳五天后，周复庵就再也没有昏厥了。

李中梓对周复庵说："你虽然好了，但是身上的元气还虚得很，没有两三年时间的调摄，是不能完全康复的。"

周复庵按照李中梓的吩咐，两个月间共服下人参四斤，三年之内服煎药六百剂、丸药七十余斤。至此，周复庵才完全恢复了健康。

二、解读

1. 这则案例中，"医病非难，难在疑似之辨"，李中梓不断钻研、严谨求实、精益求精，对于表证发汗过当的患者，采用了艾灸关元穴的治疗方案。关元穴具有回阳救逆、益气固脱的作用，李中梓用精湛的医术解决了患者反复晕厥的问题，体现了李中梓穷本探原的精神。

2. 在诊治过程中，患者病情反复无常，李中梓恪尽职守，有耐心、有恒心，遇到问题不畏惧、不退缩、迎难而上，多次调整治疗方案，最终治愈患者，充分体现了李中梓的辨证思维和中医智慧，其高尚的职业道德更为后人传颂。

三、出处

1. 明・李中梓 . 医宗必读 [M]. 北京：中国医药科技出版社，2011.

2. 张载义 . 灸火烟云 [M]. 北京：中国中医药出版社，2016.

3. 李俊伟，张翼宇 . 医学类专业课程思政教学案例集 [M]. 北京：中国中医药出版社，2020.

第二十一章 胡 珏

胡珏，清代医家，字念庵，自号古月老人，钱塘（今浙江杭州）人。胡珏立志于医学，精研医著，遂通医理，治病有良效，慕当时名医高鼓峰之名。胡珏研读高氏《医家心法》，见其中论述有不合仲景者，遂对该书加以订正、评论，另对窦材之《扁鹊心书》亦加评论。

灸药合用治虚劳病

一、案例

一天，胡珏走在街上，突然听到有人喊："胡先生！"胡珏循着声音望去，一看到王在廷，胡珏就想起了多年前的往事。

当年，王在廷的妻子患了虚劳病，是胡珏为她诊治的。在胡珏接诊之前，王夫人已经先后经过好几个医生的治疗，但毫无效果。王夫人患虚劳已经十几年了。胡珏第一次见到王夫人时，在他眼前的是一个喘促不停，口吐涎沫，时不时地呕血，难以进食，骨瘦如柴的妇人。

不一会儿，王在廷拿出一沓药方交给胡珏。胡珏一张张地看过，一边看一边摇头："这些方子，大多用的都是些滋阴润肺温平的药物，像你夫人这样的病，如若以这些方子治疗，如何能有起色？喘与先后天之本肾与脾都有关系。你夫人的病，脾肾已败脱，这类药物不能再用下去了，如果改用温补的方法治疗，估计还是有好转希望的。"

"那就请先生给开个方子吧！"

胡珏拿起笔来，开出了药方，重投人参、黄芪、干姜、附子等药。药方还真够灵验的，王在廷的夫人服药后，虚劳的症状就减轻了。

两天后，王在廷告诉胡珏说："吃了您开的两剂药以后，她就不喘了。可奇怪的是，她现在泻得很厉害。"

"泄泻乃是脾肾阳虚的缘故。"胡珏说完，又在方药中加上吴茱萸、肉豆蔻两味药。

王在廷的夫人服了这个方子后，病情日渐减轻，服药十余剂后，病情已减去十之六七。胡珏担心这个病难以除根，又决定艾灸关元穴，一壮一壮地灸了起来。

"哇！好痛。"三五壮之后，她有些忍不住，叫了起来。

"你再忍一忍，灸不到位是没有用的。"胡珏耐心劝道。

王在廷的夫人咬紧牙关，继续艾灸，可肌肤的灼痛还是让她难以忍受。在灸到五十粒的时候，她再也无法忍受下去了，胡珏就除去了尚未燃尽的灸炷。

胡珏认为，虚劳的灸治，灸量都是很大的，只给她灸到五十壮恐怕达不到治疗效果，需要持续治疗。王在廷的夫人患虚劳病数十年，胡珏再三嘱咐王在廷，病人的身体想要彻底康复，既需要医生妥当地治疗，也需要病人家属的精心护理。

过了十年，胡珏又遇到了王在廷，二人寒暄几句后，王在廷就提起了自己的夫人："夫人也一直惦记您呢，当年多亏您救了她一命，她现在好着呢！这十多年来很少犯病，比我的身体还强健呢！"

二、解读

1. 胡珏精读大量古籍和医案，面对患病十多年的王在廷的夫人，对病情做出有效的判断，及时调改治疗方向。胡珏以"虚则补之"为治疗大法，而补之前必先明其阴阳，患者脾肾阳虚，宜甘温益火，补阳以配阴。他善于总结前人经验，但又不拘泥于传统，结合实际情况，辨证施治。

2. 胡珏恐患者不能根治，嘱咐家人一定细心照料，时刻为患者着想，体现了胡珏高度的责任感和高尚的职业道德。治疗并不意味着治愈某种疾病，更重要的是体恤和减轻患者的痛苦，提高患者的生活质量。医生对患者要有责任心和人文关怀，这样才能担负起"救死扶伤，治病救人"的光荣使命。

三、出处

1. 清・魏之琇. 续名医类案 [M]. 太原：山西科学技术出版社，2013.

2. 张载义. 灸火烟云 [M]. 北京：中国中医药出版社，2016.

3. 李俊伟，张翼宇. 医学类专业课程思政教学案例集 [M]. 北京：中国中医药出版社，2020.

第二十二章 陈实功

陈实功（1555—1636），字毓仁，号若虚，江苏东海（今南通市）人，明代外科学家。陈实功继承和发展了著名医学家李沧溟的学术思想，所著《外科正宗》一书“列症最详，论治最精”，并创立“消托补”三法，提倡“开门逐贼”，使毒排出，主张内服与外治并重。陈实功不但精通岐黄之术，对修身养生之道亦深有研究。他从事外科四十余载，治愈了不少疑难杂症，积累了丰富的治病经验。

针灸药并用疗疮疾

一、案例

一天，一位国子监的监生突然发现自己项部起疮，于是找到陈实功先生。他用手指了指项后靠近后脑勺的位置：“我这头上好像长了个疮，烦请您给我看看。”

陈实功顺着监生手指的方向，看到他脖子上初起的一个疮，疮头偏于项后的右半边，于是说道：“此疮虽小，却万不可轻视，必以艾灸治疗为上。来，坐在这儿，趴在桌子上，我给你灸一灸。”

监生挪了挪凳子，坐在桌旁。趴了下去。

陈实功用隔蒜灸的方法，在监生颈项的疮头上放置蒜片，上燃艾绒，灸了起来。一壮灸完，又灸一壮。

“哇！好痛。”灸到第十五壮的时候，监生感到了疼痛，叫了起来。

“好了，今天就到这里为止。”陈实功说着，清除掉监生身上的蒜片和艾灰，再给你开点药。说着，陈实功写好药方，交给这位监生，并交代了煎服的方法。

监生回去了，但并没有太重视这个病。一天下来，他摸着项后，觉得疮头没有长起来。第二天，疮头依然没有变大，项后似乎也没有什么不舒服的感觉，他放松了警惕。四天以后的早晨，监生醒来就觉得脖子不舒服，他试着转转头，这头颈似乎不听使唤，转也转不过来。他用手摸了摸脖子，发现肿得厉害，怪不得转不动，得赶快找陈实功医生去。

这疮发得是真快，陈实功看到监生颈项上有一大圈泛紫的红肿，触摸后感到有些硬，就问道：“痛吗？”

“怪了，刚才碰它的时候还挺疼的，怎么这会儿痛得有些发木了呢？”监生有些不安。

“你坐下来，我看看你的脉象如何。”陈实功把着脉，问道：“你有几天没大便了？”

监生这才想到，发病这几天，似乎真没怎么大便。他回答道：“有三四天了。”

“你脉实有力，热毒炽盛，应当以黄连汤加玄明粉内疏通便。”监生服药后的第二天，陈实功又让他服了消毒救苦汤两剂，可是服后肿势依然没有减退。监生内毒外发，消法已不可控制，陈实功遂决定换用托里消毒散。

但是，病势发展到这一步，仅内服药物似乎对病情并没有多大的改善，该监生身体肥胖，体表肌肉紧实，疮头难以腐溃。陈实功觉得病况恐有变数，不宜再继续拖延下去，就对监生说：“容我在你的疮头上扎下一针，好让毒邪从针孔处排出。”

哪知监生一听说要扎针，就头皮发麻，忙说：“针不得！针不得！”

陈实功拗不过他，也不便于强求。

监生回去后，病情急转直下，一发不可收拾，变证一出，就出现了烦闷昏聩的现象，以至于不省人事。监生的家属急忙求助于陈实功，陈实功随他们匆匆地赶到监生的住处，见监生昏睡，不知人事，随即用铍针在项疮正中及左右划了几道，见到疮内脓腐之处，就剪割下许多腐肉，放出的脓血共一碗。

陈实功用铍针为监生施行手术后，又拟补养气血和托脓补虚的方药，让监生服用。此后，监生疮口的脓液犹如泉水一样向外流出，没有止歇。陈实功看到监生的病情还是没有好转，就要求监生的家属每天早晚在给监生的饭食中放进六七钱人参，一直服到腐肉脱尽，新肉生出。

四十天后，监生才渐渐苏醒，始知人事。陈实功与监生家属问其前事，他竟然一无所知。经过一段时间的调理，监生的身体一天天地好了起来，昏睡前的记忆也逐渐地恢复了。好在他的家人听从了陈实功的话，才没有铸成大错。

二、解读

1. 本则案例的背景是，人们只注重内科而忽视外科，对外科的认识受到多种条件的限制。陈实功在怀疑和质疑中不断前行，一心为患者着想，后来在外科手术治疗方面的成就尤为突出，他这种刻苦钻研的医学精神和高尚的医德为后人所传颂。

2. 为天地立心，为生民立命，为往圣继绝学，为万世开太平。在这则案例中，陈实功融会贯通，灵活运用，具备敏锐的洞察力，把自己在行医实践中取得的一些经验与古人的治病方法相互结合，采取内治、外治相结合的方法，开拓了一条艰辛卓绝的名医之路。

三、出处

1. 明・陈实功 . 外科正宗 [M]. 北京：人民卫生出版社，2007.

2. 张载义 . 针方奇谭 [M]. 北京：中国中医药出版社，2016.

3. 李俊伟，张翼宇 . 医学类专业课程思政教学案例集 [M]. 北京：中国中医药出版社，2020.

第二十三章 江瓘

江瓘（1503—1565），明代儒医，字民莹，自号篁南子，歙县篁南（今属安徽）人。江瓘因自身多病而求治不效，遂自学医术自疗。他有感于“博涉知病，多诊识脉”之古训，摘录古往今来治验医案，分门别类加以摘录，意在“宣明往范，昭示来学”，经二十余载乃未能成书，后与世长辞。其子江应宿继其业，完成夙愿，编成《名医类案》一书，分205门，录自汉至明之各家医案，间附以评说，颇得后代好评。

灸药并用缓解囊缩治霍乱

一、案例

某年七月的一天，江瓘正在家里读书。突然传来一阵紧急的敲门声。

来人是他的亲戚，一见到他就说：“民莹，你堂叔他得了伤寒，也找医生看过，可是现在，他又是吐泻转筋，又是不停出汗。”说着就哭了起来。

江瓘听说叔叔得了急病，就马上随来的人一起往他叔叔家赶去。

时值大伏时节，天气炎热。江瓘一路奔波，到了叔叔家，连水都没喝上一口，就直奔叔叔的卧室。看到叔叔在床上翻来覆去的样子，江瓘忙问一旁的婶母：“婶婶，我叔他除了吐泻转筋、多汗外，还有哪些症状？”

“他口渴得要喝冷水，可是他的脚又特别冷，还有其他医生看了他的阴囊，说这可不是个好的征兆。”

江瓘听婶母这一说，不由得大惊失色，赶紧上查看，只见叔叔的阴囊几乎内缩到盆腔里。舌卷囊缩，是阳气耗尽的不治之症。江瓘赶紧观察他叔叔的舌头，还好舌头还没有出现收缩的危象。

江瓘又给他叔叔诊脉，发现左右寸、关两脉皆伏，尺部极其微弱。这时江瓘才稍稍松了口气，心想伏脉为吐的常脉，并不是吐的反脉。足冷囊缩，似乎属于厥阴证，口渴也似属少阴引水自救。医书上说，直接中入阴经，不会有上吐转筋多汗的证候，如果少阴证头有汗，则为死证矣。

他走到桌前，拿起了笔，说道：“明明是邪正交争，挥霍闷乱的霍乱，先前的医生却当成伤寒，能不越治越差吗？叔叔足冷囊缩，似当急温，但他口渴欲饮冷，又该用清法。既然不是伤寒，就应该这样治疗。”他一边说，一边摊开了桌上的纸张，写下五苓散方药。

叔叔饮服五苓散之后，病情有所稳定，可快到中午的时候，又渴得要喝冷水了。江瓘看到五苓散有一定的效果，但还不足以改善他叔叔口渴的症状，于是又以五苓散为主方，外加麦冬、五味子、滑石，并进黄连香薷饮一剂。

第二天早上，江瓘为叔叔诊脉时，发现他的脉是上来了，可却弱如葱叶之中空，按之无根。叔叔整个人瘦了一圈，手足照样厥冷，饮食吃不下去，吃进去就吐，大便还有点控制不住，囊缩依旧。用药如此不易，江瓘想到了灸法。为了解决当前急迫的阳气虚脱的征象，江瓘为他叔叔灸了关元穴，灸到八九壮的时候，叔叔的手足已有所转暖，囊缩的症状也有所缓解。

看到患者的阳气渐渐恢复，江瓘冀望于方剂以催生阳气，开出理中汤二三剂。不想服药后还是产生了一系列的不良反应，叔叔渴得更甚，而且咽喉疼痛，烦热不解，或时而昏沉。

到此为止，剩余的都是热症，治疗起来也就方便了。江瓘开出了清凉之剂竹叶石膏汤，叔叔服药后，所有的症状就都解除了。

二、解读

1. 这则案例中，面对病情危重的叔叔和复杂难辨的病情，江瓘没有放弃治疗，而是以扎实的基础、渊博的知识、严谨的推理、敏锐的观察，不断改进治疗方法，最终治愈了叔叔，体现了江瓘迎难而上、刻苦钻研、追求卓越的医者之风。

2. 江瓘临证时遇到任何疑问，都反复推敲，善于运用辩证的思维去认识问题，由片面到全面，由现象到本质。

三、出处

1. 明・江瓘 . 名医类案正续编 [M]. 太原：山西科学技术出版社，2013.

2. 张载义 . 灸火烟云 [M]. 北京：中国中医药出版社，2016.

3. 李俊伟，张翼宇 . 医学类专业课程思政教学案例集 [M]. 北京：中国中医药出版社，2020.

第二十四章 江应宿

江应宿（年代不详），明代医家，字少微，歙县（今属安徽）人，其父江瓘为名医，应宿继承家学。适其父著《名医类案》未竟而殁，江应宿继其遗志，走遍大半个中国，博采名医验方，历时19年，五易其稿，方使《名医类案》12卷刊行于世。《名医类案》是我国第一部总结历代医案的医学名著。

热盐敷脐，灸药并用治胃肠积滞

一、案例

万历十四年（1586年）的秋天，江应宿的儿子已32岁，平素饮食没有节制，又不愿活动，江应宿一再地提醒告诫，他也没有在意。

在从燕都回家的途中，江应宿的儿子感到腹部有些疼痛，背部时不时地发胀，他并未放在心上，觉得可能是由于江上行舟，餐饮过量，加之舟船活动范围小，白天也是卧寝为多等原因所引发。

经过苏州，赶上晚宴，他没管住嘴，又多吃了些酒肉。到了第二天的早晨，天亮不久，他就跑到门外，两手捂着肚子，哇哇地吐了起来。

江应宿听到声响，急忙跑出来，发现儿子在不停地呕吐，赶紧问道："肚子疼吗？你这呕吐酸腐，定是又伤食了。进屋吃点消导的药，好好歇歇。"

儿子在父亲的敦促下，服下了些消导药，安稳了下来。一行人终于回到了家里。没过两天，江应宿儿子的病突然又发作了起来，他躺在床上，腹痛难耐，辗转反侧，痛苦不已。

江应宿叫人炒了点细盐送来，将热盐覆盖在儿子的肚脐眼上。

"舒缓多了。"儿子总算安静了下来。可就在大家松了一口气的时候，江应宿的儿子忽然又吐了起来。这时吐出来的都是些紫黑色的血，江应宿不由得为他捏了把汗，心想要是这样不停地吐下去，岂不是要了儿子的命吗！

好在紫血算是吐净了，足足有两碗左右，人也不那么难受了，病情似乎有所好转。但打那时起，他连续几天不能进食，东西吃进去，肚子就疼，就要吐出来。肚子不疼，想吃东西了，稍稍吃进一点食物，就又要疼起来。连续几天喝药，也没有效果，而且每发一次，都比前一次厉害。

看着儿子一天天地消瘦下去，江应宿的心中真不是滋味，他想到儿子肚子不疼的时候，还想吃东西，这就是生机之所在。其脉象六脉弦而搏指，结合发病情况，乃是食伤太阳，脾虚气滞之证，正气已经受到伤害，而宿食呆滞又不宜用药补，因此只有慢慢调理。

江应宿给儿子开了香砂橘半枳术丸，对他说："你服下这药，消除你的胃肠积滞，肚子就不会这么痛了。"儿子服下药后，肚子果然舒服了许多。

江应宿又拿来艾绒，捻成艾炷，为儿子灸上脘腹部的中脘穴、天枢穴，并说道："中脘穴、天枢穴分别是胃和大肠的募穴，艾灸这两个穴位，有和胃降逆止呕、促进胃肠运动的功能。不过，你这次脾胃伤得太重，即使胃脘部感到轻松了，但要想恢复以往中气，还需时日。"艾灸数壮过后，江应宿又让儿子翻过身来，说："仅仅灸脘腹部的中脘穴、天枢穴，还不足以充实你的正气，我再给你灸一灸背上的膏肓穴。"

"膏肓穴？"儿子疑惑道。

"对。你不要以为膏肓穴只是用来治疗痨病的，凡大病之后的气血亏损都可艾灸膏肓穴来调理。关于膏肓穴，还有一部专著叫《灸膏肓俞穴法》，是宋人庄绰疟后虚损，经膏肓穴灸治康复后，收集整理资料写下的。"

灸后，他对儿子说："你以后吃饭进食可要加以注意了，做到七分饱，再也不能暴饮暴食了。"江应宿为儿子如此治疗，两个月后，他的儿子得以痊愈。

二、解读

1. 这则案例中，江应宿博极医源，精勤不倦，反复精读大量经典书籍，细细揣摩，并结合自己的临床经验，为儿子不断优化治疗方案，最终使其得以痊愈。

2. 实践是认识的来源，是认识发展的根本动力，是检验认识正确与否的唯一标准。这则案例中，江应宿也正是用实践检验了自己对于疾病的认识，以及对于诊断和治疗方法的准确判断。

三、出处

1. 明・江瓘 . 名医类案正续编 [M]. 太原：山西科学技术出版社，2013.

2. 张载义 . 灸火烟云 [M]. 北京：中国中医药出版社，2016.

3. 李俊伟，张翼宇 . 医学类专业课程思政教学案例集 [M]. 北京：中国中医药出版社，2020.

第二十五章 韩贻丰

韩贻丰，生卒年不详，字艺斋，浙江慈溪人，清初针灸医家，康熙四十二年（1703年）进士，擅长写诗文和书法，也精通医学，尤其赏识“雷火针”治病，并对之加以改进，更名为“太乙神针”，所治疗的患者多有成效，所以渐渐有了名声。康熙五十六年（1717年），韩贻丰著成《太乙神针心法》二卷，从而促进了太乙神针的传播。

第一节 二十一针治少年发狂

一、案例

永和县有一个少年发狂，见人就打骂，不避亲疏，毁坏物品，就像聋了似的听不进任何人的规劝，家里的东西都快被他砸光了。他的家人为他请了很多的医生，但是治疗效果都不好，医生们都束手无策。他的父亲和兄弟听闻韩贻丰县令医术高超，便想着求韩贻丰为这个少年治病。当时的交通没有现在这般便捷，从家到县衙路途遥远，他的父兄害怕他在路上打骂行人、乱砸东西伤害到别人，所以不得不把少年捆上，押着送到县衙。

到县衙后，他的父兄将情况告知了韩贻丰。韩贻丰为少年针刺百会穴等共二十一个腧穴。针刺后，少年好像没什么变化，依旧对周围的人骂骂咧咧，甚至还要动手打韩贻丰，大家都觉得这个少年没治了，非常绝望。韩贻丰思考了片刻说，还有个办法可以试一试，大家都眼前一亮。

“啪！”醒木重重地拍在县衙大堂的桌案上，“给我带上堂来！”只见韩贻丰穿着官服，正襟危坐在县衙正堂的“明镜高悬”牌匾之下，高声喝道。

“威——武——”众衙役分列于县衙大堂两旁，齐声吆喝。

看着堂上面孔严肃的县令和手持杀威棒、站立两侧的衙役，少年依旧一脸茫然。

“给我打二十大板！”韩贻丰见少年毫无惧色，高声叱喝道。

“啊？县老爷，这不会给我儿子打坏了吧？”他的父亲哀求道，“老爷，法外开恩啊！”

“这是给他治病，你不要害怕。”韩贻丰说道。

衙役们将少年按倒在地，举起廷杖，对着他的屁股噼里啪啦地打了起来。杖毕，少年感到屁股火辣辣的疼，他转过脸来，环视周围身强力壮的衙役和森严的衙门大堂，突然惊恐地叫了起来："这是哪？你们为什么要打我？"韩贻丰走到少年跟前，为其再次行针。

"哇！好痛。"少年惊呼道。显然，少年的意识已然恢复了。

"看看那边，那两个人你认识吗？"韩贻丰转过脸，用手指了指他的父兄。

"嗯！父亲，兄长，你们怎么在这里？"少年点了点头。

"你知道你这些天都做了什么吗？"少年的父亲上前打了少年一巴掌，眼含热泪，激动地问他。

"不知道啊。"少年浑然不知发作时的任何事情。

"你们都退下吧！"韩贻丰向衙役们挥了挥手说，说罢上前将少年身上的针起了下来。衙役们走后，少年的父亲扶起少年，对他说："你这些天犯病，打骂亲邻好友，打砸家里的东西，你自己却一无所知，多少人都没能治好你的病，幸亏有韩大人，不然的话，你就成废人了。快点拜谢韩大人！"说罢，父子三人一起跪了下来："感谢大人救命之恩！"

"不必客气。"韩贻丰急忙迎了上来，将他们三人扶起："百姓们平安了，我这做官的也算没白做，为大家排忧解难是我们当官的本分，孩子的病已经把你们折磨得够厉害的了，快回去好好地调养身体吧！"

二、解读

1. 这则案例中，韩贻丰当时已是为政一方的县令，当少年的父兄前去求治疾病时，韩贻丰没有摆出官架子，而是想尽一切办法为百姓治病，最终成功地挽救了少年，给普通百姓家庭带来了希望，体现了医者兼济民生的仁爱之心。

2. 当针刺百会等二十一穴位后，少年仍无变化，众人绝望时，韩贻丰仍然没有放弃治疗，而是经过深思熟虑，改进治疗方法，坚定地执行自己的诊疗思路，体现了韩贻丰迎难而上、刻苦钻研、追求卓越的医者之风。

三、出处

1. 清・魏之琇 . 续名医类案 [M]. 太原：山西科学技术出版社，2013.
2. 韩贻丰 . 太乙神针心法 [M]. 北京：中国中医药出版社，2016.
3. 张载义 . 针方奇谭 [M]. 北京：中国中医药出版社，2016.

第二节 针刺治孔尚先半身不遂、言语不清等症

一、案例

孔尚先 1712 年任提督山西学政，在上任之前在京城时就患有半身不遂，言语不清之症。孔尚先一到任，按规矩去拜访山西巡抚，行走极其艰难，须有两名随从搀扶拜谒。

“拜见中丞大人。”孔尚先一边艰难地行礼，一边含含糊糊地说。

“孔大人这是怎么了？”中丞大人赶紧将孔尚先扶起。

“我家大人在京城的时候患了疾病，就成这样了。”见孔尚先说话艰难，他的侍从解释道。

当时韩贻丰正好在山西办理公事。中丞大人说：“我听闻韩贻丰韩大人精通医术，何不请他为你诊治疾病呢？”

“好的，我回去就请韩大人帮我诊治，感谢中丞大人惦念。”孔尚先艰难地说。

孔尚先回到了家，就立即差人去请韩贻丰到家里为他诊治疾病。韩贻丰刚到孔尚先的府邸，只见两名随从搀扶着孔尚先在门口迎接，孔尚先走路极其困难，移动几乎以寸计算。韩贻丰发现孔尚先在叙述自己的病情时说话吐字艰难，语音含糊，断断续续。

在了解孔尚先的病情后，韩贻丰为孔尚先针刺环跳穴、风市穴、足三里穴等二十一个穴位，行针后，孔尚先忽然下床，随从大惊，以为孔尚先要摔倒，赶紧要去扶他。孔尚先却一把推开二人，自己在大厅中一会儿快步行走，一会儿跳起身来，连续三次向前飞踹，就像儿童嬉戏打闹一般，来展示自己筋脉疏通，以往的病痛全部消失，一时竟因太高兴而说不出话来。待孔尚先情绪稳定，向韩贻丰表示感谢时，他的话音仍然含含糊糊、断断续续。

“今天就先到这吧，明天再来为孔大人诊治。”韩贻丰说道。

到第二天，韩贻丰又为孔尚先诊治，为他针刺天突穴、膻中穴等十四个穴位。

“你再说话试试。”韩贻丰为孔尚先行针后说道。

“嗯？韩大人，诶？说话利索了，太神奇了，太感谢韩大人了！这个病可把我害苦了，幸亏有韩大人啊，真是奇迹啊……”只见孔尚先吐音措辞首尾接续，清晰明朗，与正常人无二，开始感念韩贻丰的大恩大德，喋喋不休。

“孔大人无复多言，多言伤气啊。”韩贻丰打断孔尚先说道。

“我之前感觉喉咙之间有东西堵着，而且我知道自己说话词不达意，特别惭愧，憋了我许久了。今天感觉喉咙特别顺畅，没有阻隔之物，终于能让我畅所欲言了，我怎么能不说话呢？”孔尚先感激地说道。

“那也要适可而止，孔大人病好即可，目前要好好调养身体。”韩贻丰说道。“好的，多谢韩大人！”至此，孔尚先的疾病彻底痊愈。

二、解读

1. 这则案例中，韩贻丰第一次为孔尚先治病，将其半身不遂治愈，但是孔尚先的言语不清之症尚未痊愈。韩贻丰根据其病情特点，选择改日将其言语不清之症治好，而不是贪功冒，进坚持一日内治好。这体现了韩贻丰诊治疾病有条理、有思路，展现了他仁和精诚的医风。

2. 当孔尚先言语流利清晰后，对韩贻丰一通表扬感激之时，韩贻丰及时制止，并嘱托其好好休息，体现了韩贻丰淡泊名利，不好大喜功，只为患者的病情着想。

三、出处

1. 清・魏之琇 . 续名医类案 [M]. 太原：山西科学技术出版社，2013.
2. 韩贻丰 . 太乙神针心法 [M]. 北京：中国中医药出版社，2016.

第三节　针刺治左手麻木及腿疾病

一、案例

户部尚书穆和伦左手麻木，手指不能屈伸多日。一日，他坐在朝房与众官员聊天，谈起他的症状，大家都讨论说："穆大人，这应该是中风半身不遂的先兆，您得注意身体啊。听闻韩大人针术超群，为何不请他来为穆大人您诊治疾病呢？"穆和伦思考片刻，没有说话，只是点头示之。又过了一些时日，从盛京来的两位官员因公务晋见穆和伦。

"你们为何来得这般迟？"穆和伦有些不悦地问道。

"穆大人恕罪，我们俩之前遇见韩大人用针给别人治耳聋，扎后起完针那个人就痊愈了，我们都很惊叹他的医术，在那与他探讨，所以来迟了。"两名官员说道。

"你俩与那韩大人交好，何不引荐给我，为我诊治疾病呢？"穆和伦说道。

"好的大人，我们这就去请韩大人。"两人回去后就奉穆和伦的话，请韩贻丰为穆和伦诊治疾病。韩贻丰到穆和伦府上，了解他的病情后，为穆和伦针刺了七个穴位，行针起针后，穆和伦的手指就伸缩自如，与常人无异。

"韩先生真是医术高超啊！"穆和伦惊奇地说道。

"穆大人过奖，大人病好了就好。"韩贻丰说道。

穆和伦准备了很多的金银财宝要答谢韩贻丰，但是韩贻丰坚持不要。

"我本为治病救人，不为贪图荣华富贵，穆大人病情痊愈就是我最大的心愿，不再要求其他。"韩贻丰说道。

因怕韩贻丰再次拒绝，所以穆和伦用满清语对两名官员说："韩先生治愈了我的疾病却不要回报，我如果年轻，将来身居高位必定报答韩先生，奈何我如今年老矣，如何报答？唯有劳烦二位求韩先生治病心法，多多制造神针，造福老百姓，广施恩于天下，为韩先生广积阴德。"

"遵命。"两名官员说道。

又过了两个月，穆和伦患了腿疾，走路上朝必须依靠拐杖，所以请求皇帝辞去他的职务，回家养老。当时皇帝在朝堂上特别倚重穆和伦，不愿意让其回家养老，但是见穆和伦行走艰难，不得已地同意了穆和伦的奏请。当时正值韩贻丰前往通州，等到韩贻丰从通州回来，穆和伦又请韩贻丰为其诊治腿疾，韩贻丰为穆和伦针刺环跳穴、风市穴、足三里穴，针刺了几次后，穆和伦的腿疾痊愈了。穆和伦虽然年事已高，但精神矍铄，而又和之前没患病一样健康。皇帝知道后非常高兴，于是下旨重新起用穆和伦任户部尚书。

二、解读

这则案例中，韩贻丰为穆和伦治好他的左手麻木后，穆和伦拿很多金银财宝报答韩贻丰，但是韩贻丰坚持不要，体现了韩贻丰严以律己、清介自守的大医品德。

三、出处

1. 清・魏之琇 . 续名医类案 [M]. 太原：山西科学技术出版社，2013.
2. 韩贻丰 . 太乙神针心法 [M]. 北京：中国中医药出版社，2016.

第四节　针刺治畏针患者中风

一、案例

当时的工部尚书徐元正，是韩贻丰父亲的同年好友，在京城患病半年，关门谢绝客人拜访。当时韩贻丰“神针”的名声已遍布京城，但是徐元正因为深居家中闭门谢客而没有听说。韩贻丰为翰林侍读陈恂治痰嗽时，两人无意间谈论到徐元正身体抱恙，徐元正的府邸与陈恂的府邸相距不远，于是韩贻丰在诊治完后走到徐元正的府邸看望他。徐家看门的人不让他进：“我家大人患病，谢绝客人拜访。”

“我正是为徐大人的病来的，不是寻常的拜访。”韩贻丰说道。

韩贻丰进入徐元正的房间，看到其面目浮肿，口角流涎不止，说不出话来，双腿沉重得不能迈步。韩贻丰为他诊脉后说：“你这种病非得用针灸治疗不可。”并让他的孩子去拿来蜡烛，举手欲在其顶门上用针灸治疗，徐元正和他的儿子、孙子们都很担心害怕，说：“这里怎么可以用火来治疗呢？”韩贻丰经验丰富，坚持要为他行针灸，但是徐元正和他的家人们终究没有同意他的意见，于是韩贻丰很遗憾地离开了徐府。韩贻丰心想，“这是我父亲的同年好友，我怎么能对他不闻不问呢？”，于是隔了几日又前去拜访徐元正，但是徐元正和他的家人们还是不同意他的诊疗意见。

“老年伯最近有没有听到一些传闻啊？”韩贻丰问道。

“我闭门在家养病，没有听到一些传闻。”徐元正说。

“何不让你的孙子去外面向他们的亲朋好友打听打听呢？”韩贻丰说道。

“打听什么呢？”徐元正问道。

“就打听我的名字就知道了。”韩贻丰说道，再次遗憾地离开了徐府。

又过了几日，有人到韩府拜访韩贻丰，但去了三次也没见到韩贻丰。原来韩贻丰有事外出，等到他回来才知道，徐元正让他的孙子遍询亲朋好友，得知韩贻丰用针神效，特别后悔没有听韩贻丰的建议，如今着急请韩贻丰为他治疗。韩贻丰前往徐府，为徐元正针刺百会穴、神庭穴、风门穴、环跳穴、风市穴、足三里穴，涌泉穴等共二十一个穴位，针刺刚进行时，竟然不痛，不知道韩贻丰什么时候进的针。当用太乙神针时，药物弥漫氤氲，徐元正感觉身体特别舒服，连声惊叹美妙，一身的疾病好像一下子全都消失了。徐元正非常高兴，赞叹说："韩侄儿真乃神医啊！"

"你有如此精湛的医术，不如也为刑部尚书治疗吧。"徐元正说。

当时刑部尚书已经患病死了，只是徐元正闭门不出不知道。

"我刚到京城的时候就听说刑部尚书抱恙，本来想前去为他治疗，但是素昧平生，没有理由前去。现在刑部尚书已死，我特别后悔没有前去为他治疗，至今仍耿耿于怀，我非常害怕老年伯步他的后尘，所以两次登门，不惜炫耀自己的名声为您治病。"韩贻丰说道。

"原来是这样，幸遇我侄儿，我才躲过大劫啊。"徐元正感叹地说道，随即安排厚礼酬谢韩贻丰。韩贻丰坚持不要："我如果接受了，不就证实了我两次冒耻自荐是为了名利而来的吗？现在老年伯疾病痊愈，而我的心愿也已经了了。"

二、解读

1. 这则案例中，徐元正的家人多次拒绝韩贻丰为他诊治疾病，但是韩贻丰为了徐元正的生命着想，多次登门自荐，体现了韩贻丰厚德载物、崇尚德义、以病人生命至上的大医精神。

2. 徐元正痊愈后以厚礼赠予韩贻丰，但韩贻丰拒不接受。他两次冒耻自荐为徐元正治病，只是出自医者救人治病的本心，并非贪图名利，体现了韩贻丰淡泊名利的品格。

三、出处

1. 清・魏之琇 . 续名医类案 [M]. 太原：山西科学技术出版社，2013.

2. 韩贻丰 . 太乙神针心法 [M]. 北京：中国中医药出版社，2016.

第五节　二十一针合热熨、药物口服、外敷"起死回生"

一、案例

甲午年冬天，韩贻丰因公务前往大武镇，在途经同生沟路的时候，遇到乡保报案。

"大人，昨夜我们村有两人打架斗殴，死了一个人，请大人伸张正义！"乡保说道。

"你们几个速速去抓捕凶手，不要让他逃跑。"韩贻丰对身边的衙役说道，自己则独自骑马去死者家里查验尸体。

韩贻丰到死者家里后，看到死者身上伤痕累累，身体僵硬，已经没有生气可言了。"真是命案啊！"韩贻丰感叹道。

了解死者家里情况后发现，死者父母都是七十多的高龄，而且家中贫困，两位老人也是多病，家里只有这一个儿子，家中的生计全仰仗这一个儿子，这儿子一死，家中再无照顾老人，两位老人必死无疑啊。韩贻丰不忍心看到这种惨况出现，他拿出银针针刺死者的百会穴，以冀万一，不敢说一定能救活，只是抱着死马当活马医的心态以疗慰他的恻隐之心。

“谁是他的亲朋近邻？”韩贻丰边行针边问道。有些村民站了出来。“你们几个男的脱掉外衣用自己的身体轮流给他温熨身体，其他人去烧一些热水过来，一定要烧沸。”韩贻丰说道。身边的几个人按照韩贻丰的安排，各自忙活了起来。当沸水端过来后，在韩贻丰的指导下，几个人用手涮入非常烫的热水，然后去揉擦男子的手足。

没有想到的是，如此几番下来，该男子的身体柔软了下来。在韩贻丰针刺到第十四针的时候，忽然听到这男子喉中发出声音，再仔细观察，他的鼻翼有些扇动，口中略有些微气息。韩贻丰赶忙把其脉，只见脉搏有了跳动。“有救了！”韩贻丰高兴地说道。当针刺到第二十一针时，男子喉间呼噜噜地发出了一阵声响，他睁开了双眼，手足也能屈伸舒展了。“痛死我了。”男子捂着自己被打的伤口哭着说，见韩贻丰在为自己行针，他赶紧哭诉自己的冤屈：“请大人为我伸冤啊！”

韩贻丰问道：“有酒吗？”

“有！这儿有酒。”有人拿来酒瓶和酒盏。韩贻丰打开酒瓶的盖子，先倒出一盏酒。“来！你先将这个饮下。”韩贻丰从身上掏出一个纸袋，将它打开，里面是碾细的药物粉末，他让男子吞下袋中的药，然后用酒冲下。韩贻丰随后打开一包药粉抖进一个空盏里，又倒进一点酒，用筷子调和至稀糊状。韩贻丰将用酒调成的药糊涂敷于伤处，没有伤着的痛处皆以银针针刺。处理完毕后，韩贻丰叱喝道：“凶犯现在何处？”“小人在此，小人再也不敢了。”打人者被差役押解到韩贻丰身旁跪下，颤颤巍巍地说道。

“就是你将他殴打至此？”韩贻丰问道。

“是小人。”凶手说。

“你给我听清楚，这被你殴打的伤者就交给你了，你当好好地给他调养。如果他有不测，我仍将拿你的性命作为抵偿，你听明白了吗？”韩贻丰说道。

“小人遵命，一定会好好地照料他。”凶手说。

男子的父母见到儿子复活了，喜出望外，村子里的人也都惊叹离去，此事传为佳话。两个月后，大早上忽然有一个男子持诉状来到衙门大堂，声称求和息事。韩贻丰审讯后得知，原来是那个被殴打致死又被自己救活的男子，看他的样貌比之前要强壮许多。男子的父母说道：“凶手把我们的儿子照顾得很好，儿子不仅伤势痊愈，而且比以前更健壮了，现在已经能务农了，我们不想再继续起诉凶手了。”韩贻丰念及人虽然活了，但是法不容情，他还是将凶手判处杖刑，以儆效尤，并同意了男子他们家求和息事的诉讼。韩贻丰救了一个人，使其起死回生，保两家都无性命之忧，地方的老百姓无不歌颂韩贻丰的功德。

二、解读

1. 这则案例中，韩贻丰了解到死者的家庭情况后，用银针试着救活死者，以挽救这个贫苦的家庭，体现了韩贻丰济世救民的精神。

2. 这则案例中，凶手把死而复生的人照顾得很好，而且男子的家庭也选择原谅他，但是韩贻丰因法不容情，庭杖了凶手，体现了韩贻丰的刚正不阿。

三、出处

1. 清・魏之琇 . 续名医类案 [M]. 太原：山西科学技术出版社，2013.
2. 韩贻丰 . 太乙神针心法 [M]. 北京：中国中医药出版社，2016.
3. 张载义 . 针方奇谭 [M]. 北京：中国中医药出版社，2016.

第六节 “梅花针法”治老者痞气

一、案例

中翰昝如颖是壬辰的进士，患病数月，已经 20 天没有吃饭喝水。他自知自己时日不多，于是让儿子准备他的后事，又自己写了一首辞世的诗文，让他的儿子分发给自己的亲朋好友，以示自己对他们的思念和辞别。

台中吴蔚起是韩贻丰的同门，与昝如颖交好，拿到他的辞世诗文感到悲伤，于是请韩贻丰前往昝如颖的家中看看他的情况是否能救治。韩贻丰到昝如颖的家中，便看到他气息奄奄，面色如灰，瞳神黯然无光，喉咙梗塞，声音低微，面容枯槁，无力地蜷曲在床上，诊脉后发现他的脉象似有似无。韩贻丰问他的儿子：“你父亲的病多长时间了？”

“已经数月了，不吃不喝将近 20 天。”他的儿子回答道。

“你父亲的病非常难治。”韩贻丰悄悄地跟他儿子说。

没想到韩贻丰的这番话还是被昝如颖听到了，他努力挣扎地想坐起来哀求韩贻丰，艰难地说道：“我今年 67 岁了，也是将死之人，就是死了也是正常的，但是，我遇到您神针，不让您为我诊治扎针就去等死，我将死不瞑目。我生平好酒，但我没有好色的恶习，如果我还是有幸的话，请大人为我下一针。”韩贻丰见他言辞诚恳，不忍拒绝，于是勉强答应他针刺试试看。

韩贻丰令病人在床上躺卧好，露出胸腹，在他的胸腹逐一寻按，在他脐下发现有一痞块，直径大概有七寸，而且坚硬如石。韩贻丰用梅花针法在痞块的上、下、左、右、中分别扎针，形如梅花状，且行重手法刺激。痞块局部针刺完后，又对上、中、下三脘针刺，还另外针刺了百劳穴、百会穴等共二十一个腧穴。起针后，韩贻丰让昝如颖喝一杯醇香美酒，但他却摇手说道：“我已经酒水不入口两个多月了，现在不愿闻酒气了。”但是韩贻丰仍然坚持要让他喝下去：“这是在为你治疗，且酒香醇甘美，你就饮下一杯吧。”见韩贻丰这样说道，昝如颖皱着眉头，屏住气，一口把酒喝了下去。他感觉杯口刚到嘴唇，酒就顺着喉咙顺利地流下，再次感觉到了酒的香醇甘美，一时竟没忍住连喝了五六杯。“好酒，真是好酒啊！我活下来了！”昝如颖激动地说道，接着他就可以起身了，走下了床。此时他的面容盎然如春，声音从之前的声低气微变得声高洪亮，目光炯炯有神，身上也顿时有了力气。昝如颖赶紧招呼下人们陈设座席，备好酒菜款待韩贻丰。

台中杨汝穀、严开昶是昝如颖的好友，得到他的辞世诗笺后，以为他已辞世，于是急匆匆地赶来询问情况，不顾昝如颖下人的阻拦，径直走进他的房间，却惊讶地发现昝如颖好好地坐在酒席主位，两手拿着酒杯向韩贻丰敬酒，丝毫不见生病的样子。昝如颖将情况告诉了二人，两人大感惊奇，直呼韩贻丰神医，于是入席请韩贻丰治疗自己身上的疾病。

到第二天，昝如颖腹部的痞块渐渐消失，缩小到三寸，三天后如弹丸大小，七天后就消失不见了。昝如颖激动地说道："我如果没遇见韩大人，现在就已经死了，韩大人于我有再生之恩啊！"于是亲自登门拜谢韩贻丰，并书写感谢信柬：重生晚弟昝某顿首拜。韩贻丰不受，交还给他，直言："我就是尽了自己的微薄之力，哪敢当此感谢！"

昝如颖病愈后入朝堂工作，朝堂的同事们都惊叹道："昝大人重生了呀！"

二、解读

1. 这则案例中，韩贻丰为昝如颖诊治后发现病情复杂难以治愈，但是昝如颖言辞恳切请求韩贻丰为他诊治，韩贻丰不忍心拒绝，体现了韩贻丰的医者仁心。

2. 这则案例中，昝如颖痊愈后以弟自称，并亲自拿信柬拜访韩贻丰，但是韩贻丰拒不接受年长的昝如颖自降身价答谢自己，体现了韩贻丰不居功自傲，礼外敬内，立德行明。

三、出处

1. 清・魏之琇 . 续名医类案 [M]. 太原：山西科学技术出版社，2013.
2. 韩贻丰 . 太乙神针心法 [M]. 北京：中国中医药出版社，2016.
3. 张载义 . 针方奇谭 [M]. 北京：中国中医药出版社，2016.

第二十六章　郑芷谷

郑芷谷，生卒年不详，清代著名针灸医家，常与吴鞠通合作治疗患者。吴鞠通（1758—1836）是杰出的中医温病学家，他对中医学的贡献在于对中医立法的革新和理论上的完善，尤其是对于温热性疾病的治疗。吴鞠通对中医理论的发挥和留下的诸多方剂，使得中医的基本治法在外感病和热性病方面得到了进一步的完善。

针刺配合吴鞠通方药治患者中风

一、案例

郑芷谷是精于针法的清代医家，他的名字在历史长河中并不响亮，史书上没有他的传略，他也没有留下著述，但他的名字却与名声大噪的吴鞠通紧密相连。吴鞠通是著名的中医温病学家，也是清代山阳医派的创始人，其所著《温病条辨》是温病学的一座里程碑。

吴鞠通诊治疾病时经常针药并施，他认为诊治疾病需要针药合一，用针灸开通经络，药才能真正通行全身。有些重病的病邪越来越深入，最后渗入到经络中，有时药物可能无法到达指定病所，影响药效的发挥，所以往往需要用一些针灸的方法把经络疏通开，让药发挥作用。吴鞠通自知自己的针灸不如郑芷谷，就不断和郑芷谷配合。这两个人配合了一辈子，往往很多顽症，吴鞠通觉得药力到达差，就让郑芷谷医生配合一下，很快就能见效。

在当时，有个 68 岁的陶姓先生患了中风，左半身偏瘫，手臂拘急痉挛，请吴鞠通诊治。只见病人舌厚苔白，舌头肿胀，说话不清楚，无法喝水，一喝水就呛。吴鞠通心想，一定是有痰湿郁阻在身体里，于是以辛凉开水道法给他开肺气，使用生石膏、杏仁、桑枝、茯苓、防己、通草、姜半夏、广陈皮等药物。服用一剂后，患者的喉咙通畅了，服用七剂后，患者的舌头肿胀消除了。但是服用二十剂后，就没有多大进展，疗效停滞不前，患者的左半身还是瘫痪，无法说话。

吴鞠通认为此患者经络中有顽痰阻塞，药物难以发挥作用，需要使用针灸来进行治疗，所以带着患者找到郑芷谷请求治疗。了解情况后，郑芷谷取出针来，对患者说："张大嘴巴，伸出舌头。"郑芷谷手拿针具，在患者舌背正中缝的聚泉穴针刺，行针后取出针，只见聚泉穴处向外流出紫黑色的血，有半茶杯之多。待血流尽后，只见聚泉穴处有一白色条状物，形似蚯蚓，于是郑芷谷对患者的儿子说："你把手洗干净，将它拉出来。"患者的儿子洗净手，就捏住这个东西往外拉，越拉越长，最终拉出了一条七八寸长，像粉条一样的胶状物，像是特别黏的痰。

将白色条状物拉出来后，患者随即感觉身体无比轻松舒服。随后，郑芷谷在他左臂上的支沟穴扎了一针，并向内关穴透刺，然后又在患者左手背上三条阳经的络脉处扎上了数十根针。针刺治疗后，吴鞠通继续给这个病人用药，竟是日日见效。他将原方中石膏的分量减掉一半，在用到七十多剂药的时候，患者就能够靠着拐杖自己行走了，到九十几剂的时候，已与常人无异，各种症状都消除了。

二、解读

这则案例中，郑芷谷与吴鞠通通力协作，针药结合治愈了中风患者，他多次与吴鞠通合作，治愈了很多疑难杂症，体现了郑芷谷团结协作的大医之风。

三、出处

1. 清・吴瑭 . 医医病书 [M]. 山西：山西科学技术出版社，2008.
2. 张载义 . 针方奇谭 [M]. 北京：中国中医药出版社，2016.

第二十七章 吴 谦

吴谦（1689—1748），字六吉，清朝安徽歙县人，宫廷御医，乾隆时为太医院院判。吴谦所著的《医宗金鉴》是乾隆御制钦定的一部综合性医书，全书90卷，是我国综合性中医医书最完善简要的一种。

首创推虎口三关部位脉纹形态颜色诊疾病性质及轻重

一、案例

吴谦在《医宗金鉴·幼科杂病心法要诀》中说，儿科一道，自古为难，因为小儿气血尚未充盈，形质柔脆，易虚易实，调治后少有疗效好的，毫厘之失可能导致千里之谬。小儿过了一岁，有疾病的话应当切脉诊治，但部位太小，不能以常规的三指诊之，须用一指以定三关，即寸关尺。吴谦在此基础上首创推小儿虎口三关部位，根据其脉纹的形态、颜色来诊治小儿疾病的性质、轻重缓急。

凡有疾病的初生小儿，须通过观察虎口叉手处脉纹的形色，以判决病情的轻重缓急，男孩先看左手食指内侧，女孩先看右手食指内侧。食指有三节，靠近手掌的指节为风关，中间指节为气关，指尖关节为命关。虎口叉手处脉纹颜色红黄相兼，隐隐不见，则表示小儿平安无病，若纹色紫属内热，红属伤寒，黄为伤脾，黑为中焦恶阻，青主惊风，白主疳证。

纹在风关表示病轻，纹在气关表示病重，纹过命关表示病危难治，不仅如此，还应当看其纹形大小曲弯。纹色紫者主伤食内热，色青者主人惊及走兽惊，色赤者主水火飞禽所惊，黄主雷惊，黑主阴痫。若纹形状只有一点红色，这就叫作流珠纹，表示有内热；纹形圆长者叫长珠形，表示饮食伤；纹形上尖长下微大者，叫去蛇形，表示伤食吐泻；纹形上大下尖长者，叫来蛇形，表示湿热成疳；纹形似弓样反向里者，形弯向中指，表示感冒寒邪；纹形弓反外者，形弯向拇指，表示内热痰盛；纹形斜向左者，其纹斜向中指，表示伤风；纹形斜向右者，其纹斜向拇指，表示感受寒邪；纹形笔直似微短的针形者，笔直似微长的枪形者，皆主痰热；纹形透关射指射甲者，其纹直射指甲指端，主脾气大败，病危不起，属于病情危重难以治愈之征象。

乙字纹似乙字，表示惊风抽搐；纹形曲如钩形，表示伤生冷；纹形曲如虫形，表示伤硬物；水纹形似水字，主咳嗽；环形联系如环，主疳病；曲虫纹如弯虫，主积滞鱼骨；纹如鱼刺，主惊热；纹形如乱虫者，主蛔虫缠扰。修习儿科的人，一定按此法形色合参，观察虎口三关部位脉纹，仔细诊察，这样才不至于误治。

二、解读

吴谦根据小儿生理病理特点，首创了简单有效的推小儿虎口三关部位，根据其脉纹的形态、颜色来诊治小儿疾病的性质、轻重缓急，体现了吴谦勇于创新的先进思想。

三、出处

1. 清・吴谦 . 医宗金鉴 [M]. 北京：中国医药科技出版社，2011.
2. 石强 . 医宗金鉴幼科心法要诀白话解及医案助读 [M]. 北京：中国医药科技出版社，2020.

第二十八章　黄汉如

黄汉如，江苏邗江人，生于清同治年间，卒年月不详，出身望族，自幼学医，遇良师习一指禅推拿，师承正宗。黄汉如清末从政安徽，曾官至皖江太守，从政之暇喜爱研习医学，致力于以一指禅推拿之术治病救人。辛亥革命后，黄汉如弃官从医，初在杭州开业推拿，曾在南京中央饭店开设推拿诊所，1927年起在上海开设推拿诊所。黄汉如著有《一指禅推拿说明书》和《黄氏医话》，“为一指禅推拿在理论和实践的传播作出了贡献”，其妻黄汉芸、其子黄一照均辅佐其推拿开业。

第一节　一指禅推拿治疗中风

一、案例

钟铸甫的父亲患了中风，口眼㖞斜，四肢麻木瘫痪，活动不利，翻不了身，且出现了谵语，病势极其危重。当时钟铸甫在杭州的造币厂供职，得知他的父亲患病后，与家人们商量，他们都推荐黄汉如为他的父亲诊治，于是钟铸甫登门请求黄汉如为他的父亲诊治疾病。

黄汉如到钟铸甫父亲的家里，了解了老爷子的病情后对钟铸甫说道：“这是你父亲身体里的顽痰导致的，虽然你父亲年事已高，但只要诊疗得当，你父亲的病就不足为虑，很有可能会恢复如常人。”

“有没有请其他的医生为你父亲医治啊？有其他的诊断吗？”黄汉如问钟铸甫。

钟铸甫说：“黄先生，我们并没有请其他的医生为我父亲诊治，我家只有一个叔叔是医生，不过目前在上海，我们已经给我叔叔去过消息了，今晚即可到达杭州。”

“导致你父亲疾病的祸首就是痰，造成你父亲四肢麻木，活动不利，身体反侧困难，甚至谵语这样严重症状的也是痰，希望你不要听信妇人之言，请鬼神为你父亲驱邪治病，也不要着胡乱喝中药。乱用犀角、羚羊角等药物非但不能化痰，而且恐怕会使你父亲的病情更加严重。”黄汉如对钟铸甫详细地说道，又为钟铸甫的父亲用一指禅进行推拿治疗。

第二天，钟铸甫再一次去黄汉如的家里请黄汉如为他的父亲治疗，“我的叔叔昨晚从上海到了杭州，我把黄先生的话转达给我的叔叔听了，他对黄先生甚为敬佩，且嘱托我说不必服药，请求先生为我父亲继续推拿治疗即可。”钟铸甫说。于是黄汉如坚持为钟铸甫的父亲推拿治疗。治疗几次后，钟铸甫父亲的病情大有好转，神志也清楚了，各症状均有减轻，基本痊愈。但病人平常喜欢看剧，也喜欢吃肥甘厚味，他的夫人正好饭做得好，所以每次推拿治疗后他都得让他的夫人为他做些点心吃。黄汉如告诫他说："看剧虽然可以使身心愉悦，但是久坐伤神，好吃的点心吃多了也会伤脾胃，你平时要注意啊。""好的黄先生，我一定注意"，钟铸甫的父亲说。

不久，钟铸甫一家因为战乱搬到了上海，住在女婿涂俊森家。上海剧场特别多，钟铸甫的父亲忘了黄汉如的告诫，几乎每天都去剧场看剧，而且嗜食肥甘厚味，家人们劝说他时，他就会动怒，轻则谩骂，重则打人。家人们不得已，只能听任他胡来。一日，钟铸甫的父亲在上海大世界游戏场忽然再次患了中风，没过几日就去世了。

二、解读

这则案例中，黄汉如细心地为钟铸甫讲解他父亲的病因，告诫其不要失治误治，而且告诫钟老先生平常的注意事项，充分体现了黄汉如精湛的医术和认真严谨的医学态度，彰显了黄汉如的德才兼备。

三、出处

1. 黄汉如 . 黄氏医话 [M]. 上海：华东印刷公司 .1933.
2. 黄汉如 . 一指禅推拿说明书 [M]. 嘉兴：东南印刷所 .1933.

第二节　一指禅推拿治疗妊娠期内腹痛

一、案例

一日，黄汉如医馆的对面新搬来一户人家。按照当地习俗，新邻居要为周边邻居分食糕点，他们的仆人登门拜访黄汉如说："黄先生还记得三年前在涌金门外为钟家诊治疾病的旧事吗？如今先生的新邻居涂氏是钟家的亲家，我家女主人正是钟铸甫的妹妹，我家太夫人平日经常称颂先生的医术，如今得知先生与涂府比邻而居，改日必来造访。"

"欢迎前来做客。"黄汉如说。

几日后，钟太夫人带其女儿前往黄汉如府上拜访。经过了解后黄汉如才知道，原来钟老先生因不听自己的告诫，结果病死了。钟太夫人小女儿有病，于是来杭州调养，没想到与黄汉如是邻居。

"小女的病无忧了。"钟太夫人说道。

见黄汉如工作太忙，于是钟太夫人约好了时间改日前来看诊。第二天，钟太夫人带着女儿和女婿涂俊森来黄汉如医馆看病，谈话间黄汉如发现彼此都是亲戚。涂俊森说："拙荆小便不畅而且经常腹痛，月经也已一个多月没有来了。"黄汉如诊察其脉象，诊断涂夫人怀孕了。

"其他的医生诊断说是干血痨，而先生诊断为怀孕，这真是让我无所适从。"涂俊森说。

“如果误用干血痨的治法治疗的话，一定会让你夫人小产而发生血崩。在妊娠期内腹痛用活血安胎的治疗方法才会使得胎不下坠。”黄汉如道。

黄汉如的妻子黄汉芸为涂夫人进行一指禅推拿治疗。十几天后恰值涂夫人受孕二月之期，钟太夫人又前来黄汉如的医馆，郑重地问黄汉芸：“小女的月经忽然在今早十时来了，但是腹痛如故，小便稀少也如故，这是怎么回事啊？”

黄汉芸问：“今天早晨她月经来的时候感觉稍微舒服些吗？”

“并不觉得舒畅。”钟太夫人说道。

黄汉芸说：“月经下来了而感觉腹部舒适则表示不是怀孕，如今她并不觉得舒适且月经只来一次，仍然是怀孕无疑。”于是钟太夫人只好回家悉心照料女儿。

当时夏天奇热无比，正值涂夫人怀孕满五个月，腹部疼痛更加剧烈，她的母亲和丈夫都惶惶不可终日，生怕出什么意外。涂夫人接受推拿治疗后，情况稍好一些，但腹部疼痛仍然时痛时止，钟太夫人忧虑万分，仍然再三询问黄汉芸她的女儿是否怀孕。黄汉芸说：“医家向来不愿对病人下断语，如今我们彼此有缘，话又投机，而且还是亲戚，所以我断然以‘是喜，是男喜’五个字来回答您。”

“如果真是这样，等到小女诞下孩子，必以千枚鸡蛋相赠。”钟太夫人说完就满心欢喜地回去了。

后来，离分娩的日子越近，涂夫人的肚子也就越痛。一日，钟太夫人忽然来到黄汉如医馆大叫说：“真怕。”黄汉如问她怕什么，钟太夫人说：“我的女婿请了一个女西医大夫，我知道她是某个外国人的养女，她穿着西服，特别洋气，至于医术如何，实在是不清楚。我的女婿坚持请此人为我女儿诊治，我内心害怕出什么乱子，所以大叫害怕啊。”钟太夫人说道。过了一段时间，涂俊森也来到医馆，连呼“不得了，不得了”，“刚才那个女西医说我夫人的腹痛是她的胃部胀大导致的，不宜劳动，等她诊断完毕，我请求她把处方给我，她拒绝了，说药方需要等她回西医院仔细斟酌后再给我，我现在不想去取药方了。黄先生，我夫人的腹痛是与她的胃部胀大有关吗？听她的话，吃她的药能不能好得快些？”涂俊森问道。

“那您自己做决定吧，以我看来，你夫人的腹痛在产后定会消失，并无大碍。如今为她推拿，无非是希望能减轻她的疼痛而已，那个女西医既然有如此诊断，不如稍缓几天再行推拿治疗。”黄汉如说。涂俊森迷茫地走了。

第二天早晨，涂府的两个女佣扶着涂夫人，请黄汉芸赶紧为她推拿治疗。涂夫人说：“自从停了推拿治疗后，我不能小便，非常内急，胀痛得要死。”这种情况自然是不用推拿治疗就不能小解。

后来因为战乱，黄汉如不得已地停止了对涂夫人的推拿治疗，医馆也迁至上海。第二年正月，黄汉如乘车去静安寺，路上忽然有人大喊“黄先生！”黄汉如回头看，原来是钟太夫人。见一个女佣抱着孩子，黄汉如停车问道：“男孩女孩啊？”“男孩。”钟太夫人回答说。钟太夫人第二天到黄汉如家感谢说：“你的医术是真神啊，我女儿果真在去年冬天诞下一男童，产后腹痛果然消失不见了！”

二、解读

这则案例中，当钟太夫人和涂俊森多次怀疑黄汉如的诊断时，黄汉如都细心地为他们讲解涂夫人的病因及病情，坚持为她做推拿治疗，体现了黄汉如崇德精术、敬业济世的大医风范。

三、出处

1. 黄汉如 . 黄氏医话 [M]. 上海：华东印刷公司 .1933.
2. 黄汉如 . 一指禅推拿说明书 [M]. 嘉兴：东南印刷所 .1933.